Katrin Hafner

Off-Label-Use von Arzneimitteln in der Palliativmedizin

Katrin Hafner

Off-Label-Use von Arzneimitteln in der Palliativmedizin

Südwestdeutscher Verlag für Hochschulschriften

Impressum / Imprint

Bibliografische Information der Deutschen Nationalbibliothek: Die Deutsche Nationalbibliothek verzeichnet diese Publikation in der Deutschen Nationalbibliografie; detaillierte bibliografische Daten sind im Internet über http://dnb.d-nb.de abrufbar.
Alle in diesem Buch genannten Marken und Produktnamen unterliegen warenzeichen-, marken- oder patentrechtlichem Schutz bzw. sind Warenzeichen oder eingetragene Warenzeichen der jeweiligen Inhaber. Die Wiedergabe von Marken, Produktnamen, Gebrauchsnamen, Handelsnamen, Warenbezeichnungen u.s.w. in diesem Werk berechtigt auch ohne besondere Kennzeichnung nicht zu der Annahme, dass solche Namen im Sinne der Warenzeichen- und Markenschutzgesetzgebung als frei zu betrachten wären und daher von jedermann benutzt werden dürften.

Bibliographic information published by the Deutsche Nationalbibliothek: The Deutsche Nationalbibliothek lists this publication in the Deutsche Nationalbibliografie; detailed bibliographic data are available in the Internet at http://dnb.d-nb.de.
Any brand names and product names mentioned in this book are subject to trademark, brand or patent protection and are trademarks or registered trademarks of their respective holders. The use of brand names, product names, common names, trade names, product descriptions etc. even without a particular marking in this works is in no way to be construed to mean that such names may be regarded as unrestricted in respect of trademark and brand protection legislation and could thus be used by anyone.

Coverbild / Cover image: www.ingimage.com

Verlag / Publisher:
Südwestdeutscher Verlag für Hochschulschriften
ist ein Imprint der / is a trademark of
AV Akademikerverlag GmbH & Co. KG
Heinrich-Böcking-Str. 6-8, 66121 Saarbrücken, Deutschland / Germany
Email: info@svh-verlag.de

Herstellung: siehe letzte Seite /
Printed at: see last page
ISBN: 978-3-8381-3695-0

Zugl. / Approved by: Bonn, Rheinische Friedrich-Wilhelms-Universität, Diss., 2013

Copyright © 2013 AV Akademikerverlag GmbH & Co. KG
Alle Rechte vorbehalten. / All rights reserved. Saarbrücken 2013

Für meine Eltern

Josef und Brigitte Seibold

und

Für Martin

„Nicht dem Leben mehr Tage hinzufügen,

sondern den Tagen mehr Leben geben."

(Ausspruch der englischen Ärztin Dr. Cicely Saunders,
Mitbegründerin der Hospizbewegung und Palliativmedizin)

Vorwort und Danksagung

Das Thema zu dieser Arbeit wurde im Rahmen eines Exposés im November 2007 am Lehrstuhl für Drug Regulatory Affairs eingereicht und im Wintersemester 2007/2008 von der Mathematisch-Naturwissenschaftlichen Fakultät und dem Lehrstuhl Drug Regulatory Affairs der Rheinischen Friedrich-Wilhelms-Universität Bonn angenommen.

An dieser Stelle möchte ich mich in erster Linie bei meinem Doktorvater, Herrn Prof. Dr. Harald Schweim bedanken, der mich mit meinem Thema in den großen Kreis seiner Doktoranden aufgenommen hat.

An zweiter Stelle muss ich mich vor allem bei allen Palliativmedizinern – sowohl in den Kliniken als auch in den onkologischen Praxen – dafür bedanken, dass sie sich Zeit genommen haben, ihr Wissen rund um das Thema „Off-Label-Use in sehr aufschlussreichen Interviewgesprächen darzulegen. Ohne die Informationen der Palliativmediziner wäre es mir nicht möglich gewesen, so viele Arzneistoffe zu eruieren, die im realen Klinik- und Praxisalltag tatsächlich im Off-Label zum Einsatz kommen.

Durch den Besuch zahlreicher Palliativmediziner auf Palliativstationen konnte ich – wenn auch nur einen kleinen – Einblick in die bemerkenswerte Arbeit der Ärzte gerade auf solchen Stationen gewinnen.

Ferner gilt mein besonderer Dank Herrn Prof. Dr. Ulrich M. Gassner, Juristische Fakultät der Universität Augsburg, der mit seinen Mitarbeitern keine Mühen gescheut hat, mir zahlreiche Schriftstücke zu juristischen Fragen rund um den Off-Label-Use zu zusenden.

Des Weiteren geht mein Dank an diverse Anwaltskanzleien aus ganz Deutschland, an einige deutsche Krankenkassen und Vertretern der pharmazeutischen Industrie, die sich in Telefoninterviews meinen Fragen rund um die Problematik des Off-Label-Use gestellt haben.

Zuletzt möchte ich mich bei den wichtigsten Menschen in meinem Leben bedanken. Dank geht an meine Eltern, Josef und Brigitte Seibold. Auf eure Unterstützung und euren bedingungslosen Rückhalt kann ich mich immer verlassen.
Ich bin sehr dankbar, dass ich euch habe!
Meinem Ehemann Martin sage ich danke für seine Geduld und sein Verständnis. Dafür, dass er mich immer wieder motiviert hat, wenn eine kleine Schreibblockade mich verzweifeln ließ und für seine große Hilfe am Computer, mit dem ich des Öfteren auf Kriegsfuß stand. Schön, dass es Dich gibt!

Mering, Juli 2012

Abkürzungsverzeichnis

Abs.	Absatz
AIDS	Acquired Immuno Deficiency Syndrom
AM	Arzneimittel
AMG	Arzneimittelgesetz
AMGÄndG	Änderungsgesetz zum Arzneimittelgesetz
AMNOG	Arzneimittelneuordnungsgesetz
AMR	Arzneimittelrichtlinie
ApBetrO	Apothekenbetriebsordnung
Art.	Artikel
BÄK	Bundesärztekammer
BDI	Bundesverband Deutscher Internisten
BfArM	Bundesinstitut für Arzneimittel und Medizinprodukte
BGB	Bürgerliches Gesetzbuch
BGBl.	Bundesgesetzblatt
BMG	Bundesministerium für Gesundheit
BMGS	Bundesministerium für Gesundheit und Soziale Sicherung
BMV	Bundesmantelvertrag
BNHO	Berufsverband der niedergelassenen Hämatologen und Onkologen

BSG	Bundessozialgericht
BSGE	Entscheidungen des Bundessozialgerichts
BGesundhBl.	Bundesgesundheitsblatt
BVerfG	Bundesverfassungsgericht
CT	Computertomographie
DGP	Deutsche Gesellschaft für Palliativmedizin
DKG	Deutsche Krebsgesellschaft
DMD	Duchennesche Muskeldystrophie
EG	Europäische Gesellschaft
EMA	European Medicines Agency (europäische Arzneimittelagentur)
EAPC	European Association for Palliative Care
EWG	Europäische Wirtschaftsgemeinschaft
FDA	Food and Drug Administration
G-BA	Gemeinsamer Bundesausschuss
GFR	Glomeruläre Filtrationsrate
GKV	Gesetzliche Krankenversicherung
GMG	Gesundheitsmodernisierungsgesetz
GRG	Gesundheitsreformgesetz
GTI	Gastrointestinaltrakt
HIV	Human Immunodeficiency Virus

HNO	Hals-Nasen-Ohren
HWG	Heilmittelwerbegesetz
IASP	International Association for the Study of Pain
i.V.m.	in Verbindung mit
LSG	Landessozialgericht
MDK	Medizinischer Dienst der Krankenversicherungen
MS	Multiple Sklerose
NCBI	National Center for Biotechnology Information
NJW	Neue Juristische Wochenschrift
NTNU	Norges Teksnisk Naturvitenskapeling Universitet
NZS	Neue Zeitschrift für Sozialrecht
Nr.	Nummer
OWiG	Gesetz über Ordnungswidrigkeiten
PEI	Paul-Ehrlich-Institut
PICU	Palliative Inpatient Care Unit
RL	Richtlinie
RVO	Reichsversicherungsordnung
S.	Seite
SAPV	Spezialisierte ambulante Palliativversorgung
SECPAL	Spanische Gesellschaft für Palliativmedizin
SGB	Sozialgesetzbuch

SGb	Die Sozialgerichtsbarkeit (Zeitschrift)
SGPMPB	Schweizerische Gesellschaft für Palliative Medizin, Pflege und Begleitung
SGG	Sozialgerichtgesetz
SozR	Sozialrecht
StGB	Strafgesetzbuch
u.a.	unter anderem
UAW	Unerwünschte Arzneimittelwirkung
VfA	Verband forschender Arzneimittelhersteller
VO	Verordnung
WHO	World Health Organization (Weltgesundheitsorganisation)
z.B.	zum Beispiel
Ziff.	Ziffer

Inhaltsverzeichnis

1. **Einleitung** .... - 1 -
   1.1 Ausgangssituation .... - 2 -
   1.2 Projektidee und Zielsetzung .... - 3 -

2. **Palliativmedizin** .... - 4 -
   2.1 Definition „Palliativmedizin" .... - 4 -
   2.2 Entstehung der Palliativmedizin .... - 6 -
       2.2.1 Ursprünge der Hospizarbeit und Palliativmedizin .... - 7 -
       2.2.2 Entwicklung und Stand der Palliativmedizin in Europa .... - 10 -
           2.2.2.1 Großbritannien .... - 10 -
           2.2.2.2 Norwegen .... - 11 -
           2.2.2.3 Schweden .... - 12 -
           2.2.2.4 Niederlande .... - 12 -
           2.2.2.5 Polen .... - 14 -
           2.2.2.6 Österreich .... - 14 -
           2.2.2.7 Schweiz .... - 15 -
           2.2.2.8 Frankreich .... - 15 -
           2.2.2.9 Spanien .... - 16 -
       2.2.3 Entwicklung und aktueller Stand der Palliativmedizin in Deutschland - 17 -
   2.3 Inhalte und Ziele der Palliativmedizin .... - 23 -
   2.4 Wichtige Begriffe in der Palliativmedizin .... - 26 -
       2.4.1 Betreuungsphasen in der Palliativmedizin – Definitionen .... - 26 -
           2.4.1.1 Rehabilitationsphase .... - 26 -

I

Inhaltsverzeichnis

	2.4.1.2		Präterminalphase	- 26 -
	2.4.1.3		Terminalphase	- 27 -
	2.4.1.4		Zustand „in extremis" – Sterbephase	- 27 -
	2.4.2		Symptomatik, Diagnostik und Therapie in den Betreuungsphasen	- 28 -
	2.4.3		Palliative Therapie – Palliativmedizin	- 29 -
	2.4.4		Palliativ-(Care)-Phase	- 29 -
2.5			Hospiz und Palliativstationen	- 30 -
	2.5.1		Unterschiede zwischen Hospiz und Palliativstationen	- 30 -
	2.5.1.1		Strukturelle Unterschiede	- 30 -
	2.5.1.2		Inhaltliche Unterschiede	- 31 -
	2.5.2		Gemeinsamkeiten	- 34 -

3. Off-Label-Use .... - 35 -

3.1 Definition „Off-Label-Use" .... - 35 -

3.2 Grundlagen der arzneimittelrechtlichen Zulassung und
    ihre Bedeutung für den Off-Label-Use .... - 38 -

    3.2.1 Entstehungsgeschichte der arzneimittelrechtlichen Zulassung ... - 38 -

    3.2.2 Zulassungspflicht .... - 39 -

    3.2.3 Abgrenzung des Off-Label-Use vom Compassionate- und
    Unlicensed-Use .... - 40 -

    3.2.4 Arzneimittelrechtliche Voraussetzungen der Zulassung .... - 43 -

    3.2.5 Kennzeichnung, Packungsbeilage und Fachinformation .... - 45 -

3.3 Gründe für den Einsatz von Arzneimitteln im Off-Label .... - 46 -

3.4 Risiko beim Einsatz von Arzneimitteln im Off-Label .... - 49 -

4. Politisch-rechtliche Situation des Off-Label-Use .... - 50 -

4.1 „Sandoglobulin-Urteil" – Tatbestand und Entscheidungsgründe ... - 50 -

4.2 Urteil des Bundessozialgerichts vom 19.03.2002 .... - 55 -

    4.2.1 Voraussetzung 1: Schwerwiegende Erkrankung .... - 57 -

    4.2.2 Voraussetzung 2: Fehlende Therapiealternative .... - 58 -

    4.2.3 Voraussetzung 3: Wirksamkeitsnachweis .... - 59 -

4.3 Die „Nikolausentscheidung" des BVerfG vom 06.12.2005 .... - 62 -

4.4	Expertengruppe „Off-Label-Use"	- 65 -
4.4.1	Aufgaben der Expertengruppen	- 66 -
4.4.2	Zusammensetzung der Expertengruppen	- 68 -
4.5	Probleme für Ärzte und Apotheker im Umgang mit Off-Label-Use	- 69 -

5. Evaluierung der aktuellen Situation des Off-Label-Use und Auswertung der Daten .... - 73 -

5.1 Entwicklung eines Fragenkatalogs für Interviews mit Palliativmedizinern - 75 -

    5.1.1 Auswertung der Interviews und graphische Darstellung der Ergebnisse .... - 77 -

        5.1.1.1 Frage 1: Stellungnahme zur Problematik des Off-Label-Use .... - 77 -

        5.1.1.2 Frage 2: Umsetzung des BSG-Urteils .... - 80 -

        5.1.1.3 Frage 3: Dokumentations- und Aufklärungspflicht .... - 83 -

        5.1.1.4 Frage 5: Beweggründe für den Einsatz von AM im Off-Label .... - 86 -

        5.1.1.5 Frage 6: Dosisfindung für Arzneistoffe im Off-Label-Use .... - 88 -

        5.1.1.6 Frage 7/8: Klinischer Verlauf und auftretende Komplikationen .... - 90 -

        5.1.1.7 Frage 9: Akzeptanz des Off-Label-Use .... - 92 -

        5.1.1.8 Frage 10: Einsatz von AM im Off-Label für die Supportivtherapie .... - 94 -

        5.1.1.9 Frage 11: Einsatz von Datenbanken zur Off-Label-Use-Recherche .... - 106 -

        5.1.1.10 Frage 12: Off-Label-Use und die Krankenkassen .... - 108 -

        5.1.1.11 Frage 13: Regresse aufgrund von Off-Label-Verordnungen .... - 111 -

    5.1.2 Übersicht der recherchierten im Off-Label eingesetzten Arzneistoffe aus den Interviews mit Palliativmedizinern .... - 112 -

5.2 Die Problematik des Off-Label-Use im Bereich der gesetzlichen Krankenversicherungen (GKV) .... - 147 -

    5.2.1 Entwicklung eines Fragenkatalogs für Interviews mit den Krankenkassen .... - 149 -

    5.2.2 Übersicht der recherchierten im Off-Label eingesetzten Arzneistoffe aus den Interviews mit Krankenkassen .... - 150 -

5.3 Befragung der pharmazeutischen Industrie .... - 154 -

Inhaltsverzeichnis

5.4 Datenbankrecherche ....- 158 -

 5.4.1 Recherche in Medline und Embase ....- 158 -

 5.4.2 Recherche in AHFS – Drug Information mit einer Übersicht der recherchierten im Off-Label eingesetzten Arzneistoffe – Stand 2008 - 187 -

6. **Zusammenfassung und Schlussbetrachtung** ....- 218 -

 6.1 Zusammenfassung wichtiger Fakten, die sich daraus ergebenden Erkenntnisse und mögliche Lösungsansätze für den Off-Label-Use ....- 218 -

  6.1.1 Über die Notwendigkeit der Zulassungspflicht ....- 218 -

  6.1.2 Die Kriterien des BSG und das „Versorgungsdilemma" für therapierende Ärzte ....- 220 -

  6.1.3 Die Rolle der pharmazeutischen Hersteller, der Krankenkassen und der therapierenden Ärzte im Rahmen der „Off-Label-Use-Problematik" - 222 -

 6.2 Schlussbetrachtung ....- 225 -

7. **Dokumentations- und Aufklärungsbogen für den Einsatz von Arzneimitteln im Off-Label** ....- 228 -

8. **Wirkstoffverzeichnis** ....- 232 -

9. **Literaturverzeichnis** ....- 238 -

10. **Anhang** ....- 274 -

 10.1 Anlage VI zum Abschnitt K der Arzneimittel-Richtlinie ....- 274 -

 10.2 Auszug aus der Richtlinie des G-BA/Abschnitt K über die Verordnungsfähigkeit von zugelassenen Arzneimitteln in nicht zugelassenen Anwendungsgebieten (sog. Off-Label-Use) ....- 289 -

 10.3 SGB V, Drittes Kapitel – Leistungen der Krankenversicherungen ......- 291 -

 10.4 SGB V, Erstes Kapitel – Allgemeine Vorschriften; § 2 Leistungen ....- 295 -

 10.5 Aciclovir-Entscheidung ....- 296 -

 10.6 Beschluss des Bundesverfassungsgerichts ....- 306 -

 10.7 Wichtige Informationsquellen ....- 326 -

1. Einleitung

Es steht außer Frage, dass die gesundheitliche Versorgung unserer Gesellschaft durch den medizinischen Fortschritt in den letzten Jahrzehnten enorm gesteigert wurde. Dabei ist der Schwerpunkt dieser Entwicklung auf Heilung ausgerichtet. Das hat zur Folge, dass *„das Wohlbefinden des Patienten dem Ziel, Krankheiten zu heilen, oft untergeordnet wird und ihm therapiebedingt Einschränkungen der Lebensqualität und zum Teil erhebliche Nebenwirkungen zugemutet werden".*[1] Laut vieler Umfrageergebnisse erzeugt die Überbetonung eines auf naturwissenschaftlichen Erkenntnissen begründeten Machbarkeitsglaubens bei vielen Menschen die Angst und die Sorge, am Ende ihres Lebens einer Hochleistungsmedizin ausgesetzt zu sein und nicht in Würde sterben zu können.[2]

Einen anderen Denkansatz im Umgang mit Tod und Sterben verfolgt hingegen die Palliativmedizin. An Stelle des kurativen Therapieansatzes tritt hier die lindernde Medizin, die der Erhaltung der Lebensqualität statt der Lebensverlängerung dient. Dieses Vorgehen konzentriert sich auf eine symptomkontrollierende, psychosoziale, pflegerische und spirituelle Sterbebegleitung der Patienten und der Betreuung der Angehörigen.[3]

Gerade in dieser palliativen Lebenssituation müssen Ärzte in vielen Fällen oftmals Arzneimittel außerhalb ihrer arzneimittelrechtlichen Zulassung (Off-Label-Use) anwenden. Dies betrifft viele Indikationsgebiete, u.a. die Psychiatrie/Neurologie, die Infektiologie mit Schwerpunkt HIV/AIDS und vor allem die Onkologie.

Für den einzelnen Arzt hat dabei der Off-Label-Use *„berufs-, haftungs-, sozial- und leistungsrechtliche Aspekte, wodurch er sich immer wieder im Spannungsfeld aller Rechtsvorschriften befindet"*[4], die zum Teil sehr widersprüchlich sind.

---

[1] Benrath/Fresenius/Hatzenbühler/Heck (2007), S. 173
[2] Vgl. Pörksen (2011), S. 3
[3] Vgl. Lübbe/Klaschik/Beckmann (3/2005), Nr. 57, S. 13; Vgl. Bausewein/Roller/Voltz (2007), S. 2
[4] www.rundertisch.net (2003) aus: „Off-Label-Use in der Onkologie: Hintergrundinformationen", zuletzt aufgerufen am: 10.04.2012

1. Einleitung

Aufgrund dieser Problematik verbleiben die Erfahrungen, die bislang im Off-Label-Use gemacht wurden, meist bei den therapierenden Ärzten oder in den entsprechenden Krankenhausstationen und werden somit nicht zentral erfasst, dokumentiert und ausgewertet. Das bedeutet, dass vorhandene Wissensbruchstücke nicht zusammengefügt und zum Nutzen der Patienten publiziert werden.

Da es kein einheitliches therapeutisches Vorgehen in der Palliativmedizin gibt, müssen somit an verschiedenen Orten gleiche therapeutische Ansätze immer wieder und mit allen Gefahren neu evaluiert werden. Dennoch ist und bleibt der Off-Label-Use ein individuelles Verfahren zwischen einem konkreten Patienten und seinem therapierenden Arzt in einer konkreten Lebenssituation, die nicht verallgemeinerbar ist.

1.1 Ausgangssituation

Das Projekt betaCare Schmerz & Palliativ startete bereits im Herbst 2005.
In diesem innovativen Projekt, das in Kooperation mit der Universität Augsburg (Lehrstuhl für Produktions-und Umweltmanagement) sowie dem Klinikum Augsburg (Klinik für Anästhesiologie und Operative Intensivmedizin) durchgeführt wurde, sollte ein umfassendes und ganzheitliches Informationssystem auf der Basis des bio-psycho-sozialen Menschenbildes der WHO für den palliativmedizinischen Bereich aufgebaut werden. Dieses soll Fachwissen sowie valide, nachvollziehbare und vollständige Informationen für alle im Bereich Schmerz- und Palliativversorgung tätigen Fachkräfte zur Verfügung stellen.
Neben medizinisch-pharmazeutischem Fachwissen sollten auch psychosoziale, sozialrechtliche und spirituelle Belange einbezogen werden.
Aufgrund der Tatsache, dass bis zu diesem Zeitpunkt im deutschsprachigen Raum noch kein umfassendes Informationssystem für Fachkreise im Bereich Schmerz- und Palliativmedizin existierte und die Betreuung von Patienten in einer palliativen Lebenssituation immer mehr an Bedeutung gewann, war es ein erklärtes Ziel des beta Instituts, eine bundesweit erstmalige Palliativdatenbank aufzubauen.
Vor dem Hintergrund dieser formulierten und oben genannten Projektziele wurde eine sozialmedizinische Markterhebung zum Thema Schmerz- und Palliativmedizin durch eine bundesweite Verteilung von 1000 Fragebögen an Haus- und Fachärzte vorgenommen. Die Rücklaufquote von 40,8 % bestätigte die Präsenz und Wichtigkeit dieser Thematik sowie die hohe Bereitschaft der Beteiligung.[5]

---

[5] Vgl. Tuma (2006), S. 4

1.2 Projektidee und Zielsetzung

In der Palliativdatenbank sollten alle Aspekte umfassend aufgearbeitet werden, die Inhalte für die letzte Lebensphase darstellen. Dazu zählen neben medizinisch-pharmazeutischen auch pflegerische, sozial-rechtliche und ethisch-philosophisch-theologische Inhalte.

Ca. 500 Wirkstoffe, die in der Palliativmedizin zum Einsatz kommen, konnten vorab als relevant eruiert werden. Jeder dieser Wirkstoffe wurde einzeln nach den wichtigsten pharmakologischen Kriterien analysiert und beschrieben.

Aufgrund der Tatsache, dass Arzneimittel in nahezu allen palliativmedizinischen Indikationsgebieten auch außerhalb ihrer Zulassung (Off-Label-Use) eingesetzt werden, darüber aber bisher kein systematisch aufbereitetes Nachschlagewerk vorhanden ist, entstand die Vorstellung, alle Arzneistoffe der Palliativdatenbank auf einen Off-Label-Einsatz zu untersuchen, die erlangten Informationen zu dokumentieren und für Fachleute aus dem Gesundheitswesen verfügbar zu machen.

Im Rahmen des Dissertationsvorhabens war es das Ziel, eine detaillierte Übersicht über die in der Palliativmedizin am häufigsten Off-Label eingesetzten Arzneimittel zu erstellen und damit dem Arzt ein umfassendes und hilfreiches Nachschlagewerk bei seiner Entscheidung für eine Therapie im konkreten Einzelfall zur Verfügung zu stellen.

Die gesamte Recherchearbeit wurde ausschließlich auf die Wirkstoffebene und nicht auf Fertigarzneimittel bezogen. Damit sollte sichergestellt werden, dass kein „prospektives" Missbrauchsinstrument entsteht, mit dessen Hilfe die Zulassungspflicht umgangen werden könnte.

2. Palliativmedizin

2.1 Definition „Palliativmedizin"

„Aufgabe des Arztes ist es, unter Beachtung des Selbstbestimmungsrechtes des Patienten Leben zu erhalten, Gesundheit zu schützen und wieder herzustellen sowie Leiden zu lindern und Sterbenden bis zum Tod beizustehen. Die ärztliche Verpflichtung zur Lebenserhaltung besteht daher nicht unter allen Umständen. So gibt es Situationen, in denen sonst angemessene Diagnostik und Therapieverfahren nicht mehr angezeigt und Begrenzungen geboten sein können. Dann tritt palliativmedizinische Versorgung in den Vordergrund".[6]

Dieser Grundsatz macht deutlich, dass die Übergänge von kurativer zu palliativer Therapie fließend sind. Wichtig ist dabei nur, sich über das Ziel der Behandlung, ob Heilung, Lebensverlängerung oder „nur noch" Steigerung der Lebensqualität angestrebt wird, klar zu sein. Während die kurative Medizin ihren Schwerpunkt auf die Heilung (curare, lat. = heilen) und die Lebenserhaltung bzw. -verlängerung legt, geht es der Palliativmedizin vor allem um die Linderung von Leiden.

Das Wort „pallium" kommt aus dem Lateinischen und bedeutet Mantel/Umhang.

„Wie ein Mantel sollen alle Maßnahmen der Palliativmedizin den Schwerstkranken schützend umhüllen".[7] Die Zeit des Sterbens wird als eine wichtige Zeit des Lebens gesehen und wird weder hinausgezögert noch verkürzt.

Eine Vielzahl von Definitionen der Palliativmedizin versucht die umfassende und adäquate Betreuung für die Betroffenen und ihre Angehörigen wissenschaftlicher zu erfassen.

1990 wurde der Begriff von der **Weltgesundheitsorganisation (WHO)** erstmals folgendermaßen formuliert:

„Palliativmedizin ist die aktive, ganzheitliche Behandlung von Patienten mit einer progredienten, weit fortgeschrittenen Erkrankung und einer begrenzten Lebenserwartung zu der Zeit, in der die Erkrankung nicht mehr auf eine kurative Behandlung anspricht

---

[6] www.bundesaerztekammer.de: Grundsätze der Bundesärztekammer (BÄK) zur ärztlichen Sterbebegleitung (2011), zuletzt aufgerufen am: 10.04.2012
[7] Lübbe/Klaschik/Beckmann (3/2005), Nr. 57, S. 7

2. Palliativmedizin

und die Beherrschung der Schmerzen, anderen Krankheitsbeschwerden, psychischen, sozialen und spirituellen Problemen höchste Priorität besitzt".[8]

Diese Definition wurde von der **WHO 2002** erneut angepasst:
„Palliativmedizin ist ein Ansatz zur Verbesserung der Lebensqualität von Patienten und ihren Angehörigen, die mit einer lebensbedrohlichen Erkrankung konfrontiert sind. Dies geschieht durch Vorbeugung und Linderung des Leidens mittels frühzeitiger Erkennung und korrekter Beurteilung sowie der Behandlung von Schmerzen und anderen Beschwerden körperlicher, psychologischer und spiritueller Art".[9]
Erstmals wurde in diese Formulierung der Präventivgedanke neu mit aufgenommen.

Die 1994 gegründete **Gesellschaft für Palliativmedizin (DGP)** beschreibt die Palliativmedizin in Anlehnung an die Definition der WHO als *„eine Behandlung von Patienten mit einer nicht heilbaren, progredienten und weit fortgeschrittenen Erkrankung mit begrenzter Lebenserwartung. Als Hauptziel gilt die Erhaltung bzw. das Erreichen einer bestmöglichen Lebensqualität für die dem Patienten verbleibenden Zeit"*.[10]

Und auch die **European Association for Palliative Care (EAPC)** beschreibt die Palliativmedizin folgendermaßen:
„Palliativmedizin ist die angemessene medizinische Versorgung von Patienten mit fortgeschrittenen und progredienten Erkrankungen, bei denen die Behandlung auf die Lebensqualität zentriert ist und die eine begrenzte Lebenserwartung haben. Palliativmedizin schließt die Berücksichtigung der Bedürfnisses der Familie vor und nach dem Tod des Patienten ein".[11]
Aus der Vielzahl der einzelnen Definitionen wird ersichtlich, dass sich die Palliativmedizin nicht prinzipiell auf Menschen mit Tumorerkrankungen begrenzen lässt, sondern auch von Patienten mit schweren Erkrankungen des Nervensystems, chronischen Nieren-, Herz-, Gastrointestinaltrakt- oder Lungenerkrankungen in fortgeschrittenem Stadium sowie Patienten mit AIDS in Anspruch genommen werden sollte.
Ziel ist es stets, für den Betroffenen die verbleibende Lebenszeit, so gut wie es eben möglich ist, mit Leben zu füllen. Voraussetzung für diese angestrebte Verbesserung der Lebensqualität liefert die Palliativmedizin mit einer *„kompetenten, spezialisierten medizinisch-pflegerischen Symptomkontrolle"*.[12]

---

[8] Bausewein/Roller/Voltz (2007), S. 3; www.ukb.uni-bonn.de (Suchbegriff: „Palliativmedizin", in: „Über Palliativmedizin"), zuletzt aufgerufen am: 10.04.2012
[9] Lübbe/Klaschik/Beckmann (3/2005), Nr. 57, S. 7; Bausewein/Roller/Voltz (2007), S. 3
[10] Hausärztliche Leitlinie-Palliativversorgung (Version 1.08 vom 23.01.2008), S. 5; Bausewein/Roller/Voltz (2007), S. 3
[11] Radbruch/Nauck/Sabatowski (2007), S. 2, zuletzt aufgerufen am: 10.04.2012
[12] Höfling/Brysch (2007), von Voltz, S. 6

2.2 Entstehung der Palliativmedizin

„*Die Palliativmedizin ist keine Erfindung der Moderne*".[13] Vielmehr ist sie Bestandteil der ältesten medizinischen Behandlungsformen. „*Der Begriff Palliativmedizin kennzeichnet einen Bereich der Medizin, der alt und neu zugleich ist*".[14] Schon immer haben Ärzte unterschiedlichster Fachrichtungen versucht, unter stärksten Leidensdruck stehende Patienten bestmöglich zu behandeln. Früher gab es aber bei fast keiner Erkrankung einen kurativen Ansatz.[15] Die Beseitigung lebensbedrohlicher Erkrankungen war in der Regel unmöglich oder wurde einfach dem Zufall überlassen. „*Man konnte früher nicht viel tun außer Beschwerden zu lindern, Patienten zu trösten und Angehörige zu unterstützen*".[16] In einer Zeit der rasanten Weiterentwicklung der Medizin, in der die Heilung im Vordergrund steht und der Tod als eine Art Versagen der Medizin interpretiert wird, konnte sich schließlich die Palliativmedizin neu entfalten.[17]
Durch das zunehmende Verständnis pathophysiologischer Zusammenhänge in der Medizin kam es zunächst zu einem Überwiegen naturwissenschaftlicher Inhalte in den Ausbildungsplänen von Ärzten und Pflegepersonal. Die zunehmenden Erfolge führten „*zu einer Überbetonung der Heilungsaufgabe in der Medizin*". „*Krankheit und Leid wurden als „biotechnische Panne" verstanden, die grundsätzlich reparabel sind*".[18]
Der Gedanke dominierte, dass für jedes Problem ein Gegenmittel existiert. Sterben wurde als Fehlfunktion des Lebens empfunden. Ein Patient mit einer unheilbaren Krankheit wurde in diesem erfolgsausgerichtetem Heilen oftmals als eine Niederlage oder ein Versagen des behandelnden Arztes gewertet, der doch eigentlich heilen sollte. Hilfestellungen für den Umgang mit unheilbar Kranken und Sterbenden existierten in dieser neuen, modernen Medizin nicht. Die Folgen daraus wurden schnell ersichtlich. Der sterbende Patient war zu einer Vereinsamung und Isolierung verdammt und die Ärzte verhielten sich abweisend.[19]
Aufgrund dieser gravierenden Versorgungsmängel bei Patienten im Terminalstadium, dem zunehmendem Interesse der Patienten an spirituellen Fragen um Sterben und Tod wurde die Entwicklung neuer Behandlungs- und Betreuungskonzepte im Sinne der Palliativmedizin notwendig.
Im Prinzip hat sich die Palliativmedizin aus der modernen Hospizbewegung entwickelt und entstand durch die Integration der Hospizidee in die Schulmedizin.[20]

---

[13] Eckart/Bardenheuer/Anderheiden (2009), von Bardenheuer, S. 85
[14] Feyer/Ortner (2009), S. 230
[15] Vgl. Dörmann, in: www.integrale-bibliothek.net, Nr. 21 (Nov/Dez 2009), S. 51, zuletzt aufgerufen am: 30.12.2009
[16] Feyer/Ortner (2009), S. 230
[17] Vgl. Freyer/Ortner (2009), S. 230
[18] Aulbert/Klaschik/Pichlmaier (2000), von Aulbert, S. 17
[19] Vgl. Aulbert/Klaschik/Pichlmaier (2000), von Aulbert, S. 17
[20] Vgl. Eckart/Bardenheuer/Anderheiden(2008), von Eckart, S. 44;

Der Begriff „Hospiz" leitet sich vom lateinischen Wort **hospicium** ab, bedeutet „Herberge"[21] und taucht bereits im 4. Jahrhundert n. Chr. auf. Als Hospize wurden Herbergen bezeichnet, die von Ordensbrüdern als Unterkunft für Reisende, Waise, Kranke und Sterbende betrieben wurden.[22] Interessant ist die Tatsache, dass es nicht ausschließlich abendländische Einrichtungen waren. Auch in Asien und Indien entstanden Hospize als *„Zentren zur Entwicklung einer medizinischen Wissenschaft"*.[23]

2.2.1 Ursprünge der Hospizarbeit und Palliativmedizin

Das Wort „Hospiz" in Verbindung mit der zielgerichteten Pflege und Begleitung Sterbender findet erstmals seine Verwendung im Jahre 1842. In diesem Jahr gründete Madame Jeanne Garnier aus Lyon, die sich nach dem frühen Tod ihres Mannes und ihrer beiden Kinder der Hilfe und Pflege unheilbar kranker Frauen widmete, ein Hospiz namens „Calvaire" (Kalvarienberg, Kreuzweg). Zusammen mit anderen Frauen rief sie die „Association des Dames du Calvaire" ins Leben, die schwerkranke Frauen pflegten, die aufgrund ihrer unheilbaren Krankheiten im Krankenhaus nicht aufgenommen wurden. Jeanne Garnier gilt noch heute als Vorbild für die Gründung weiterer derartiger Einrichtungen in Frankreich.[24]

Als „Mutterland" der heutigen Hospizidee gilt aber bis heute noch England.
In Dublin eröffneten 1879 die von Mary Aickenhead gegründeten „Irish Sisters of Charity" das „Our Ladys Hospice", wofür Aickenhead ihr eigenes Haus zur Verfügung stellte. Sie nannte es „Hospiz".
Ein wichtiger Neuansatz von ihr bestand darin, *„für Sterbende ein eigenes Haus zu fordern, das zwar ruhiger und kleiner als ein Krankenhaus sein sollte, das aber die gleichen Anforderungen für die Pflege akuter Kranker haben sollte."*[25] Sie konzipierte aber noch nicht jene Philosophie der „umfassenden Pflege", wie sie später von Cicely Saunders als Grundlage der heutigen Hospizidee entwickelt wurde.[26]

Vgl. Dörmann unter. www.integrale-bibliothek.net, Nr. 21 (Nov/Dez 2009), S. 51, zuletzt aufgerufen am: 30.12.2009; Vgl. Husebo/Klaschik (2009), S. 4
[21] Vgl. Aichmüller-Lietzmann (1998), S. 16
[22] Vgl. Eckart/Bardenheuer/Anderheiden(2008), von Bardenheuer, S. 86
[23] Eckart/Bardenheuer/Anderheiden (2008), von Bardenheuer, S. 86
[24] Vgl. Eckart/Bardenheuer/Anderheiden (2008), von Bardenheuer, S. 86
[25] Seitz/Seitz (2002), S. 67
[26] Vgl. Lamerton (1991), S. 22

2. Palliativmedizin

1893 wurde von Dr. Howard Barrett in London das „St. Luke's" als Heim für sterbende Arme ins Leben gerufen. Ein weiteres Hospiz in London folgte im Jahr 1905 wiederum durch die „Irish Sisters of Charity" mit dem St. Joseph's Hospice", das „Mutterhaus" der modernen Hospizbewegung.[27]

> *„Sie sind wichtig, weil Sie eben Sie sind. Sie sind bis zum letzten Augenblick Ihres Lebens wichtig, und wir werden alles tun, damit Sie nicht nur in Frieden sterben, sondern auch bis zuletzt leben können."*[28]
> (Dr. Cicely Saunders)

Diese Aussage steht zentral für die weltweite Hospizidee, die mit der Gründung des ersten Hospizes in London 1967 begann. Das „St. Christopher's Hospice" wurde zum weltweiten Vorbild für Hospizeinrichtungen und zum Ausgangspunkt der modernen Hospizbewegung.

Als Krankenschwester und Sozialarbeiterin hatte sie zunächst einen sehr nüchternen und zum Teil unwürdigen Umgang mit Sterbenden kennengelernt. Die „Initialzündung" für eine intensivere Zuwendung unheilbar Kranker waren die Gespräche mit dem sterbenden David Tasma, einem polnischen Emigranten im Winter 1947/1948.[29] Mit ihm diskutierte sie erstmals über die Idee eines „Heims", in welchem Kranke fernab vom Krankenhausgeschehen sterben könnten.

Als sie schließlich mit 39 Jahren ihr Medizinstudium beendet hatte, spezialisierte sie sich als einzige auf den Schmerz unheilbar Kranker. Sie wollte den damals gängigen Mythos von Morphium als einer „medizinisch unbrauchbaren Droge" widerlegen und wies schließlich im Jahr 1962 nach, dass Patienten sehr wohl bei geeigneter Dosierung ein normales Leben führen können, ohne dass dabei ein Suchtproblem entsteht.[30] Sie vertiefte ihre Kenntnisse und entwickelte ihr umfassendes Konzept der Betreuung Sterbender, in dem *„medizinische, pflegerische, spirituelle, soziale und psychologische Betreuung sich gegenseitig ergänzen"*.[31]

Ihr ganzheitliches Konzept („rounded care")[32] verwirklichte sie schließlich 1967 mit der Eröffnung des St. Christopher's Hospice. Die Eröffnung dieses Hospizes wird allgemein auch als die *„Geburtsstunde der modernen Palliativmedizin angesehen"*.[33]

---

[27] Vgl. Seitz/Seitz (2002), S. 68
[28] www.hospizverein-ebersberg.de/LIVE/hospizidee.php, zuletzt aufgerufen am: 02.07.2012
[29] Vgl. Seitz/Seitz (2002), S. 69
[30] Vgl. Du Boulay (2007), S. 69; Vgl. Luyken in: http://www.zeit.de/2003/16/P-Cicely_Saunders, zuletzt aufgerufen am: 10.04.2012
[31] Weiß (1999), S. 17
[32] Vgl. Seitz/Seitz (2002), S. 71
[33] Aulbert/Nauck/Radbruch (2008), S. 109

2. Palliativmedizin

An der Wiege eines menschenwürdigen Umgangs mit Sterbenden stand neben Cicely Saunders auch die Schweizer Psychiaterin Elisabeth Kübler-Ross. Sie griff in den 60er Jahren das Tabuthema „Sterben" auf. Erste Ergebnisse aus ihren Studien und Erfahrungen, die sie aus dem Kontakt mit Sterbenden gewinnen konnte, veröffentlichte sie 1969 in ihrem Buch „On Death and Dying" (Interviews mit Sterbenden), das nicht nur Einfluss auf die öffentliche Diskussion, sondern auch auf die medizinische Fachwelt ausübte. Ihre Arbeiten trugen dazu bei, einen *„besseren Einblick in die Gefühlswelt Todkranker zu nehmen"* und ermöglichten es, *„Sterbende besser verstehen zu können"*.[34]

Die weltweit erste Palliativstation wurde 1975 im Royal Victoria Hospital in Montreal (Kanada) als Teil eines Krankenhauses gegründet. Maßgeblich daran beteiligt war der Onkologe Balfour Mount, der in diesem Zusammenhang erstmals den Begriff „Palliative care" als Beschreibung eines umfassenden Programms zur Betreuung von Patienten mit weit fortgeschrittenen Erkrankungen einführte.[35]

---

[34] Aichmüller-Lietzmann (1998), S. 19
[35] Vgl. Lang/Koch/Mehnert/Schmelin-Kludas (2006),von Sabatowski/Nauck, S. 224

2.2.2 Entwicklung und Stand der Palliativmedizin in Europa

In den verschiedenen europäischen Ländern hat sich die Palliativmedizin in unterschiedlicher Intensität und Geschwindigkeit entwickelt. Während in Großbritannien kurz nach der Eröffnung des ersten Hospizes die Hospizidee zu einer Bewegung wurde, dauerte es in anderen europäischen Ländern bis zum Anfang der 1990er Jahre, ehe sich die Palliativmedizin teils durch Eigeninitiative im ambulanten oder stationären Bereich, teils aber auch durch gezielte staatliche Unterstützung gesteuert, entwickelte.[36]

Die Entwicklung der Palliativmedizin in Europa lässt sich sehr gut an der sprunghaften Entwicklung der EAPC aufzeigen, deren wesentliche Aufgabe damals und auch heute noch darin besteht, Datenbanken mit Personen zu sammeln, die an Palliativmedizin interessiert sind. Daneben hält sie Kontakt zu anderen internationalen Organisationen, die Verbindungen zur Palliativmedizin haben, wie zum Beispiel der I.A.S.P., der WHO oder der „European School of Oncology". Außerdem organisiert sie die Durchführung europäischer Kongresse für Palliativmedizin.[37]

Die 1988 in Italien gegründete EAPC, mit Sitz in Mailand, vertritt als Mitglieder mittlerweile 41 nationale Organisationen aus 25 europäischen Ländern sowie Einzelpersonen aus 40 Ländern und repräsentiert damit rund 50.000 ehrenamtlich und hauptamtlich tätige Mitarbeiter im Hospiz- und Palliative Care Bereich.[38]

Zuverlässige Informationen über aktuelle Zahlen bestehender Hospizeinrichtungen und Palliativstationen aus den verschiedenen europäischen Ländern zu erhalten, erwies sich bei der Recherche als äußerst schwierig, sodass die im weiteren Verlauf der Arbeit angegebenen Zahlen nicht unbedingt dem tatsächlichen, momentanen Ist-Wert entsprechen, sondern den Informationen der Autoren der angegebenen Literatur entnommen wurden.

2.2.2.1 Großbritannien

Das St. Christopher's Hospice in London gilt weltweit als das erste Hospiz der modernen Hospizbewegung. Seit seiner Gründung im Jahre 1967 entwickelte sich die Hospizbewegung in Großbritannien sowohl im stationären, teilstationären als auch im ambulanten Bereich sehr rasch.[39]

---

[36] Vgl. Husebo/Klaschik (2009), S. 4, 5; Vgl. Aulbert/Klaschik/Kettler (2002), von Nauck, S. 5
[37] Vgl. Aulbert/Klaschik/Pichlmaier (2000), von Nauck, S. 33, 34
[38] Vgl. http://www.hospiz.at/index.html?http://www.hospiz.at/dach/eapc_kongress_2009.htm, zuletzt aufgerufen am: 10.04.2012
[39] Vgl. Aulbert/Klaschik/Kettler (2002), von Nauck, S. 5

Laut Daten aus dem Jahr 2008 existieren 223 Palliative Care Units (Hospize und Palliativstationen) mit ca.3226 Betten und zusätzlich 39 Kinderhospize mit 297 Betten. Von den sogenannten „Day-Care-Centres" gibt es ca.283. Die Liegedauer in den Palliative Care Units beträgt im Durchschnitt 12,9 Tage.[40]
1969 wurde in London der erste Hausbetreuungsdienst vom St. Christopher's Hospice angeboten. Bis zum Jahr 2008 waren es bereits 316 Hausbetreuungsdienste und 108 Hospice-at-Home-Dienste im ganzen Land.[41]
1976 wurde das erste Hospital-Support-Team etabliert. Bis 2008 waren es bereits 304 solcher Teams. Dazu kamen noch 45 Hospital-Support-Nurse-Services. Seit 1987 ist die Palliativmedizin ein eigenständiges Fachgebiet. Derzeit existieren 11 Lehrstühle und mehrere Fachzeitschriften für Palliativmedizin.[42]

2.2.2.2 Norwegen

Die Palliativmedizin hat sich in Norwegen schon frühzeitig etabliert. Seit 1993 gibt es auch einen Lehrstuhl für Palliativmedizin. In das Jahr 1993 fällt auch die Entwicklung palliativer Versorgung mit der Bildung von Teams zur Unterstützung der ambulanten und stationären Versorgung. Die erste Palliativstation wurde erst 1995 eröffnet, da der Schwerpunkt bis zu diesem Zeitpunkt auf dem ambulanten Bereich und auf Konsiliar-Teams lag. Der Grundstein für eine weitere Entwicklung in der Palliativmedizin wurde durch das Erscheinen des „Nationalen Standards für Palliation" 2004 und dem „Handlungsprogramm mit Richtlinien zur Palliation in der Krebsfürsorge" 2007 gelegt. Die palliativmedizinischen Forschungsaktivitäten haben bis heute an beträchtlichem Volumen gewonnen. Nach Datenlage des Jahres 2008 existieren ca. 221 Betten in Pflegeheimen, 85 Betten in Krankenhäusern, 10 Tageskliniken, 365 Pflegekräfte mit palliativer Kompetenz und 34 Teams sowohl mit ambulanter als auch konsiliarischer Funktion.[43]

Für die Zukunft strebt Norwegen folgende Ziele an:
- Palliativmedizin als „the puplic health model", d.h. Palliativmedizin für alle
- Kenntnisse in der Palliativmedizin für alle Mediziner
- Implementierung palliativmedizinischer Curricula an allen Universitäten
- Verbesserung der Versorgung alter Menschen in Pflegesituationen
- Sicherung der Finanzierung von palliativen Angeboten[44]

---

[40] Vgl. Husebo/Klaschik (2009), S. 12
[41] Vgl. Husebo/Klaschik (2009), S. 12
[42] Vgl. Husebo/Klaschik (2009), S. 12
[43] Vgl. Husebo/Klaschik (2009), S. 15, 16
[44] Husebo/Klaschik (2009), S. 16

2. Palliativmedizin

2.2.2.3 Schweden

In Schweden begann die Palliativmedizin in den 70er Jahren und hat sich seitdem rasch weiterentwickelt. Aufgrund fehlender nationaler Daten ist heute jedoch ein exakter Überblick über alle bestehenden Palliativinstitutionen nicht möglich. Aus dem Jahre 2002 liegen Informationen über ca. 34 Palliativstationen in Schweden vor. Die erste Palliativstation wurde Anfang der 1980er Jahre gegründet. Man spricht hier von sog. „Palliative Inpatient Care Units" (P.I.C.U.), die sich in ihrer Organisationsform sehr deutlich unterscheiden.[45]

Es gibt:

- große P.I.C.U.s mit angeschlossenem Hausbetreuungsdienst
- große Hospize mit angeschlossenem Hausbetreuungsdienst
- große Hausbetreuungsdienste mit kleinen Inpatient Units
- kleine stationäre Einheiten mit wenigen „Palliative Designed Beds" an geriatrischen Kliniken[46]

Außerdem gibt es in Schweden 83 „Palliative Home-Care-Units", die zum Teil an bestehende stationäre Palliativeinheiten, aber auch an Allgemeinpraxen angeschlossen sind. Diese bestehen i.d.R. aus Arzt und Krankenschwester, die wiederum mit Vertretern unterschiedlichster Berufsgruppen wie z.B. Sozialarbeitern, Physiotherapeuten u.a. zusammenarbeiten.[47] Ein flächendeckendes, an den Bedarf angepasstes Angebot ist derzeit jedoch noch nicht realisiert.

1997 wurde an der Universität Linköping der erste Lehrstuhl für Palliativmedizin eingerichtet. Palliativmedizin ist in Schweden zwar kein eigenständiges Fachgebiet, aber es gibt dennoch eine große Anzahl von Ausbildungsprogrammen für alle Berufsgruppen, die mit der palliativmedizinischen Versorgung und Betreuung von Patienten in Berührung kommen.

2.2.2.4 Niederlande

Nur durch Einzelinitiativen konnte die Palliativmedizin in den Niederlanden bis 1995 vorangetrieben werden. Erst die zunehmende Kritik an der Euthanasiepraxis im Lande veranlasste die Regierung, der Entwicklung der Palliativmedizin mehr Bedeutung zu schenken. Die Hospizidee sollte dabei aber eher in bestehende Einrichtungen integriert werden. Neue Einrichtungen sollten dafür nicht explizit geschaffen werden. Um die Palliativmedizin in den Niederlanden voranzutreiben, wurden sechs akademische Zentren („Centres for the development of palliative care in the terminal phase") in

---

[45] Vgl. Husebo/Klaschik (2009), S. 20; Vgl. Aulbert/Klaschik/Kettler (2002), von Nauck, S. 6
[46] Husebo/Klaschik (2009), S. 20
[47] Vgl. Husebo/Klaschik (2009), S. 20

Nijmegen, Rotterdam, Amsterdam, Maastricht, Utrecht und Groningen benannt. Von jedem Zentrum wurden unterschiedliche Aspekte aufgegriffen und verfolgt, u.a. der Ausbau von Beratungsteams, Auseinandersetzung mit ethischen Fragen oder die Errichtung spezieller Einheiten für die palliativmedizinische Betreuung von Patienten in der terminalen Phase.[48]

Die praktische Umsetzung der Hospizidee in den Niederlanden besteht darin, Menschen, die nicht bis zu ihrem Tod zu Hause betreut werden können, in Altenheimen und Pflegeeinrichtungen aufzunehmen und dafür keine eigenen Hospize einzurichten.[49] Dennoch gibt es diverse Formen der Umsetzung der stationären Hospize:

- 2008 gab es bereits 41 sog. „High-Care-Hospize" mit insgesamt 285 Betten; es handelt sich hierbei um eigenständige Einrichtungen, die über ärztliches und pflegerisches Palliativfachpersonal verfügen.
- „Fast-wie-zu-Hause-Häuser" oder „Low-Care-Hospize"; das sind 4-5 Betten in Wohnhäusern, die durch die Hausärzte der Patienten, Ehrenamtliche und Krankenpflege-dienste betreut werden. 2008 waren es 49 Einrichtungen mit 167 Betten.
- In Pflege- (88 Units mit insgesamt 332 Betten) und Altenheimen (47 Units mit insgesamt 108 Betten) wurden ebenfalls kleine Einheiten für Patienten in der terminalen Phase eingerichtet.
- In Krankenhäusern sind 11 Palliativstationen mit nur insgesamt 38 Betten angesiedelt; diese Einrichtungen erfahren eine politisch geringere Priorität als die anderen Organisationsformen.[50]

Laut einer Bedarfsanalyse wurde der Bedarf an stationärer palliativmedizinischer Versorgung für das Jahr 2005 auf 572 Betten berechnet. 2004 gab es bereits 613 Betten. Trotz dieser Zahlen wurde eine flächendeckende und regional bedarfsgerechte Versorgung nicht in allen Teilen des Landes erreicht.[51]

Es gibt derzeit drei Lehrstühle für Palliativmedizin. Sie ist jedoch kein eigenständiges Fachgebiet. 1996 wurde das „Network Palliative Care for Terminal Patients of the Netherlands" gegründet, das auch Mitglied der EAPC ist.

Mit der Weiterentwicklung der Palliativmedizin in den Niederlanden hofft das Ministerium für Gesundheit, die Anzahl der Euthanasiefälle zu verringern, denn im Gegensatz zu den anderen Palliativgesellschaften in Europa hat sich die niederländische Palliativgesellschaft nicht eindeutig gegen die Euthanasie ausgesprochen. Für sie schließen sich Palliativmedizin und Euthanasie nicht gegenseitig aus.[52]

---

[48] Vgl. Aulbert/Klaschik/Kettler (2002), von Nauck, S. 7; Vgl. Husebo/Klaschik (2009), S. 13
[49] Vgl. Husebo/Klaschik (2009), S. 13
[50] Husebo/Klaschik (2009), S. 13
[51] Vgl. Husebo/Klaschik (2009), S. 14
[52] Vgl. Aubert/Klaschik/Kettler (2002), von Nauck, S. 7; Vgl. Husebo/Klaschik (2009), S. 14

2. Palliativmedizin

2.2.2.5 Polen

Die Hospizidee und die Palliativmedizin nahmen in Polen schon recht früh einen hohen Stellenwert ein. Das erste Hospiz Osteuropas wurde in Krakau eröffnet.[53] Bereits 1989 wurde die Polnische Gesellschaft für Palliativmedizin gegründet. 2004 zählte man schon 803 Betten in Palliativstationen und Hospizen. Für die häusliche Versorgung standen 282 Dienste zur Verfügung. Laut Zahlen aus dem Jahr 2007 existieren in Polen 2180 Betten, weiterhin 260 Outpatient Clinics, 361 Home-Care-Teams, 51 ambulante pädiatrische Teams, 10 Tageskliniken, 91 Palliativstationen und Hospize in Krankenhäusern und 70 stationäre Hospize.[54] Die Palliativmedizin ist kein eigenständiges Fachgebiet und bisher wurde nur ein Lehrstuhl für Palliativmedizin eingerichtet.
Der Entwicklungsstand der Hospizarbeit in Polen gilt als Vorbild für Osteuropa. Dennoch ist eine flächendeckende Versorgung noch nicht erreicht.[55]

2.2.2.6 Österreich

Obwohl sich die Hospizbewegung und Palliativmedizin in Österreich erst relativ spät entwickelte, haben beide Organisationsformen in den letzten Jahren doch eine enorme Entwicklung durchgemacht. Das erste Hospiz wurde 1991 und die erste Palliativstation 1992 in Wien eröffnet.[56] Ende 2009 gab es in Österreich insgesamt 247 Hospiz- und Palliativeinrichtungen.[57]
1993 wurde „Hospiz Österreich", der Dachverband von Palliativ- und Hospizeinrichtungen, der die Interessen der Hospizbewegung und Palliativmedizin österreichweit vertritt und 1999 die Österreichische Palliativgesellschaft gegründet, die zusammen mit der Deutschen Gesellschaft für Palliativmedizin die Zeitschrift für Palliativmedizin herausgibt.[58]
Im Jahr 1999 erfolgte erstmals die Verankerung der Palliativmedizin im österreichischen Gesundheitswesen. Durch die Aufnahme in die Regelfinanzierung der Krankenhäuser stieg damit auch die Zahl der Palliativstationen. 2004 wurde das „Konzept der abgestuften Hospiz- und Palliativversorgung" entwickelt, mit welcher eine österreichweit flächendeckende abgestufte Versorgung im Palliativ- und Hospizbereich umgesetzt

---

[53] Vgl. Aubert/Klaschik/Kettler (2002), von Nauck, S. 10
[54] Vgl. Husebo/Klaschik (2009), S. 18
[55] Vgl. Husebo/Klaschik (2009), S. 18
[56] Vgl. Aulbert/Klaschik/Kettler (2002), von Nauck, S. 8
[57] Vgl. http://www.hospiz.at/pdf_dl/Ergebnisse_Datenerhebung_2009.pdf, zuletzt aufgerufen am: 10.04.2012
[58] Vgl. Husebo/Klaschik (2009), S. 16, 17

werden sollte. Da die Finanzierung der spezialisierten Einrichtungen jedoch noch ungeklärt ist, schreitet der flächendeckende Auf-und Ausbau nur langsam voran.[59] Die Palliativmedizin ist in Österreich noch kein eigenständiges Fachgebiet und derzeit gibt es nur einen Lehrstuhl in Wien. Es gibt jedoch schon ein breites Aus-, Fort- und Weiterbildungsangebot bis hin zum Masterlehrgang für Palliative Care.

2.2.2.7 Schweiz

1988 wurde die Schweizerische Gesellschaft für Palliative Medizin, Pflege und Begleitung (SGPMPB) gegründet.2006 wurde sie umbenannt in „palliative ch". Sie ist Mitglied in der EAPC, zählt bis zu 2000 Mitglieder und ist Herausgeber der Zeitschrift „Info Kara".
palliative ch ist eine multiprofessionelle Fachgesellschaft, die ihre Mitglieder aus allen Berufsgruppen, die am Krankenbett tätig sind, rekrutiert. Dazu zählen Ärzte, Pflegekräfte, Seelsorger, Physiotherapeuten und andere. Bis ins Jahr 2004 wurden 24 stationäre Einrichtungen und 9 ambulante Pflegedienste gezählt. Auch in der Schweiz ist die Palliativmedizin kein eigenständiges Fachgebiet und es gibt keinen eigenen Lehrstuhl dafür.[60]

2.2.2.8 Frankreich

Mit der öffentlichen Debatte um den als unwürdig erachteten Umgang mit Sterben und Tod in Krankenhäusern begann Ende der 1970er Jahre in Frankreich, wenn auch nur zögerlich, die Entwicklung der Palliativmedizin. 1984 nahm der erste innerkrankenhäusliche Konsiliardienst seine Arbeit auf und 1987 eröffnete schließlich die erste Palliativstation in Paris. Aufschwung erfuhr die Palliativmedizin im Jahr 1991 durch das Krankenhausreformgesetz, in dem sie neben der Prävention und Heilung zur dritten Aufgabe in Krankenhäuser deklariert wurde.[61] 1999 wurde das Palliativpflegegesetz mit folgenden Inhalten vom französischen Parlament verabschiedet:
1. Jeder Patient hat das Recht auf Palliativpflege.
2. Krankenhäuser sind verpflichtet, den Zugang zur Schmerztherapie und Palliativmedizin zu ermöglichen.
3. Jeder Arbeitnehmer hat Anrecht auf einen dreimonatigen unbezahlten Urlaub zur Sterbebegleitung von Verwandten ersten Grades.[62]

---

[59] Vgl. Husebo/Klaschik (2009), S. 17
[60] Vgl. Husebo/Klaschik (2009), S. 21, 22
[61] Vgl. Husebo/Klaschik (2009), S. 10
[62] Vgl. Husebo/Klaschik (2009), S. 10

2. Palliativmedizin

Im Jahr 2004 gab es in Frankreich 122 Palliativstationen mit insgesamt 1040 Betten, 265 Konsiliardienste („Equipes Mobiles de Soins Palliatifs") und 30 Netzwerke aus multiprofessionellen, palliativmedizinisch geschulten Teams.[63]
Die Palliativmedizin ist in Frankreich kein eigenständiges Fachgebiet und es gibt noch keinen Lehrstuhl. Seit 2004 bieten jedoch alle Universitäten Module in Schmerztherapie und Palliativmedizin an, deren Inhalte auch prüfungsrelevant sind.[64]

2.2.2.9 Spanien

Im Jahr 1984 begann auch in Spanien die Palliativmedizin mit der Einführung der Hospizidee in der onkologischen Abteilung eines Akutkrankenhauses.[65]
1987 wurde die erste Palliativstation eröffnet. Zwei Jahre später etablierte sich das erste Hospital Support Team.[66]
Die 1992 gegründete spanische Gesellschaft für Palliativmedizin (SECPAL) wird von 8 regionalen Palliativgesellschaften vertreten und ist Herausgeberin der „Medicina Palliativa". Im Jahr 2000 gab es bereits 81 Palliativstationen, 104 ambulante Palliativdienste und 21 palliativmedizinische Konsiliardienste.[67]
Da das Wort „Hospiz" in der Vergangenheit mit Armenhäusern, Gefängnissen und Armen- bzw. Waisenanstalten in Verbindung gebracht wurde, findet man in Spanien – bis auf eine hospizähnliche Einrichtung für die in Mallorca lebenden Ausländer – keine Hospize.[68]
Einen Lehrstuhl für Palliativmedizin gibt es bisher noch nicht, es werden jedoch zahlreiche palliativmedizinische Aus- und Fortbildungskurse an Universitäten für Ärzte und das Krankenhauspersonal angeboten.

---

[63] Vgl. Husebo/Klaschik (2009), S. 10
[64] Vgl. Husebo/Klaschik (2009), S. 11
[65] Vgl. Husebo/Klaschik (2009), S. 22
[66] Vgl. Aulbert/Klaschik/Kettler (2002), von Nauck, S. 9
[67] Vgl. Husebo/Klaschik (2009), S. 22, 23
[68] Vgl. Husebo/Klaschik (2009), S. 23

2.2.3 Entwicklung und aktueller Stand der Palliativmedizin in Deutschland

Die Umsetzung der Hospizidee bzw. die Palliativmedizin hat sich in Deutschland, obwohl schon Ende der 1960er Jahre erste Kontakte zu den britischen Hospizen durch Seelsorger und Ärzte bestanden, zunächst nur zögerlich entwickelt. Analysen zufolge lag der Grund für die langsame Entwicklung der Palliativmedizin in Deutschland und die Tatsache, dass die erste Palliativstation erst 1983 in Köln und das erste Hospiz drei Jahre später in Aachen eröffnet wurde[69], wohl auch in der Ausstrahlung des Films „Noch 16 Tage". Dieser Film war eine Art Berichterstattung aus einer englischen „Sterbeklinik" von Jesuitenpater Reinhold Iblacker im Jahre 1977. Vor allem die beiden großen Kirchen, die Wohlfahrtsverbände und Krankenhausgesellschaften äußerten sich auf eine durch das Bundesministerium für Jugend, Familie und Gesundheit im Jahr 1978 durchgeführte Meinungsumfrage bezüglich der Befürwortung des Baus von „Sterbekliniken" in Deutschland negativ.[70]

Es wurde zwar erkannt, dass man neue Maßnahmen benötigt, um Patienten ein menschenwürdiges Sterben zu ermöglichen, die Hospizidee wurde aber aufgrund der im Film unglücklich verwendeten Wortwahl „Sterbeklinik" mit einer *„Ghettoisierung Sterbender"*[71] gleichgesetzt. Man sprach von einer *„Kommerzialisierung und Institutionalisierung des Todes"*.[72] Dadurch kam es in Deutschland zu einer *„zweigleisigen Entwicklung"*. Die *„ärztlich dominierte Palliativmedizin"* auf der einen und auf der anderen Seite die *„Hospizbewegung als Bürgerbewegung"*.[73]

Die 1980er Jahre waren also zum einen geprägt durch die Gründung von Initiativen, denen die Förderung stationärer und ambulanter Hospiz- und Palliativeinrichtungen am Herzen lag, zum anderen zeigten sich aber auch weitgehend unabhängig voneinander ablaufende Entwicklungen in der Hospizbewegung und Palliativmedizin.[74]

Ein Grund dafür war u.a., dass die Hospizbewegung, v.a. wenn Hospizinitiativen von Laien ins Leben gerufen wurden, hauptsächlich an psychosozialem und pflegerischem Engagement orientiert war. Die Einbindung der Ärzte spielte für viele dieser Initiativen keine große Rolle. Gerade diese unzureichende ärztliche Präsenz in den deutschen

---

[69] Vgl. http://www.palliativecare.bbraun.de (Hintergrund→ Geschichte), zuletzt aufgerufen am: 10.04.2012
[70] Vgl. Aichmüller-Lietzmann (1998), S. 21
[71] Bernatzky/Sittl/Likar (2006), von Heller/Pleschberger, S. 12; Vgl. Klaschik/Nauck(1994), von Zech, S. 85-102
[72] Aichmüller-Lietzmann (1998), S. 21
[73] Bernatzky/Sittl/Likar (2006), von Heller/Pleschberger, S. 12
[74] Vgl. Husebo/Klaschik (2009), S. 5

2. Palliativmedizin

Hospizen wurde aus palliativmedizinischer Sicht dann aber wiederum kritisiert. Diese sah in einer adäquaten Symptomkontrolle stets die unabdingbare Voraussetzung für eine ganzheitliche Betreuung sterbender Patienten.[75]

Eine gute Zusammenarbeit wurde auch dadurch erschwert, dass lange Zeit keine Einigung in der inhaltlichen und praktischen Gestaltung der Hospizarbeit erzielt werden konnte. In § 39a SGB V sind heute genaue Qualitätsanforderungen an Hospize formuliert und auch erste Standards sind erarbeitet worden.[76]

Hinsichtlich der Personalstruktur und der Definition von Zielen und Aufgaben wurden für die Palliativmedizin hingegen schon frühzeitig Qualitätskriterien formuliert. Dazu zählt auch, dass Patienten, die auf einer Palliativstation aufgenommen werden, *„bestimmte Kriterien einer Krankenhausbehandlungsbedürftigkeit*[77] erfüllen müssen (nicht heilbar, progrediente Erkrankung mit begrenzter Lebenserwartung).

Das interdisziplinäre Team besteht neben den Ärzten und Pflegekräften auch aus Physiotherapeuten, Sozialarbeitern, Psychologen, Seelsorgern und Ehrenamtlichen. Die „Deutsche Gesellschaft für Palliativmedizin", welche 1994 gegründet wurde, verfolgte das Ziel, *„die Palliativmedizin zu etablieren und in das deutsche Gesundheitssystem zu integrieren".*[78] Im Jahre 1997 erschien das erste deutsche Lehrbuch für Palliativmedizin und das deutsche Curriculum für Studenten der Medizin, Ärzte, Pflegepersonal, Sozialarbeiter und Seelsorger wurde vorgestellt.[79]

Die erste Professur für Palliativmedizin wurde zum Wintersemester 1999/2000 an der Universität Bonn (Prof. Dr. E. Klaschik) eingerichtet.[80] 2006 gab es bereits 5 Lehrstühle für Palliativmedizin (Köln, Aachen, Göttingen, Bonn und München).[81]

Seit 2003 wurde die Palliativmedizin zudem als eigenständige Zusatzweiterbildung für Ärzte anerkannt.

Die Gesundheitspolitik hat erkannt, dass die flächendeckende, palliativmedizinische Versorgung in Deutschland verbessert werden muss, indem zum einen erforderliche Strukturen geschaffen werden und zum anderen die palliativmedizinische Qualifizierung der Ärzte vorangetrieben wird. Folglich hat der Gemeinsame Bundesausschuss (GBA) am 20.12.2007 die „Richtlinie zur Verordnung von spezialisierter ambulanter Palliativversorgung (SAPV-Richtlinie)" verabschiedet, die am 12.03.2008 nach Genehmigung durch das Bundesgesundheitsministerium in Kraft getreten ist. Diese Richtlinie hat zur Folge, dass jeder Krankenversicherte in Zukunft Anspruch auf eine adäquate palliativmedizinische Versorgung in häuslicher Umgebung hat.

---

[75] Vgl. Husebo/Klaschik (2009), S. 6
[76] Vgl. Husebo/Klaschik (2009), S. 6
[77] Husebo/Klaschik (2009), S. 6
[78] Aulbert/Klaschik/Kettler (2002), von Nauck, S. 3
[79] Vgl. www.palliativecare.bbraun.de (Hintergrund→ Geschichte), zuletzt aufgerufen am: 10.04.2012
[80] Vgl. Bausewein/Roller/Voltz (2007), S. 10
[81] Vgl. www.palliativecare.bbraun.de (Hintergrund→ Geschichte). zuletzt aufgerufen am: 10.04.2012

2. Palliativmedizin

Einen Überblick über die bis zum Jahr 2008 errichteten Hospiz- und Palliativeinrichtungen in Deutschland bietet folgende Quelle:[82]

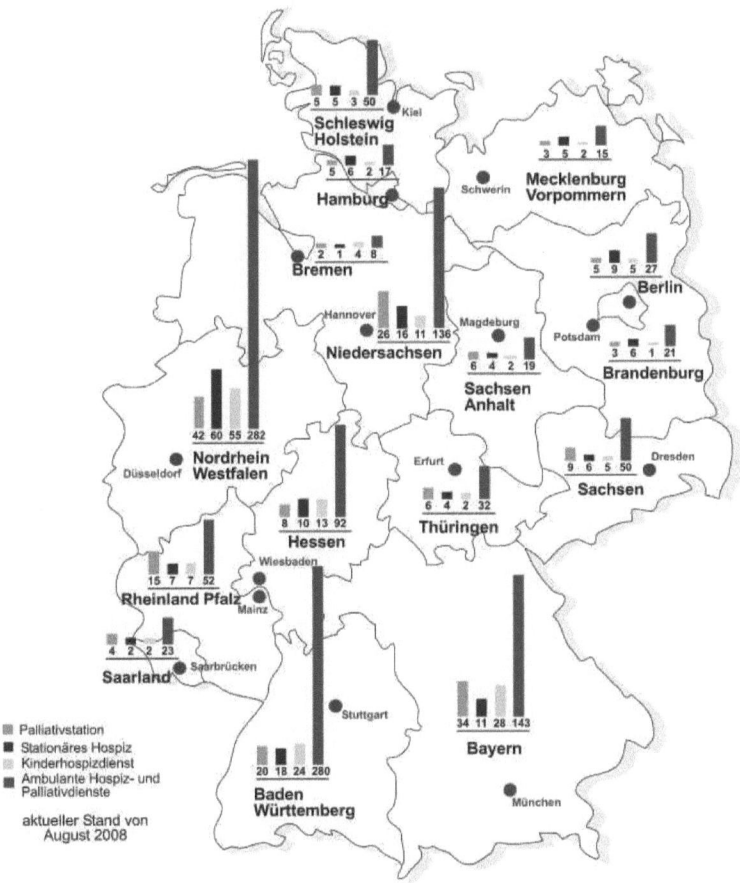

[82] Sabatowski/Nauck/Roß/Zernikow (2008/2009), http://www.wegweiser-hospiz-palliativmedizin.de/,

2. Palliativmedizin

Obwohl die Palliativmedizin in Deutschland seit Anfang der 1990er Jahre deutliche Fortschritte zu verzeichnen hat, besteht laut Informationen der aktuellen HPCV-Studie vom Dezember 2010 weiterhin eine Unterversorgung. Die Studie zur hospizlichen Begleitung und Palliative-Care-Versorgung hat versucht, den Versorgungsbedarf und die tatsächlich erbrachten palliativen und auch hospizlichen Leistungen aufzuzeigen. Es konnte sehr präzise gezeigt werden, dass das Zusammenspiel von moderner Schmerzmedizin, palliativ ausgerichteter Pflege und psychosozialer Betreuung in Deutschland immer noch Modellcharakter hat und der Begleitung von Schwerstkranken im deutschen Gesundheitssystem immer noch nicht die notwendige Priorität zu Teil wird.[83] Dies wird im nachfolgenden Diagramm der HPCV-Studie 2010 sehr deutlich gezeigt:[84]

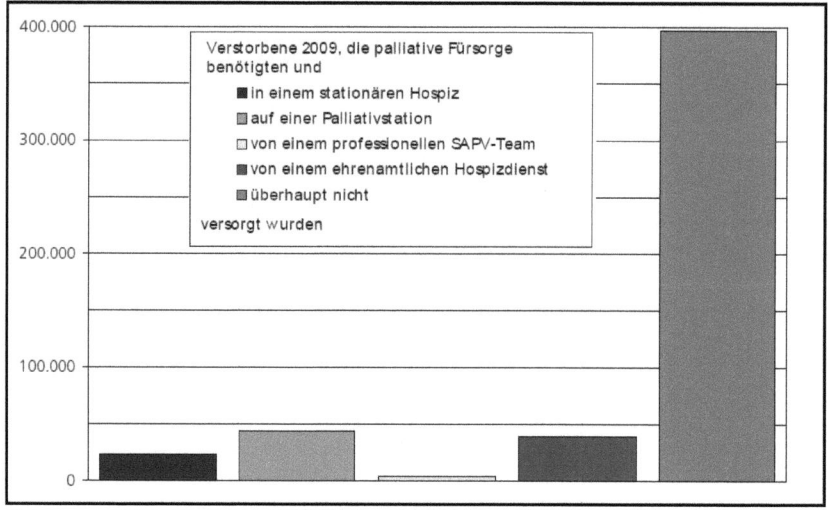

Missverhältnis zwischen Bedarf und tatsächlicher Versorgung
Quelle: HPCV-Studie 2010

---

[83] Vgl. HPCV-Studie 2010, http://www.hospize.de/docs/hib/HPCV-Studie%202010.pdf, S. 9 zuletzt aufgerufen am: 10.04.2012

[84] HPCV-Studie 2010, http://www.hospize.de/docs/hib/HPCV-Studie%202010.pdf, S. 9 zuletzt aufgerufen am: 10.04.2012

Die aktuellsten Informationen der HPCV-Studie von 2010 über die Entwicklung von Palliativstationen und Hospizen sollen die Darstellung über den Stand der Palliativmedizin in Deutschland abrunden. Vergleicht man die Anzahl von Palliativstationen im Jahr 2008 mit 2009, so ist durchaus ein Zuwachs von ca. 21 % zu erkennen. Die durchschnittliche Bettenanzahl je Palliativstation konnte mit 8,5 Betten eine Erhöhung um ca. 9 % verzeichnen. Der Grundgedanke palliativer Fürsorge und Versorgung fand in den letzten Jahren zwar immer mehr Berücksichtigung, dennoch dürfen diese positiven Zahlen nicht über eine noch immer bestehende immense Versorgungslücke hinwegtäuschen. Beispielsweise können von ca. 507000 Patienten, die jedes Jahr eine palliative Fürsorge in Anspruch nehmen müssten, nur 44000 davon auf einer Palliativstation versorgt werden.[85]

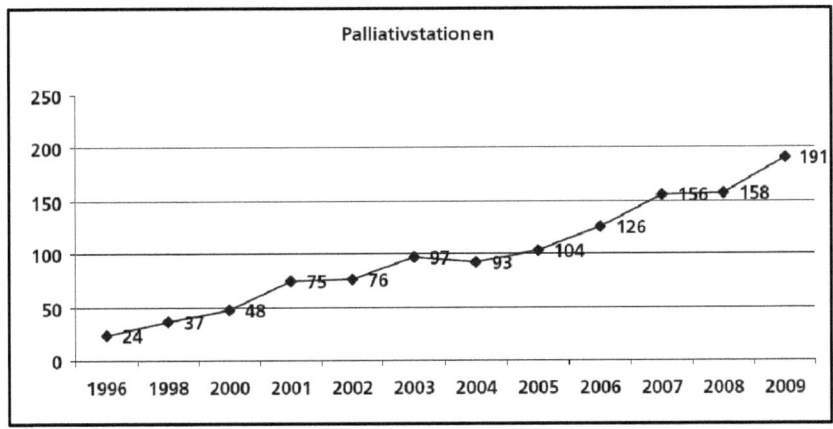

Quantitative Entwicklung der Palliativstationen von 1996 bis 2009
Quelle: HPCV-Studie 2010

---

[85] Vgl. HPCV-Studie, http://www.hospize.de/docs/hib/HPCV-Studie%202010.pdf, S. 7 zuletzt aufgerufen am: 10.04.2012

2. Palliativmedizin

Auch bei der Entwicklung stationärer Hospize von 1996 bis 2010 kann man zunächst durchaus einen positiven Aufwärtstrend erkennen. Doch gleichzeitig wird auch deutlich, dass sich in den letzten Jahren eine gewisse Stagnation bzgl. der Errichtung neuer Einrichtungen eingeschlichen hat. Im Durchschnitt verfügen stationäre Hospize über 11,2 Betten. Laut der aktuellen Rahmenvereinbarung nach § 39a Abs. 4 SGB V zwischen Krankenkassen und Hospizvertretern dürfen Hospize auch nicht mehr als 16 Plätze zur Verfügung stellen. Bei ca. 507000 Menschen, die eine hospizliche Versorgung jährlich in Anspruch nehmen müssten, ist diese Begrenzung jedoch sehr widersprüchlich. Denn nur 4,5 % – das sind 22900 Patienten – können in stationären Hospizen begleitet werden.[86]

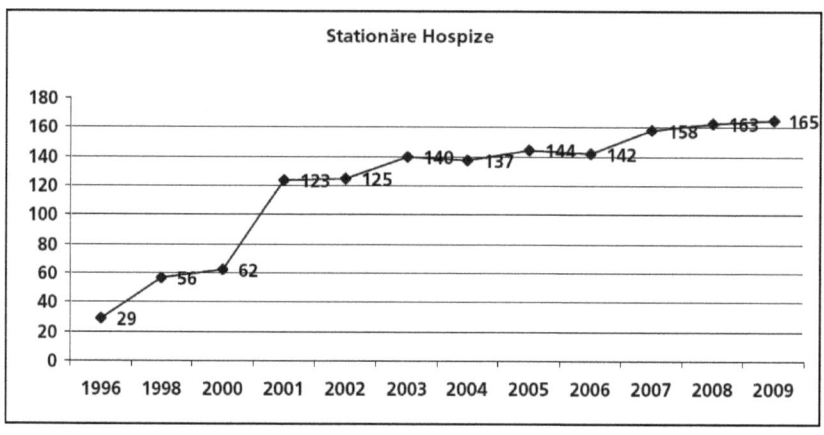

Quantitative Entwicklung stationärer Hospize von 1996 bis 2009
Quelle: HPCV-Studie 2010

---

[86] Vgl. HPCV-Studie, http://www.hospize.de/docs/hib/HPCV-Studie%202010.pdf, S. 6, zuletzt aufgerufen am: 10.04.2012

2.3 Inhalte und Ziele der Palliativmedizin

Was ist Lebensqualität? Diese Frage gilt es etwas näher zu erörtern, zumal die Lebensqualität – genauer gesagt, die Verbesserung der Lebensqualität – das Hauptziel der Palliativmedizin ist. Die WHO definiert die *„gesundheitsbezogene Lebensqualität als größtmögliches Ausmaß an körperlichem, seelischem und sozialem Wohlbefinden".*[87] Für Menschen am Ende ihres Lebens scheint diese Formulierung jedoch etwas problematisch, so sind größtmögliche Gesundheit und Sterben doch zwei entgegengesetzte Pole des Lebens. Dennoch weiß man aus Gesprächen mit schwerkranken Menschen, dass ihr verbleibendes Leben durchaus noch lebenswert sein und Qualität haben kann.[88] Sowohl professionelle Helfer, aber auch die Angehörigen selbst können wesentlich dazu beitragen, das Leben eines kranken Menschen so angenehm wie möglich zu gestalten.

Um also das Hauptziel der Palliativmedizin – die Verbesserung der Lebensqualität – zu erreichen, gehören zur Palliativmedizin folgende Grundsätze, die schon Cicely Saunders im Jahre 1977 formulierte:
- Behandlung des Patienten in der Umgebung seiner Wahl (ambulant, stationär oder zu Hause)
- individuelle Behandlung jedes Patienten in multidisziplinären Teams
- kontinuierliche Betreuung (24-h-Bereitschaft) des Patienten und seiner Angehörigen bis zum Tod bzw. in der Trauerzeit
- fachliche Pflege durch speziell geschulte Pflegekräfte
- Integration von Ehrenamtlichen
- Offenheit als Grundlage des Vertrauensverhältnisses unter allen Beteiligten
- Forschung, Dokumentation und Auswertung der Behandlungsergebnisse
- Unterricht und Ausbildung von Ärzten, Pflegekräften, Sozialarbeitern, Seelsorgern und Ehrenamtlichen[89]

Die Palliativmedizin versteht sich also als Gesamtkonzept mit folgenden Zielen und Inhalten:

1. Psychische, soziale und spirituelle Aspekte:
    - Berücksichtigung und Integration der psychischen, sozialen und seelsorgerischen Bedürfnisse des Patienten, der Angehörigen während der Krankheit, beim Sterben und in der Zeit danach

---

[87] Bernatzky/Sittl/Likar (2006), von Kojer, S. 49
[88] Vgl. Sahlberg-Blom/Ternestedt/Johansson (2001), S. 550-562
[89] Bausewein/Roller/Voltz (2007), S. 4

2. Ethische und rechtliche Aspekte:
- intensive Auseinandersetzung mit speziellen Fragen der Kommunikation und Ethik
- Achtung der Selbstbestimmung des Patienten
- Beachtung der Grenzen der kurativen Behandlung
- Akzeptanz des Sterbens als ein Teil des Lebens – die Palliativmedizin ist eine eindeutige Absage an die aktive Sterbehilfe. Sie sieht das Sterben als natürlichen Prozess an und unternimmt keine Schritte, das Leben vorsätzlich abzukürzen oder das Sterben zu verlängern.
- Gewährung von Sterbebegleitung und Sterbebeistand[90]

3. Physische Aspekte:
Neben der individuellen Krankheitsverarbeitung steht eine exzellente Schmerz- und Symptomkontrolle im Mittelpunkt der Palliativmedizin.
Dazu zählen u.a.:
- die medikamentöse Behandlung folgender, in der Palliativmedizin häufig auftretender Symptome:
  - Schmerzen
  - Xerostomie (Mundtrockenheit)
  - Anorexie (Appetitlosigkeit)
  - körperliche Schwäche
  - Ödeme (Wassereinlagerungen)
  - Obstipation (Verstopfung)
  - Dyspnoe (Atemnot)
  - Übelkeit, Erbrechen
  - Schlaflosigkeit
  - Schwitzen
  - Dysphagie (Schluckstörungen)
  - urologische Symptome (z.B. Miktionsbeschwerden)
  - neuropsychiatrische Symptome
  - dermatologische Symptome
  - Dyspepsie
  - Diarrhoe (Durchfall)
  - Schwindel
  - Singultus (Schluckauf)
  - Ikterus (Gelbsucht)
  - Fieber
- Physiotherapie

---

[90] Höfling/Brysch (2007), von Becker-Schwarze, S. 38, 39; Bausewein/Roller/Voltz (2007), S. 4

- interventionelle Therapie, z.B. Lasertherapie, Stents, rückenmarksnahe Katheter, Neurolysen zur Analgesie;[91]

Der Ausspruch von Cicely Saunders „*Nicht dem Leben mehr Tage hinzufügen, sondern den Tagen mehr Leben geben*"[92] beschreibt das Ziel der Palliativmedizin sehr nachhaltig. **Nicht die Lebensquantität, sondern die Lebensqualität steht im Vordergrund.** Diagnostik und Therapie dürfen dabei die verbleibende Lebensqualität nicht verschlechtern. Der Schwerpunkt der medizinischen Betreuung ist die Linderung von Schmerzen. Die Wünsche des Patienten, nämlich im Sterben nicht alleingelassen zu werden, an einem vertrauten Ort, begleitet von vertrauten Menschen zu sterben, nicht unter starken körperlichen Beschwerden zu leiden und die letzten Dinge regeln zu können, haben höchste Priorität.

„*Das Wesen der Palliativmedizin ist also, dass nicht das medizinisch-technisch Machbare im Vordergrund steht, sondern das medizinisch Notwendige und ethisch Vertretbare, der Patient mit all seinen physischen, psychischen, geistig-seelischen Problemen und Nöten, die Akzeptanz der Autonomie und der Respekt vor der Würde des Menschen im Leben und Sterben*".[93]

---

[91] Höfling/Brysch (2007), von Becker-Schwarze, S. 39, 40; Aulbert/Radbruch/Nauck (2008), S. 139
[92] Müller/Beckmann (2010), von Lenz/Ried, S. 59
[93] Aulbert/Klaschik/Pichlmaier (2000), von Klaschik, S. 53

2.4 Wichtige Begriffe in der Palliativmedizin

2.4.1 Betreuungsphasen in der Palliativmedizin – Definitionen

Während die Präventiv- und Kurativmedizin auf Gesundheit und Heilung ausgerichtet sind, liegt die wesentliche Aufgabe von Ärzten und Pflegern in der Palliativmedizin in der angemessenen Betreuung und Pflege des sterbenden Menschen.

Die Palliativmedizin kennt verschiedene Betreuungsphasen, die im Nachfolgenden kurz genannt und erklärt werden. Auf der einen Seite erkennt man in diesem Phasenverlauf eine deutlich sichtbare Annäherung an den Tod, aber auch unerwartete Besserungen sind immer wieder einmal möglich. Jedes Leben ist einmalig und so hat auch jeder Mensch seinen eigenen Weg im Sterben. Die angegebenen Prognosezeiten sind nur grobe Richtlinien und sind u.a. abhängig von den jeweiligen individuellen Krankheitsbefunden und dem Lebensmut des Patienten.[94]

2.4.1.1 Rehabilitationsphase

In der Rehabilitationsphase soll erreicht werden, dass der Patient ein weitgehend normales gesellschaftliches Leben führen kann. In dieser Phase gilt es, vor allem die Selbstständigkeit und Leistungsfähigkeit zu erhalten bzw. wiederherzustellen.
Fragt man hier nach der Lebensprognose, so kann sie sich von mehreren Monaten bis manchmal auch wenige Jahre erstrecken.[95]

2.4.1.2 Präterminalphase

In der Präterminalphase werden bereits sichtbare Symptome der fortgeschrittenen Erkrankung deutlich. Obwohl die Möglichkeiten, am gesellschaftlichen Leben teilzunehmen, für den Patienten zunehmend eingeschränkt werden, ist es die Aufgabe des multiprofessionellen Palliativteams, eine umfassende Schmerztherapie und Symptomkontrolle zu sichern, um so dem Patienten eine zufriedenstellende Lebensqualität zu bieten. Die Prognose ist hier mehrere Wochen bis Monate.[96]

---

[94] Vgl. Günther/Ehninger (2001), S. 116
[95] Vgl. Günther/Ehninger (2001), S. 116
[96] Vgl. Günther/Ehninger (2001), S. 116

2.4.1.3 Terminalphase

Die Terminalphase beschreibt die letzten Tage (wenige Tage bis zu einer Woche) des Patienten. Es ist die Zeit des Abschiednehmens. Der Patient ist die meiste Zeit bzw. dauerhaft bettlägerig.[97]

2.4.1.4 Zustand „in extremis"- Sterbephase

Der Zustand „in extremis" bezeichnet die Sterbephase. Der Übergang von der terminalen Phase zur Sterbephase ist fließend. Die Sterbephase bezieht sich in der Regel auf die letzten Stunden des Lebens. Der Patient liegt im Sterben und der Tod tritt in absehbarer Zeit ein.[98]

---

[97] Vgl. Günther/Ehninger (2001), S. 116
[98] Vgl. Günther/Ehninger (2001), S. 116

2.4.2 Symptomatik, Diagnostik und Therapie in den Betreuungsphasen

Symptome, wie sie bereits in 2.3 stichpunktartig erwähnt wurden, treten einzeln oder in Kombination auf. Während der Rehabilitationsphase und der Präterminalphase nehmen sie meist an Anzahl, Häufigkeit und Intensität zu.
Die Auswahl diagnostischer Mittel muss in der Palliativmedizin stets kritisch dem Allgemeinzustand des Patienten angepasst werden. Während in der Rehabilitationsphase und Präterminalphase eher noch eine intensivere Diagnostik, z.B. mit Röntgen, CT, oder Endoskopie zum Einsatz kommt, ist eine solche in der Terminalphase nur noch sehr begrenzt erforderlich. Im Zustand „in extremis" ist schließlich nur noch der „diagnostische Blick" entscheidend.[99]
Im Rahmen der therapeutischen Möglichkeiten gilt es zu hinterfragen, was für einen Nutzen die Behandlung für den Patienten bringt und inwieweit sie ihn belastet. Man muss versuchen, alle Aspekte der Persönlichkeit des Patienten zu beachten. Dies ist die Aufgabe eines multidisziplinären Teams aus Ärzten, Pflegern, Psychologen und Seelsorgern. Eine umfassende, ganzheitliche Beschwerdelinderung hat sich in der Palliativmedizin als am wirkungsvollsten erwiesen.[100]
Die Therapie in der Rehabilitationsphase könnte man auch als eine Form der kausalen Therapie bezeichnen. Oftmals wird in dieser Phase durch eine palliative Krebstherapie, z.B. durch Operation, Strahlentherapie, Hormon- oder Chemotherapie versucht, den Tumor zu verkleinern. Aber auch eine reine Symptomkontrolle ohne Ursachenbehandlung ist denkbar.
In der Präterminalphase ist die palliative Krebstherapie zur Tumorverkleinerung nur noch selten erfolgreich. Hier steht die konsequente Symptomkontrolle und medikamentöse Therapie im Vordergrund. Vereinzelt kommen noch chirurgische und/oder strahlentherapeutische Verfahren zum Einsatz.[101]
In der Terminalphase zeigt sich meist eine Häufung charakteristischer Symptome, wie z.B. Müdigkeit, Appetitlosigkeit, allgemeine körperliche Schwäche, Obstipation, Atemnot bei geringer Belastung, Übelkeit nach Nahrungsaufnahme, vermindertes Durstempfinden, nachlassende Schmerzen und überwiegende Bettlägerigkeit. Es findet ein „stiller Rückzug" statt. Die Therapie orientiert sich hier an der medikamentösen Symptomkontrolle. Alles, was den Sterbenden belasten könnte, ist zu unterlassen. Auch die Dauermedikation kann eingeschränkt werden. Entscheidend sind nur noch eine exzellente Schmerztherapie und die Kontrolle von Atemnot, Erbrechen und Angst.[102] In seinen letzten Tagen und Stunden hat der Sterbende die Augen oft geschlossen.

---

[99] Vgl. Günther/Ehninger (2001), S. 119
[100] Vgl. Günther/Ehninger (2001), S. 119
[101] Vgl. Günther/Ehninger (2001), S. 119
[102] Vgl. Günther/Ehninger (2001), S. 118, 119; Vgl. Bausewein/Roller/Voltz (2007), S. 5

Das Atmen ist erschwert und es treten Rasselgeräusche auf. Anzeichen für die Sterbephase können ferner auch ein starkes Schlafbedürfnis, reduzierte Wahrnehmung, Verwirrtheit, verminderte Flüssigkeits- und Nahrungsaufnahme, kalte Hände und Füße, bleiche, wächserne Haut und ein immer schwächer werdender Puls sein. Der Patient ist aber nicht bewusstlos oder nicht „unansprechbar". Bis zuletzt bleiben Hören und Sensibilität erhalten, meist ist der Patient jedoch zu schwach, um zu antworten. Mit der sogenannten „Notfallmedikation", die einzeln oder in Kombination – je nach auftretenden Symptomen – zum Einsatz kommt, sind die Symptome in der Phase „in extremis" gut kontrollierbar.[103]

2.4.3 Palliative Therapie – Palliativmedizin

Palliative Therapie und Palliativmedizin haben, trotz desselben Wortstammes, inhaltlich voneinander abzugrenzende Bedeutung.
In der **Palliativen-Therapie-Phase** ist der Patient zwar unheilbar und fortschreitend erkrankt, sein Stadium lässt aber durchaus auch die Möglichkeit der Remission oder Besserung zu. Deshalb werden hier auch noch kurative Methoden angewandt, die bezüglich ihrer *„Nebenwirkungsbreite und Toxizität immer der jeweiligen Situation angepasst und somit weniger radikal und aggressiv sind als in der primär kurativen Therapie".*[104] Neben der symptomorientierten Therapie wird also die Grundkrankheit, z.B. durch Chemotherapie, Immuntherapie oder Strahlentherapie mit dem Ziel der Lebensverlängerung behandelt.[105]
Im Gegensatz dazu richtet die **Palliativmedizin** ihr Augenmerk auf die *„Fokussierung der Behandlung auf eine Symptomlinderung durch aktive Symptomkontrolle".*[106] Die verbleibende Lebenszeit soll durch Symptomlinderung gesteigert werden.

2.4.4 Palliativ-(Care)-Phase

Die Palliativ-(Care)-Phase widmet sich nicht mehr der Lebensverlängerung, sondern hier steht die Behandlung von belastenden Symptomen mit dem Ziel der Verbesserung der Lebensqualität im Vordergrund.[107] „Care" kommt aus dem Englischen und bedeutet Sorgfalt, Fürsorge, Pflege. In der Palliativ-Care-Phase werden die Schwerstkranken und Sterbenden, aber auch deren Angehörige von einem multiprofessionellen Team umfassend physisch und psychisch betreut.

---

[103] Vgl. Günther/Ehninger (2001), S. 118, 120; Vgl. Bausewein/Roller/Voltz (2007), S. 5

[104] Aichmüller-Lietzmann (1998), S. 35; Aulbert (1993), von Albrecht/Student, S. 355
[105] Vgl. Bausewein/Roller/Voltz (2007), S. 4
[106] Aichmüller-Lietzmann (1998), S. 35
[107] Vgl. Bausewein/Roller/Voltz (2007), S. 5

2.5 Hospiz und Palliativstationen

Cicely Saunders hat mit der Eröffnung des St. Christopher's Hospizes im Jahre 1967 eine weltweite Bewegung in Gang gesetzt, deren Fokus auf eine Verbesserung der Situation sterbender und auch trauernder Menschen gerichtet war. Die Länder, die sich dieser Idee anschlossen, entwickelten dabei ganz eigene Wege, um dieses Hospizkonzept zu verwirklichen.[108]
Während die Begriffe stationäre Hospize und Palliativstationen z.B. in England synonym gebraucht werden, existieren in Deutschland schon allein bezüglich der Finanzierung und Inhalte deutliche Unterschiede, die im Folgenden kurz dargestellt werden.[109]

2.5.1 Unterschiede zwischen Hospiz und Palliativstationen

2.5.1.1 Strukturelle Unterschiede

Stationäre Hospize sind eigenständige, kleine, familiäre und frei existierende Einrichtungen, die sich meist selbst organisieren müssen. Von der Reinigungskraft über Essensbeschaffung bis hin zur ärztlichen Versorgung muss ein stationäres Hospiz den Lebensbereich für die von ihnen betreuten Sterbenden selbst gestalten. Erst seit 1997 ist die Finanzierung einigermaßen sichergestellt. Sie unterliegt sowohl dem SGB V als auch dem SGB XI (Pflegeversicherung). Die Kosten werden sowohl durch Zuschüsse von den Kranken-und Pflegekassen, aber auch durch eine Eigenbeteiligung der Bewohner sowie durch Eigenleistung des jeweiligen Hospizträgers (ca. 10 %) getragen.[110]
Das palliativmedizinisch geschulte, hauptamtliche Personal wird im Hospiz durch ehrenamtliche Mitarbeiter ergänzt. Nur so kann eine 24-h-Versorgung gewährleistet werden. Die ärztliche Betreuung erfolgt i.d.R. durch niedergelassene Ärzte. Die leitende Pflegekraft muss eine Schulung in Palliativmedizin und -pflege nachweisen können.[111]
Stationäre Hospizeinrichtungen können als eine Art „Mittelding" zwischen den eigenen „Vier Wänden", Pflegeheim und Krankenhaus betrachtet werden.

---

[108] Vgl. Aulbert/Klaschik/Kettler (2002), von Student/Bürger, S. 52
[109] Vgl. Bausewein/Roller/Voltz (2007), S. 17
[110] Vgl. Aulbert/Klaschik/Kettler (2002), von Student/Bürger, S. 53
[111] Vgl. Klaschik/Nauck/Radbruch/Sabatowski (2000), S. 606-611

2. Palliativmedizin

Palliativstationen hingegen sind Teil der Klinik. Sie sind in der Regel angebundene oder integrierte Stationen eines Krankenhauses[112], unterliegen dem „Krankenhaus-Betten-Bedarfsplan" ihres Bundeslandes und werden nach dem „Krankenhausfinanzierungsgesetz" finanziert. Die Kosten für den Aufenthalt übernehmen die Krankenkasse.[113]
Palliativstationen sind trotz Integration in ein Krankenhaus eigenständige Einheiten, bestehend aus ca. 8-12 Betten. Die räumliche Gestaltung der Ein-oder Zweibettzimmer erfolgt dabei so, dass es für den Patienten nur wenig an ein Krankenhaus erinnert. Durch die unmittelbare Anbindung der Palliativstation an ein Krankenhaus ist eine Palliativstation berechtigt, alle Ressourcen des Krankenhauses wie z.B. Putzdienst, Küche, Apotheke, oder Wäschedienst zu nutzen. Sie hat schnellen Zugang zu anderen Abteilungen und zu allen diagnostischen Möglichkeiten des Krankenhauses. Ärztliche Präsenz ist stets sichergestellt.[114]

2.5.1.2 Inhaltliche Unterschiede

Stationäre Hospize bieten einen Ort, der dem eigenen Zuhause am nächsten kommt. Die Behandlung im Hospiz kann dann erfolgen, wenn eine Krankenhausbehandlung nicht erforderlich, eine ambulante Versorgung von zu Hause aus aber auch nicht mehr möglich ist.[115]
Vor der Aufnahme in ein Hospiz wird mit jedem Patienten ein ausführliches Gespräch geführt und die Notwendigkeit zur Aufnahme genau überprüft. Grundlage für eine Aufnahme bilden die Vereinbarungen mit den Krankenkassen bezugnehmend auf § 39a SGB V.[116]
In den allermeisten Fällen kommt der schwerstkranke Mensch zum Sterben in ein Hospiz, d.h. seine Lebensprognose bemisst nur noch wenige Wochen bis Monate. Die mittlere Verweildauer liegt in einem stationären Hospiz bei durchschnittlich vier Wochen.[117]
Der Schwerpunkt der Aufgaben in einem stationären Hospiz liegt in der Überwachung von Schmerztherapie, der Symptomkontrolle und in der palliativpflegerischen und psychosozialen Betreuung.[118]

---

[112] Vgl. Bausewein/Roller/Voltz (2007), S. 17; Vgl. Klaschik/Nauck/Radbruch/Sabatowski (2000), S. 606-611
[113] Vgl. Aulbert/Klaschik/Kettler (2002), von Student/Bürger, S. 54
[114] Vgl. Aulbert/Klaschik/Kettler (2002), von Student/Bürger, S. 54
[115] Vgl. Aulbert/Klaschik/Pichlmaier (2000), von Cremer, S. 64; Vgl. Klaschik/Nauck/Radbruch/Sabatowski (2000), S. 606-611
[116] Vgl. Aulbert/Klaschik/Kettler (2002), von Student/Bürger, S. 55
[117] Vgl. Aulbert/Klaschik/Kettler (2002), von Student/Bürger, S. 55
[118] Vgl. Klaschik/Nauck/Radbruch/Sabatowski (2000), S. 606-611

2. Palliativmedizin

Die betriebene Palliative Care ruht dabei im Wesentlichen auf den Schultern der Pflegekräfte. Medizinische Eingriffe werden nur noch auf ausdrücklichen Wunsch des Patienten vorgenommen.

Das stationäre Hospiz stellt somit nicht nur die *„palliativmedizinische und palliativpflegerische, sondern auch die soziale und geistig-seelische Versorgung sterbender Patienten sicher".*[119]

Durch die ständige ärztliche Präsenz über 24 h und den raschen Zugriff auf andere Fachdisziplinen bieten **Palliativstationen** den schwer kranken Menschen ein hohes Maß an Sicherheit. Plötzlich auftretende oder auch schwierige medizinische Situationen können in der Regel gemeistert und aufwändige lindernde Maßnahmen wie z.B. palliative Bestrahlungen oder palliative Chemotherapie durchgeführt werden.[120] Die Kriterien für Aufnahme sind jedoch strenger. Meist sind es Patienten mit einer weitfortgeschrittenen unheilbaren Erkrankung in einer akuten Krise, die einer sofortigen stationären Krankenhausbehandlung bedürfen.[121]

Die durchschnittliche Verweildauer auf Palliativstationen beträgt ca. 14 Tage. Neben der kompetenten ärztlichen und pflegerischen Behandlung ist eine enge Zusammenarbeit in einem multiprofessionellen Team aus Seelsorgern, Sozialarbeitern, Psychologen und Physiotherapeuten erforderlich. Palliativstationen sind Orte, an denen lindernde Unterstützung angeboten wird. Ziel ist es, den Patienten in die häusliche Umgebung zu entlassen und auf ein Sterben zu Hause, in Pflegeheimen oder eben in stationären Hospizen vorzubereiten.

---

[119] Aulbert/Klaschik/Pichlmaier (2000), von Cremer, S. 64
[120] Vgl. Aulbert/Klaschik/Kettler (2002), von Student/Bürger, S. 56
[121] Vgl. Klaschik/Nauck/Radbruch/Sabatowski (2000), S. 606-611; Vgl. Aulbert/Klaschik/Kettler (2002), von Student/Bürger, S. 56

Unterschiede zwischen Hospiz- und Palliativversorgung

	Hospizversorgung	Palliativversorgung
Begleitungszeitraum	Lebensphase (Tage bis Wochen)	Monate bis Jahre
Therapiepriorität	nur befundorientierte Behandlung	symptomatische, ggf. auch kausale Therapie
Verhalten in Notsituationen	keine Reanimation oder Intensivtherapie	bei Bedarf Reanimation, Intensivstation, Schrittmacher, Dialyse
Aufenthalt/Unterbringung	i.d.R. außerhalb des Krankenhauses	krankenhausgebunden
ärztliche Versorgung	bei Bedarf	permanent (24 Stunden)
angestrebtes Endergebnis	würdevolles Sterben	Entlassung in die häusliche Umgebung

2.5.2 Gemeinsamkeiten

Stationäre Hospize und Palliativstationen verfolgen das gleiche Ziel, nämlich die Grundideen des Hospizkonzeptes so gut es geht zu verwirklichen.
Beide stellen den kranken Menschen und auch die Angehörigen in den Mittelpunkt und versuchen somit, dass der Sterbende seine Würde bewahren kann. Man ist bemüht, den Menschen das Sterben zu Hause zu ermöglichen.
Dadurch, dass beide Institutionen das Sterben nicht als Krankheit verstehen, sondern als eine Lebensphase, halten sie ein interdisziplinäres Team für ihr Arbeiten für unabdingbar.
Fester Bestandteil beider Konzepte sind freiwillige Helfer. Das Handlungsziel lautet sowohl für Hospize als auch für Palliativstationen nicht die Heilung des kranken Menschen, sondern die Linderung seiner Beschwerden (Palliative Care).
Beide Einrichtungen sind sich zudem bewusst, dass die Betreuung der Familien nicht mit dem Tod ihres Angehörigen enden darf, sondern dass auch Trauerbegleitung für die Hinterbliebenen wesentlicher Bestandteil ihrer Arbeit sein muss.[122]

Für die Zukunft wäre es wünschenswert, wenn stationäre Hospize und Palliativstationen noch besser zusammenarbeiten würden, um so von den Stärken des jeweils anderen zu profitieren.
Obwohl die Gestaltung von Palliativstationen fernab von einem klassischen Krankenhausbetrieb in den letzten Jahren schon sehr gut umgesetzt wurde, könnten Palliativstationen durchaus noch mehr von der Atmosphäre und Selbstgestaltungskraft der stationären Hospize in ihre eigene Umgebung übernehmen.
Auf der anderen Seite sollten sich aber auch stationäre Hospize fragen, ob es nicht sinnvoll wäre, speziell palliativmedizinisch geschulte Ärzte in ihre tägliche Arbeit zu integrieren, um nicht den Eindruck zu erwecken, man würde in Hospizen nur „Palliativmedizin zweiter Klasse" anbieten.
In Zukunft sollten sie den Weg gemeinsam gehen, um das Hauptziel der Hospizbewegung, nämlich den Menschen ein Sterben zu Hause und in Würde zu ermöglichen, zu erreichen.[123]

---

[122] Vgl. Aulbert/Klaschik/Kettler (2002), von Student/Bürger, S. 53
[123] Vgl. Aulbert/Klaschik/Kettler (2002), von Student/Bürger, S. 58

3. Off-Label-Use

3.1 Definition „Off-Label-Use"

Seinen Ursprung findet der Begriff „Off-Label-Use" im amerikanischen Arzneimittelmarkt. Alle relevanten Informationen des pharmazeutischen Unternehmers zu einem Arzneimittel befinden sich in Amerika auf dem Etikett (= label), das auf der Primärverpackung aufgebracht ist.[124]
Die amerikanische Zulassungsbehörde „Food and Drug Administration" (FDA) definierte den Off-Label-Use 1997 als *„Use for indication, dosage form, dose regime, population or other use parameter not mentioned in the approved labeling."*[125] Das heißt, die Verordnung außerhalb der Zulassung ist in den USA nicht auf das angegebene Anwendungsgebiet beschränkt, sondern umfasst alle durch die Zulassung definierten Parameter.
Der Begriff „Off-Label" ist in Deutschland noch verhältnismäßig neu und erstaunlicherweise durch den Gesetzgeber weder im Sozialrecht noch im Arzneimittelrecht exakt definiert.
In diversen Urteilen und auch Stellungnahmen von Experten, Behörden und Verbänden existieren die verschiedensten Definitionen für den Begriff „Off-Label-Use".
Es existiert aber weder im Arzneimittelgesetz (AMG) noch im Sozialgesetzbuch (SGB V) eine gesetzliche Grundlage für den Off-Label-Use.
Wörtlich übersetzt bedeutet „Off-Label-Use" der „Gebrauch außerhalb des Etiketts/der Kennzeichnung". Gemeint ist der Einsatz von bereits zugelassenen Arzneimitteln in einem nicht von der Zulassung umfassten Bereich.[126] Man spricht vereinfacht auch von einem zulassungsüberschreitenden Einsatz eines Arzneimittels. Der exakte Inhalt und die Reichweite des Begriffs „Off-Label" sind jedoch aufgrund fehlender Legaldefinition unklar. Ohne Zweifel handelt es sich um einen Off-Label-Use, wenn ein Arzneimittel in einem anderen als dem zugelassenen Anwendungsgebiet zur Anwendung kommt.[127]

---

[124] Vgl. Ahrens/von Bar/Taupitz/Fischer/Spickhoff (2009), von Göben, S. 181
[125] http://www.vfa.de/de/wirtschaft-politik/positionen/pos-off-label-use.html vom 03.01.2012; zuletzt aufgerufen am: 10.04.2012; Dierks/Nitz (2003), S. 2138, 2139
[126] Vgl. Engelmann/Meurer/Verhasselt (2003), S. 70, 71; Vgl. Meyer/Grunert (2005), S. 205
[127] Vgl. BSG in NJW (2003), S. 460 ff.

3. Off-Label-Use

Da sich die Zulassung nach § 22 Abs. 1 AMG aber nicht nur auf die einzelnen Indikationsbereiche, sondern auch auf die Darreichungsform, die Dosierung, das Dosierungsintervall, die Art der Anwendung, die Anwendungsdauer, die Begleitmedikation, die Applikationsart, den Applikationsweg, die Gegenanzeigen, die zu behandelnde Patientengruppe etc. bezieht, stellt sich somit die Frage, ob nicht alle Abweichungen von der Zulassung unter dem Begriff des Off-Label-Use zu verstehen sind.

Es besteht also durchaus Unklarheit darüber, welche Bestandteile der Zulassung in die Diskussion über den Off-Label-Use mit einbezogen werden.
Aber auch in anderen Bereichen deutscher Gesetze zeigen sich die Probleme bezüglich der unbestimmten Interpretation des Begriffs „Off-Label-Use".
Betrachtet man z.B. noch die krankenversicherungsrechtliche Regelung des § 35b Abs. 3 SGB V zum Off-Label-Use oder die heilmittelwerberechtliche Regelung des § 3a S. 2 HWG, findet man auch hier keine eindeutige Definition des Begriffs. Während § 35b Abs. 3 SGB V (Regelung zur Erstattungsfähigkeit des Off-Label-Use) ausschließlich auf nicht von der Zulassung umfassten Indikationen und Indikationsbereichen Anwendung findet[128], bezieht sich das heilmittelwerberechtliche Verbot der Werbung für nicht zugelassene Arzneimittel (§ 3a S. 2 HWG) auch auf nicht zugelassene Darreichungsformen.[129]

Weder aus der Rechtsprechung zum Off-Label-Use noch aus der Literatur kann man eindeutig darauf schließen, welche Formen des Arzneimitteleinsatzes von dem Begriff genau erfasst sind, die nicht von der Zulassung gedeckt sind. Das BSG beschränkt den Off-Label-Use auf nicht zugelassene Indikationsgebiete, ohne den Begriff explizit zu definieren.[130] Die unterinstanzliche Rechtsprechung hingegen beschreibt in einer weitergehenden Definition den Off-Label-Use als einen Begriff, der auch nicht zugelassene Applikationsarten umfasst.[131]
Neben der sehr eng gefassten Auslegung des Begriffs des Off-Label-Use, dass jede Verordnung eines bereits zugelassenen Fertigarzneimittels außerhalb der in der Gebrauchs-bzw. Fachinformation („Label") beschriebenen Parameter als Off-Label-Use aufzufassen ist, findet man in der Literatur auch etwas weiter gefasste Beschreibungen zum Off-Label-Use. In einer solchen Interpretation bezieht sich der Off-Label-Use auf zulassungspflichtige Fertigarzneimittel nach dem Arzneimittelgesetz (AMG).

---

[128] Vgl. SGB V, § 35 b
[129] Vgl. HWG, § 3 a
[130] Vgl. BSG in: NJW (2003), S. 460 ff.
[131] Vgl. LSG Sachsen-Anhalt in: PharmR (2001), S. 300-305

Das heißt, ein Off-Label-Use liegt nur dann vor, wenn ein Arzneimittel in einer Art und Weise eingesetzt wird, die gem. **§ 29 Abs. 2a AMG eine Zustimmung** der Zulassungsbehörde oder gem. **§ 29 Abs. 3 AMG eine Neuzulassung** erforderlich macht.[132]
So unterliegen z. B. nach § 29 Abs. 2a alle Änderungen der Angaben über Dosierung und Wechselwirkungen, sowie über eine Einschränkung der Kontraindikationen oder über die Art und Dauer der Anwendung einer **Zustimmungspflicht**. Für eine über das bestehende Therapiegebiet hinausgehende Änderung der Anwendungsgebiete bzw. für eine Änderung in eine nicht vergleichbare Darreichungsform ist dagegen nach **§ 29 Abs. 3 AMG eine Neuzulassung** erforderlich ist.[133]

Die Vielzahl der unterschiedlichen Definitionen zum Begriff des Off-Label-Use, das Fehlen einer eindeutigen Legaldefinition und die Tatsache, dass die Problematik des Off-Label-Use die unterschiedlichsten Rechtsbereiche tangiert, verdeutlichen die dringende Notwendigkeit nach einer klaren arzneimittelrechtlichen Definition des Off-Label-Use.

---

[132] Vgl. Schroeder-Printzen/Tadayon (2002) in: SGB 12/2002, S. 664-667
[133] Vgl. Plate/Nies/Behles/Schweim (2008) in: A&R 6/2008; Vgl. Gläeske/Dierks (2003), von Dierks, S. 56

3.2 Grundlagen der arzneimittelrechtlichen Zulassung und ihre Bedeutung für den Off-Label-Use

3.2.1 Entstehungsgeschichte der arzneimittelrechtlichen Zulassung

Das deutsche Arzneimittelrecht wurde vor allem durch den sog. „Contergan®-Skandal" in den 1960er Jahren geprägt. Im Jahr 1957 wurde das Schlafmittel Contergan® mit dem Wirkstoff Thalidomid in den Handel gebracht und vier Jahre später wieder vom Markt genommen. Die Anwendung des Schlaf-und Beruhigungsmittels in der Schwangerschaft hatte sehr schwerwiegende Missbildungen von Neugeborenen zur Folge. Zum damaligen Zeitpunkt war für die im Markt befindlichen Arzneimittel nur eine Registrierung erforderlich. Diese diente einer Überwachung von Arzneimitteln. Die Prüfung auf Wirksamkeit und Gefährlichkeit war davon ausgenommen. Da das AMG 1961 nicht in der Lage war, einen solchen Zwischenfall auf dem Arzneimittelmarkt für die Zukunft auszuschließen oder diesem entgegenzuwirken, wurde die bloße Registrierungspflicht mit dem Arzneimittelneuordnungsgesetz (AMNOG) aus dem Jahr 1976 durch die Einführung einer materiellen Zulassungspflicht abgelöst.[134]

Gemäß **§ 21 Abs. 1 AMG** bedeutet **Zulassungspflicht**, *„dass Fertigarzneimittel nur in den Verkehr gebracht werden dürfen, wenn sie [...] zugelassen sind oder wenn die Kommission der Europäischen Gemeinschaften (EG) oder der Rat der Europäischen Union für sie eine Genehmigung [...] erteilt hat".*[135] In diesem Zusammenhang spricht man auch von einem „präventiven Verbot mit Erlaubnisvorbehalt". Anspruch auf Zulassung besteht also dann, wenn kein Versagungsgrund gem. § 25 AMG vorliegt.[136]

Die Neuregelungen aus dem Jahr 1976 wurden auch im Rahmen der durch die Richtlinie (RL) 65/65 EWG angestrebten „Vereinheitlichung der Vorschriften über die Zulassung und das Inverkehrbringen von Arzneimitteln in der Europäischen Union erforderlich"[137] und somit bildet das AMNOG aus dem Jahr 1976 bis heute noch die Grundlage des geltenden Arzneimittelrechts.

---

[134] Vgl. Müller (2009), S. 13, 14
[135] AMG, § 21, Abs. 1, Zulassungspflicht
[136] Vgl. Schwee (2008), S. 36
[137] Vgl. Richtlinie 65/65/EWG des Rates vom 26.01.1965 zur Angleichung der Rechts-und Verwaltungsvorschriften über Arzneispezialitäten, ABl. 22 vom 09.02.1965, S. 369-373

3.2.2 Zulassungspflicht

Seit 1976 dürfen Fertigarzneimittel in Deutschland nach § 21 Abs. 1 AMG im Geltungsbereich des AMG nur dann in den Verkehr gebracht werden, wenn sie durch eine zuständige Bundesbehörde zugelassen sind.[138]
Diese Zulassungspflicht wurde vor allem zur Gewährleistung der Qualität, Wirksamkeit und Unbedenklichkeit von Arzneimitteln, sowie zur Gewährleistung der Arzneimittelsicherheit nach § 1 AMG als gesetzliche Maßnahme eingeführt.[139] Unter Fertigarzneimittel nach § 4 Abs. 1 AMG versteht man solche Arzneimittel, die im Voraus hergestellt und in einer zur Abgabe an den Verbraucher bestimmten Verpackung in den Verkehr gebracht werden. Dazu zählen auch noch andere zur Abgabe an den Verbraucher bestimmte Arzneimittel, bei deren Zubereitung ebenfalls ein industrielles Verfahren zum Einsatz kommt oder die gewerblich hergestellt werden.[140]
Gemäß § 21 Abs. 1 AMG sind nur diese Fertigarzneimittel zulassungspflichtig. Nicht zulassungspflichtig sind dagegen z. B. solche Arzneimittel,

- die im Einzelfall für Patienten auf Verschreibung eines Arztes oder Zahnarztes in wesentlichen Herstellungsschritten in einer Apotheke hergestellt werden, da diese nicht im Voraus hergestellt werden können.[141]

- die in § 21 Abs. 2 Nr. 1, 1a-1c AMG genannt werden. Diese Arzneimittel zeichnen sich durch ihren begrenzten personellen Anwendungsbereich aus. Unter anderem gilt dies für die sog. „Verlängerten Rezepturen" (§ 21 Abs. 2 Nr. 1 AMG). Darunter versteht man Arzneimittel, die auf Grund nachweislich häufiger ärztlicher oder zahnärztlicher Verschreibung in einer Apotheke in einer Menge bis zu 100 abgabefertigen Packungen pro Tag im Rahmen des üblichen Apothekenbetriebs hergestellt werden und zur Anwendung bei Menschen bestimmt sind.[142]

- die nach § 21 Abs. 2 Nr. 2 AMG zur klinischen Prüfung bei Menschen bestimmt sind.[143]

---

[138] Vgl. AMG, § 21, Abs. 1, Zulassungspflicht
[139] Vgl. AMG, § 1, Zweck des Gesetzes
[140] Vgl. AMG, § 4 Abs. 1, Sonstige Begriffsbestimmungen
[141] Vgl. Kloesel/Cyran (2007), Arzneimittelrecht Kommentar, Bd. I, zu § 21, Anm. 22
[142] Vgl. Müller (2009), S. 15
[143] Vgl. AMG, § 21Abs. 2 Nr. 2

3. Off-Label-Use

3.2.3 Abgrenzung des Off-Label-Use vom Compassionate- und Unlicensed-Use

In den verschiedenen medizinischen Fachbereichen kommt es in der Arzneimitteltherapie der Patienten immer wieder zur Anwendung von Arzneimitteln außerhalb des im Rahmen des Zulassungsverfahrens beantragten und von der zuständigen Zulassungsbehörde geprüften und genehmigten Bereiches sowie zum Einsatz von nicht zugelassenen Arzneimitteln.

Während man unter Off-Label-Use, wie oben ausführlich erläutert, den sog. zulassungsüberschreitenden Einsatz eines Arzneimittels versteht, sind der sog. „Unlicensed-Use" und „Compassionate-Use" davon deutlich abzugrenzen.

Die Begriffe No-Label-Use, Unlicensed-Use, Unlabeled-Use und Off-Licence-Use werden in der Literatur oft synonym verwendet. In den USA wird der Einsatz eines Arzneimittels im Unlicensed-Use auch als „unapproved use", „unlabeled use" oder „extralabel use" bezeichnet.[144]

Der Begriff „**Unlicensed-Use**" beschreibt die Verwendung von **nicht zugelassenen** Arzneimitteln. Diese sind z.B. Prüfpräparate außerhalb klinischer Studien, Rezepturen oder Importarzneimittel ohne eine im betroffenen Land anerkannte Zulassung.[145]

Von einer Verordnung im Unlicensed-Use spricht man dann, wenn die Abweichung nicht mehr von der Zulassung gedeckt ist. Es existieren beim Unlicensed-Use somit zwei Fall-konstellationen. Entweder wird ein Arzneimittel verordnet, welches überhaupt noch keine Zulassung von der zuständigen Zulassungsbehörde (z.B. BfArM, EMA, FDA) besitzt, oder es wird ein Arzneimittel außerhalb der Kernzulassung eingesetzt.[146]

Während ein Arzneimittel im Rahmen des Off-Label-Use zwar eine Erstzulassung besitzt, jedoch von der in der Zulassung angegebenen Anwendungsart abweicht oder in einem anderen Anwendungsbereich eingesetzt wird, existiert beim **Compassionate-Use** für das verabreichte Arzneimittel noch **keine Erstzulassung**.[147]

Der Begriff „**Compassionate-Use**" kommt aus dem Englischen und bedeutet übersetzt „Anwendung aus Mitgefühl bzw. Mitleid".[148]

Als Synonym für den Compassionate-Use wird auch der Begriff „Named-Patient-Use" verwendet.[149] Er stellt einen Sonderfall des No-Label-Use dar.

---

[144] Vgl. Behles/Schweim (2006), S. 206, 207
[145] Vgl. Plate (2006), S. 4
[146] Vgl. Klein (2009), S. 79
[147] Vgl. Glaeske/Dierks (2002), von Dierks, S. 50
[148] Vgl. Medizinischer Dienst der Krankenkassen (2003), in: „Gemeinsame Hinweise zur rechtlichen Einordnung von Arzneimitteln in der Erprobung", S. 16, http://www.g-k-v.de/gkv/fileadmin/user_upload/Rundschreiben/Rundschreiben_2003/GemHinw_AM-Erprobg_2003.pdf, zuletzt aufgerufen am: 10.04.2012
[149] Vgl. Schwarz et al.(1999), Pharm.Ind. 61, Nr. 4, S. 309, 310

3. Off-Label-Use

Unter dem Begriff „Compassionate-Use" versteht man die *„Anwendung eines möglicherweise wirksamen, jedoch nicht zugelassenen Arzneimittels im Einzelfall für Patienten in lebensbedrohlichen Situationen oder mit schwerwiegenden, nicht oder nicht mehr anderweitig therapierbaren Erkrankungen".*[150]

Der Verband forschender Arzneimittelhersteller beschreibt den Compassionate-Use als *„die Versorgung von Patienten mit nicht oder derzeit nur ungenügend behandelbaren und schwerwiegenden Erkrankungen mit neuen, noch nicht zugelassen, aber lebensrettenden Arzneimitteln außerhalb von klinischen Prüfungen".*[151]

Wenn also alle anderen Therapiemaßnahmen bei einer behandlungsbedürftigen, schwerwiegenden Erkrankung ausgeschöpft sind oder keinen Erfolg mehr versprechen, kann unter Einhaltung bestimmter Voraussetzungen die Indikation für einen Compassionate-Use gegeben sein. Besondere Bedeutung hat der Compassionate-Use als Therapiemaßnahme bei Patienten mit seltenen Erkrankungen, sog. „Orphan Diseases".[152] Die Anwendung und Abgabe eines Arzneimittels erfolgt bei einem Compassionate-Use meist im Rahmen eines Heilversuchs.

Für die Folgen einer Compassionate-Use-Verordnung ist sowohl der behandelnde Arzt im Rahmen der § 34 StGB und § 16 OWiG, der gegenüber seinen Patienten eine entsprechende Aufklärungs- und Dokumentationspflicht hat, als auch der pharmazeutische Unternehmer, der sich gemäß § 84 AMG und § 823 BGB schadensersatzpflichtig macht, wenn er ein Medikament als Fertigarzneimittel ohne Zulassung außerhalb einer klinischen Prüfung in Verkehr bringt, verantwortlich.[153]

Da der Compassionate-Use von der Zulassungsbehörde lange Zeit nur ein nach Vorliegen klinischer Prüfdaten, die den individuellen Nutzen des Präparates nahe legen, geduldeter Einsatz eines nicht zugelassenen Arzneimittels war (§ 34 StGB, Einsatz von Compassionate-Use unter der Voraussetzung des gesetzlichen Notstandes), wurde § 21 Abs. 2 Nr. 6 AMG im Zuge des 14. Arzneimitteländerungsgesetzes (AMGÄndG) eingefügt.[154]

---

[150] Schwarz et.al. (1992), Pharm.Ind. 54, Nr. 11, S. 423

[151] Verband forschender Arzneimittelhersteller (2005), in: „Herausforderungen und Chancen für Patienten, Zulassungsbehörden und die pharmazeutische Industrie" vom 27.04.2005, www.vfa.de/de/wirtschaft-politik/artikel-wirtschaft-politik/revision2005.html, zuletzt aufgerufen am: 10.04.2012

[152] Unter Orphan Diseases versteht man so seltenen Erkrankungen, die mit zugelassenen Arzneimitteln nicht ausreichend behandelt werden können oder die nicht auf zugelassene Arzneimittel ansprechen;

[153] Vgl. Klein (2009), S. 81

[154] Vgl. Müller (2009), S. 16

3. Off-Label-Use

Dieser Paragraph schreibt vor, dass nur die Arzneimittel von der Zulassung befreit sind, die unter Einhaltung der in Art. 83 der Verordnung (VO) (EG) Nr. 726/2004 genannten Voraussetzungen für eine Anwendung bei Patienten zur Verfügung gestellt werden, deren Krankheit zu einer schweren Behinderung führt bzw. deren Erkrankung lebensbedrohend ist und die mit einem zugelassenen Arzneimittel nicht zufriedenstellend behandelt werden können.[155]

Der Compassionate-Use darf sich jedoch nach Art. 83 Abs. 1 der VO (EG) Nr. 726/2004/EG nur auf solche Arzneimittel beziehen, die

1. einer zentralen Zulassung nach Art. 3 Abs. 1 und 2 der VO (EG) Nr. 726/2004 bedürfen.
2. Gegenstand eines Antrags auf Genehmigung für das Inverkehrbringen nach der VO (EG) Nr. 726/2004 sind oder
3. Gegenstand einer noch nicht abgeschlossenen klinischen Prüfung nach Art. 83 Abs. 2 S. 2 der VO sind.[156]

Ist ein Compassionate-Use geplant, so muss der betreffende Mitgliedstaat in jedem Fall die Europäische Arzneimittelagentur (EMA) informieren. Die EMA kann schließlich nach Befragung des Herstellers oder des Antragstellers Gutachten über die Bedingungen für die Verwendung und die Bereitstellung abgeben (sog. „Compassionate-Use-Programme"), Art. 83 Abs. 3-5 der VO.[157]

„Ein Verbot des Compassionate-Use, wenn andere Therapiemaßnahmen bereits erschöpft sind, würde das Grundrecht auf Leben und körperlicher Unversehrtheit verletzen."[158]

Während der Compassionate-Use, wie oben schon erwähnt, bereits in der 14. Novelle des AMG mit der Umsetzung der EU-Richtlinie 2001/83/EG unter Berücksichtigung der neuen VO (EG) 726/2004 in das deutsche Arzneimittelrecht übernommen wurde[159], ist der Begriff des „Off-Label-Use" weder im Sozialrecht noch im Arzneimittelrecht exakt definiert. Die Frage nach dem Grund für diese Tatsache ist hier durchaus berechtigt. So gehört doch der Off-Label-Use in zahlreichen Fachgebieten der Medizin schon lange zur Behandlungsnormalität.

---

[155] Vgl. AMG § 21 Abs. 2 Nr. 6
[156] Vgl. Müller (2009), S. 16
[157] Vgl. Müller (2009), S. 16
[158] Feucht (2008), in Med Media, neurologisch 01/08,
http://www.medmedia.at/medien/neurologisch/artikel/2008/04/4703_01-08_Medikamentoese_Behandlung_von_Kindern_und_Jugendlichen_mit_Epilepsie.php, zuletzt aufgerufen am: 10.04.2012
[159] Vgl. BPI-Positionspapier Orphan-Drugs (2008), S. 12,
http://www.drmrs.com/attachments_public/1236697402387104n_drugs_sep_2008.pdf, zuletzt aufgerufen am:10.04.2012

3.2.4 Arzneimittelrechtliche Voraussetzungen der Zulassung

Bevor pharmazeutische Unternehmen ein Präparat für die Anwendung am Menschen anbieten und auf den Markt bringen dürfen, muss dieses in Deutschland ein Zulassungsverfahren bei den zuständigen nationalen Behörden (BfArM oder PEI) oder der europäischen Zulassungsbehörde EMA erfolgreich durchlaufen. Grundsätzlich ist das Bundesinstitut für Arzneimittel und Medizinprodukte (BfArM) gem. § 77 Abs. 1 AMG für die Zulassungserteilung zuständig. Für die Zulassung von Sera, Impfstoffen, Testallergenen, Testsera, Testantigenen und Blutzubereitungen ist hingegen gem. § 21 Abs. 1 i.V.m. § 77 Abs. 1 und 2 AMG das Paul-Ehrlich-Institut (PEI) verantwortlich.
Alle für die Beurteilung des Arzneimittels zweckdienlichen Angaben, ob günstig oder ungünstig, sind dem Zulassungsantrag durch das pharmazeutische Unternehmen gem. § 22 Abs. 2 S. 3 AMG beizufügen.
Die wichtigsten Unterlagen werden in **§ 22 Abs. 1 und 2 AMG** genau beschrieben. Zu den Pflichtunterlagen zählen u.a.:

- Name oder Firma und Anschrift des Antragstellers und des Herstellers
- Bezeichnung des Arzneimittels
- Bestandteile des Arzneimittels nach Art und Menge
- Darreichungsform
- Wirkungen
- Anwendungsgebiete
- Gegenanzeigen
- Nebenwirkungen
- Wechselwirkungen mit anderen Mitteln
- Dosierung
- Art der Anwendung und bei Arzneimitteln, die nur begrenzte Zeit angewendet werden sollen, Dauer der Anwendung.[160]

Außerdem sind nach **§ 22 Abs. 2 AMG** folgende Prüfergebnisse vorzulegen und zu belegen:

- Ergebnisse physikalischer, chemischer, biologischer oder mikrobiologischer Versuche und die zu ihrer Ermittlung angewandten Methoden (analytische Prüfung)
- Ergebnisse der pharmakologischen und toxikologischen Versuche (pharmakologisch-toxikologische Prüfung)

---

[160] AMG, Vierter Abschnitt: Zulassung von Arzneimittel, § 22 Zulassungsunterlagen

3. Off-Label-Use

- Ergebnisse der klinischen oder sonstigen ärztlichen oder zahnärztlichen Erprobung (klinische Prüfung)

Die Zulassung wird letztendlich erteilt, wenn kein Versagungsgrund nach § 25 AMG vorliegt. Ein Versagungsgrund liegt dann vor, wenn

- das Arzneimittel nicht die nach den anerkannten pharmazeutischen Regeln angemessene Qualität aufweist.
- das Nutzen-Risiko-Verhältnis ungünstig ist.
- dem Arzneimittel die vom Antragsteller angegebene therapeutische Wirksamkeit fehlt oder diese vom Antragssteller unzureichend begründet worden ist.
- das Arzneimittel nicht nach dem jeweils gesicherten Stand der wissenschaftlichen Erkenntnisse ausreichend geprüft worden ist.
- die vorgelegten Unterlagen des Antragsstellers unvollständig sind.[161]

Vom ersten Wirkstoff-Screening bis zur offiziellen Zulassung vergehen in der Regel Jahre. Dazwischen liegen Substanzisolierung, Optimierung, die präklinische Toxikologie und die klinische Prüfung mit ihren Phasen I, II und III.[162]

Wie und wer die Qualität, Unbedenklichkeit und Wirksamkeit von Arzneimittel vor der ersten Anwendung am Menschen prüft, ist durch das Arzneimittelgesetz und durch europäische Richtlinien genau geregelt. Bevorzugt werden Zulassungen aber vor allem bei großen Absatzmärkten und verbreiteten Indikationen angestrebt. Pharmazeutische Hersteller führen aus Kostengründen zudem nicht für jede mögliche Indikation ein Zulassungsverfahren durch.

Es wird geschätzt, dass für die Entwicklung eines neues Arzneimittels vom Wirkstoff bis zur Marktreife ca. 12 Jahre und rund 600 Mio. € benötigt werden.[163]

Aus unternehmerischer Betrachtungsweise sind Patientenkollektive mit seltenen Erkrankungen, sog. „Orphan Drug", Behinderte, multimorbide Patienten oder alte Menschen ohne Interesse. Für diese Patienten bleibt deshalb die Off-Label-Verordnung häufig die letzte Möglichkeit.

---

[161] Vgl. AMG, Vierter Abschnitt: Zulassung von Arzneimittel, § 25 Entscheidung über die Zulassung

[162] Vgl. Gröne/Korn (2003), www.viro.med.uni-erlangen.de/bulletin/bulletin-archiv.htm, unter: 2003, 03/2003,
zuletzt aufgerufen am: 10.04.2012

[163] Vgl. http://www.die-stammzelle.de, unter Toolbox→ SiteSearch→ Klinische Studien,
zuletzt aufgerufen am: 10.04.2012

3.2.5 Kennzeichnung, Packungsbeilage und Fachinformation

Die Kennzeichnung (§ 10 AMG), Packungsbeilage (§ 11 AMG) und die Fachinformation (§ 11 AMG) spielen im Bereich des Off-Label-Use vor allem im Hinblick auf die Haftung des Arztes und des pharmazeutischen Herstellers eine besondere Bedeutung. Mit Ausnahme von Arzneimitteln, die zur klinischen Prüfung bei Menschen bestimmt oder die von der Zulassungspflicht freigestellt sind, dürfen nach **§ 10 Abs. 1 AMG** Fertigarzneimittel nur dann in den Verkehr gebracht werden, wenn die Behältnisse und/oder Umhüllungen entsprechend folgende Angaben enthalten:

- Name, Firma, Anschrift des pharmazeutischen Unternehmers
- Bezeichnung des Arzneimittels mit Angabe der Stärke und Darreichungsform
- Zulassungsnummer und Chargenbezeichnung
- Inhalt nach Gewicht, Rauminhalt oder Stückzahl
- Art der Anwendung
- Wirkstoffe nach Art und Menge
- Verfallsdatum
- ggf. Angabe, ob verschreibungspflichtig
- ggf. Warnhinweise[164]

Ferner dürfen Fertigarzneimittel nur mit einer Packungsbeilage („Gebrauchsinformation") in den Verkehr gebracht werden (§ 11 Abs. 1 AMG).
Diese muss enthalten:

- Anwendungsgebiete
- Gegenanzeigen
- Vorsichtsmaßnahmen
- Wechselwirkungen
- Dosierung
- Häufigkeit der Verabreichung
- Dauer der Behandlung
- Hinweise für den Fall einer Überdosierung, der unterlassenen Einnahme und Hinweise auf die Gefahr von unerwünschten Folgen des Absetzens
- Nebenwirkungen[165]

---

[164] AMG, Zweiter Abschnitt Anforderungen an die Arzneimittel, § 10 Kennzeichnung
[165] AMG, Zweiter Abschnitt Anforderungen an die Arzneimittel, § 11 Packungsbeilage

3. Off-Label-Use

Pharmazeutische Unternehmen sind nach § 11a AMG zudem verpflichtet, Ärzten, Zahnärzten, Tierärzten und Apothekern eine sog. „Gebrauchsinformation für Fachkreise" (Fachinformation) zur Verfügung zu stellen. Mit diesen erhalten die jeweiligen Fachkreise weiterführende wissenschaftliche Informationen für eine sichere Arzneimitteltherapie.

U.a. handelt es sich hierbei um pharmakologische und pharmazeutische Angaben. Jede für die Therapie relevante Änderung der Fachinformation muss der pharmazeutische Hersteller den Fachkreisen unverzüglich in geeigneter Form zugänglich machen.

In § 84 Abs. 1 S. 2 Nr. 1 AMG wird mit dem Kriterium des „bestimmungsgemäßen Gebrauchs" eine deutliche Abgrenzung zwischen der Verantwortlichkeit des pharmazeutischen Unternehmers, des Arztes und des Patienten vorgenommen.[166]

Maßgeblich für die Auslegung des Begriffs des „bestimmungsgemäßen Gebrauchs" sind hier wiederum die in der Kennzeichnung, der Packungsbeilage und der Fachinformation aufgeführten Gebrauchsbestimmungen des pharmazeutischen Unternehmers, die oben kurz erläutert wurden. Dass gerade diese Angaben nicht im Einklang mit dem Off-Label-Use stehen, ist offensichtlich und aus diesem Grund handelt es sich beim Off-Label-Use grundsätzlich um einen bestimmungswidrigen Gebrauch eines Arzneimittels.

3.3 Gründe für den Einsatz von Arzneimitteln im Off-Label

Ein Grund für die Anwendung von zugelassenen Arzneimitteln zur Behandlung von Erkrankungen, für die sie nicht vorgesehen sind, ergibt sich aus der Tatsache, dass sich die medizinischen Erkenntnisse über Krankheiten und deren medikamentöse Behandlungsmöglichkeiten rasant entwickeln. In bestimmten Fällen kann der Off-Label-Use vor einer Überprüfung durch die zuständigen Behörden sinnvoll sein, z.B. bei der Behandlung von Patienten in einer palliativen Lebensphase. In einer solchen Phase kann ein langwieriges Zulassungsverfahren nicht abgewartet werden kann.[167]

Die Zulassung bzw. der Antrag auf Erweiterung oder Änderung der Zulassung für ein bestimmtes Arzneimittel muss vom pharmazeutischen Unternehmer beantragt werden. Klinische Studien werden meist nur an einer eng definierten Patientengruppe durchgeführt. Planung, Umsetzung und Auswertung klinischer Studien sind für den pharmazeutischen Unternehmer sehr kostenintensiv und zeitaufwendig.

---

[166] Vgl. Saalfrank, in: „Haftung für Arzneimittelschäden", http://www.info-medizinrecht.de (Info Medizinrecht→ Arzt/Patientenrecht), zuletzt aufgerufen am: 10.04.2012

[167] Vgl. http://www.g-ba.de/downloads/17-98-2289/2005-12-FAQ-Off_label.pdf, zuletzt aufgerufen am: 10.04.2012

Aus diesem Grund werden Zulassungen in den allermeisten Fällen nur für häufige und damit wirtschaftlich profitable Erkrankungen erwirkt, die einen großen Absatzmarkt für das Medikament erwarten lassen.

Betrachtet man die Problematik des Off-Label-Use vor dem Hintergrund des Spannungsfeldes zwischen rasantem medizinischen Fortschritt und den ökonomischen Interessen der Pharmaindustrie, so wird deutlich, dass man den Off-Label-Use in nahezu allen medizinischen Fachgebieten antreffen kann.

Vor allem im Bereich der Onkologie, aber auch in der Pädiatrie, der Neurologie, der Psychiatrie und der Infektiologie (HIV-Therapie) wurde der Off-Label-Use in den letzten Jahren zum oft *„notwendigen und unumgänglichen, medizinisch indizierten Praxis- und Klinikalltag".*[168] Daneben zählt der Off-Label-Use aber auch in der Dermatologie und Gynäkologie zum täglichen Verordnungsgeschehen.[169]

Der Off-Label-Use stellt in der Onkologie, eine tragende Säule der Krebstherapie dar. 30-60 %[170] aller Patienten werden hier im Off-Label behandelt, in der Pädiatrie sind es sogar bis zu 90 %.[171]

Zurückzuführen ist dies unter anderem auf eine *„äußerst hohe Krebsinzidenz, auf unterschiedliche Krankheitsstadien, Malignitätsgrade und vielfältige Tumorentitäten sowie die Heterogenität des Krankengutes, die wiederum unterschiedliche Dosierungen, Darreichungsformen oder Applikationswege"* mit sich bringen.[172]

Im Hinblick auf die meist lebensbedrohlichen Erkrankungen ist die Hemmschwelle für den Einsatz eines Arzneimittels im Off-Label im Bereich der Onkologie sehr niedrig. Nach Prof. Lothar Weißbach ist der *„Zulassungsstandard fast nie der Behandlungsstandard, vor allem in der Onkologie nicht, in der sich Arzt und Patient häufig in einer Versuchsgemeinschaft befinden".*[173]

---

[168] Müller (2009), S. 7

[169] Vgl. http://www.vfa.de/de/wirtschaft-politik/positionen/pos-off-label-use.html, zuletzt aufgerufen am: 10.04.2012

[170] Vgl. Ludwig/Müller-Oerlinghausen/Willich (2003), in BundesgesundhBl. 2003/6, S. 455-457; Vgl. Strohmeyer in Forum 2008, Band 23, Heft 5, S. 54; Vgl. Ehlers/Bitter, PharmaR 2003, S. 76 ff; Vgl. Schweim/Behles (2003), BundesgesundhBl. 2003, Volume 46, Nr. 6, S. 499-503

[171] Vgl. Strohmeyer in Forum 2008, Band 23, Heft 5, S. 54; Vgl. Bücheler/Schwoerer/Gleiter (2003), in BundesgesundhBl. 2003/6, S. 467-476;

[172] Müller (2009), S. 7

[173] Weißbach, in der „Ärzte Zeitung" vom 09.05.2003 bzw. unter: www.rundertisch.net (Schwerpunkt Off-Label-Use; off-Labe-Use in der Onkologie: Hintergrundinformationen), zuletzt aufgerufen am: 10.04.2012

3. Off-Label-Use

Da sich die Divergenz zwischen dem Stand der medizinischen Erkenntnisse und der Zulassung immer weiter vergrößert, liegt die Vermutung nahe, dass in Zukunft, insbesondere in der Onkologie, noch häufiger als heute schon Arzneimittel über ihre Zulassung hinaus eingesetzt werden.

Abgesehen davon, dass Arzneimittel nur für einen Teil der möglichen Anwendungsgebiete zugelassen sind, können als weitere Ursache für zulassungsüberschreitende Anwendungen auch die unzureichenden Kenntnisse von Ärzten über den tatsächlichen Zulassungsstatus eines Arzneimittels angeführt werden. Ihrer Meinung nach liegt dies wohl an den immer komplizierteren Beschreibungen der Anwendungsgebiete für Arzneimittel durch die Zulassungsbehörden, die in die Beschreibungen für die Anwendungsgebiete neben den Stadien einer Erkrankung, Altersgrenzen, Vor-und Begleitmedikation, Bestehen oder nicht Bestehen von Begleiterkrankungen auch die histologische Ab-sicherung der Diagnose, therapeutische Kontrollen und Dokumentationserfordernisse aufnehmen.[174]

---

[174] Vgl. Ludwig/Müller-Oerlinghausen/Willich (2003), in BundesgesundhBl. 2003/6, S. 455-457

3.4 Risiko beim Einsatz von Arzneimitteln im Off-Label

Dem berechtigten Wunsch der Patienten nach bestmöglicher Therapie ihrer Krankheit steht eine potentielle Gefährdung durch ein für diese Indikation ungeprüftes bzw. nicht ausreichend geprüftes Arzneimittel gegenüber. Meist gibt es für die Anwendung eines Arzneimittels außerhalb der zugelassenen Anwendungsgebiete nur wenige oder keine Wirksamkeitsbelege.

Eine behördliche Prüfung zu Nutzen und Risiken der im Off-Label eingesetzten Arzneimittel, die in einem angemessenen Verhältnis zueinander stehen sollten, hat i.d.R. nicht stattgefunden.

Ohne Zulassung fehlt es den behandelnden Ärzten an entscheidenden Informationen über die richtige Art der Anwendung, d.h. Dosierung, Applikationswege, Komedikation usw.

Der Arzt kann im Einzelfall nicht auf die Packungsbeilage oder Fachinformation zurückgreifen, sondern muss sich anhand der wissenschaftlichen Literatur informieren. Dies wiederum erfordert einen erheblichen Aufwand, für den im hektischen Praxis- oder Klinikalltag jedoch oft die nötige Zeit fehlt. Dass die zulassungsüberschreitende Anwendung von Arzneimitteln mit Risiken verbunden ist, sollte niemanden überraschen. Mit unerwünschten Arzneimittelwirkungen muss beim zulassungsüberschreitenden Einsatz stets gerechnet werden. Wird ein Arzneimittel über die Zulassung hinaus angewendet, so kommt es immer wieder vor, dass die Behandlungserfolge im Hinblick auf die Wirksamkeit nicht den Erwartungen der therapierenden Ärzte entsprechen. Zudem sind Nebenwirkungen, die dabei auftreten können, oder auch Probleme wie z.B. Unter- bzw. Überdosierung, selbst für erfahrene Ärzte oft nur sehr schwer einzuschätzen. Dennoch wird aber die Anwendung von Arzneimitteln außerhalb ihrer Zulassung vor allem in den Bereichen Onkologie, Neurologie und Pädiatrie als unverzichtbarer Bestandteil der Therapien angesehen.

Ein weiteres Risiko durch den Einsatz von Arzneimitteln im Off-Label-Use kann man in der Verminderung der Forschungsanstrengung der Arzneimittelindustrie sehen. Die Einbeziehung einer neuen Indikation verlangt nach geltendem Arzneimittelrecht eigentlich eine vollständige Neuzulassung, die vom Hersteller beantragt werden muss. Der finanzielle wie auch zeitliche Aufwand für die klinische Entwicklung von Indikationserweiterungen von bereits zugelassenen Arzneimitteln unterscheidet sich dabei nicht wesentlich von dem einer Erstzulassung. Auch die behördlichen Anforderungen an die Datenqualität sind mitunter gleich hoch. Dies würde im Falle eines Off-Label-Use umgangen werden. In diesem Zusammenhang kann es unter Umständen auch zu einer Aushöhlung des durch das AMG implementierten Systems der Arzneimittelsicherheit kommen. Die Qualität, Unbedenklichkeit und Wirksamkeit eines Arzneimittels, die vor der allgemeinen Anwendung überprüft und bewiesen sein muss, kann beim Off-Label-Use aber in der Regel nicht mit 100 %tiger Sicherheit garantiert werden.

4. Politisch-rechtliche Situation des Off-Label-Use

4.1 „Sandoglobulin-Urteil" – Tatbestand und Entscheidungsgründe

Im „Sandoglobulin-Urteil" hatte das Gericht über den Anspruch eines Klägers gegen die beklagte Versicherung bzgl. der Erstattung der Kosten für eine bereits erfolgte Behandlung mit dem Arzneimittel Sandoglobulin sowie über die Übernahme der zukünftig entstehenden Kosten dieser Behandlung zu entscheiden.[175]

Sandoglobulin wurde durch das Paul-Ehrlich-Institut (PEI) zugelassen. Im Zulassungsantrag war jedoch die Behandlung der Multiplen Sklerose[176], an der der Kläger seit 1987 litt, nicht mit aufgeführt. Laut Auskunft der behandelnden Ärzte gingen sie beim Kläger von einer seit Krankheitsbeginn kontinuierlich fortschreitenden Entwicklung aus. Seit September 1997 wurde der Kläger unter anderem durch intravenöse Gabe mit Immunglobulinen behandelt. Die Ärzte erhofften sich von der ausdrücklich als Heilversuch deklarierten Therapie eine Besserung der durch die Krankheit verursachten Ataxie.[177/178]

Nach Anhörung des medizinischen Dienstes (MDK) lehnte die beklagte Versicherung jedoch mit Bescheid vom 29.05.1998 und Widerspruchsbescheid vom 31.08.1998 die

---

[175] BSGE 89, 184; SozR 3-2500 § 31 Nr. 8; BSG-Urteil vom 19.03.2002, B 1 KR 37/00 R;

[176] Pschyrembel: Multiple Sklerose ist eine Entmarkungskrankheit des zentralen Nervensystems mit herdförmiger Zerstörung der Marksubstanz. Die Ursache der Krankheit ist bislang noch unbekannt, diskutiert werden Virusinfektionen oder Autoimmunisierung. Die Symptome der Erkrankung sind vor allem Störungen der Koordination von Bewegungsabläufen. Der Krankheitsverlauf ist überwiegend primär schubförmig, stellt sich vor allem in höherem Lebensalter auch chronisch fortschreitend dar.

[177] Pschyrembel: Ataxie ist eine Störung der Koordination von Bewegungsabläufen

[178] Vgl. Schwee (2008), S. 128

Kostentragung für diese Behandlung ab.[179] Die Klage und anschließende Berufung hatten weder vor dem Sozialgericht noch vor dem Landessozialgericht (LSG) Erfolg.[180] Das Berufungsgericht legte fest, Sandoglobulin könne nicht zu Lasten der Krankenversicherung des Klägers verordnet werden, da es keine Zulassung für die Behandlung der Multiplen Sklerose nach AMG besitze.

Auch als neue Behandlungsmethode im Sinne des § 135 Abs. 1 SGB V konnte es nicht beansprucht werden, da es an der erforderlichen Anerkennung durch den gemeinsamen Bundesausschuss der Ärzte und Krankenkassen fehlte.[181]

Der Kläger ging in Revision und widersprach somit der rechtlichen Beurteilung nach LSG. Er berief sich auf die Wirksamkeit der Behandlungsmethode mit Sandoglobulin und rügte die Verletzung der §§ 103, 128 Abs. 1 Sozialgerichtsgesetz (SGG).[182/183]

Nach seiner Meinung waren die von den Instanzgerichten zur Frage der wissenschaftlichen Akzeptanz und der Verbreitung der Therapie eingeholten Auskünfte des Bundesausschusses der Ärzte und Krankenkassen und des PEI nicht geeignet, die richterliche Überzeugungsbildung zu begründen. Vielmehr hätte das LSG die ihm vorgelegten Unterlagen selbst prüfen müssen. Die Beweisaufnahme hätte dann ergeben, dass der Nachweis der Wirksamkeit der Anwendung von Immunglobulinen bei MS durchaus nach dem Stand der wissenschaftlichen Erkenntnis erbracht worden sei.[184]

Daher beantragte der Kläger die Urteile des Landessozialgerichts Nordrhein-Westfalen vom 08.08.2000 und des Sozialgerichts Dortmund vom 20.07.1999 aufzuheben und die beklagte Versicherung zu verurteilen, ihm die seit September 1997 für die Behandlung mit Sandoglobulin aufgewendeten Kosten zu erstatten und alle weiteren durch die Therapie anfallenden Kosten zu bezahlen.

Die Revision wurde von der beklagten Versicherung zurückgewiesen.

Das Gericht erachtete die Revision des Klägers als unbegründet und stützte seine Entscheidung auf nachfolgende Gründe:

---

[179] Vgl. BSG-Urteil vom 19.03.2002, B1 KR 37/00R
[180] Vgl. Urteil SG Dortmund vom 20.07.1999, S 8 KR 275/98; Urteil LSG Essen vom 08.08.2000, L 5 KR 80/99
[181] Vgl. BSG-Urteil vom 19.03.2002, B1 KR 37/00R
[182] Vgl. BSG-Urteil vom 19.03.2002, B1 KR 37/00R
[183] Vgl.SGG (Sozialgerichtsgesetz), **Vierter Unterabschnitt** (Verfahren im ersten Rechtszug), **§ 103**: Das Gericht erforscht den Sachverhalt von Amts wegen; die Beteiligten sind dabei heranzuziehen. Es ist an das Vorbringen und die Beweisanträge der Beteiligten nicht gebunden;
Fünfter Unterabschnitt (Urteile und Beschlüsse), **§ 128**: (1) Das Gericht entscheidet nach seiner freien, aus dem Gesamtergebnis des Verfahrens gewonnenen Überzeugung. In dem Urteil sind die Gründe anzugeben, die für die richterliche Überzeugung leitend gewesen sind.
(2) Das Urteil darf nur auf Tatsachen und Beweisergebnisse gestützt werden, zu denen sich die Beteiligten äußern konnten.
[184] Vgl. BSG-Urteil vom 19.03.2002, B1 KR 37/00R

4. Politisch-rechtliche Situation des Off-Label-Use

„Die Behandlung der primär chronisch-progredienten Multiplen Sklerose mit dem für dieses Anwendungsgebiet nicht zugelassenen Arzneimittels Sandoglobulin war und ist keine Leistung der gesetzlichen Krankenversicherung".[185]
„Der in § 27 Abs. 1 Satz 2 Nr. 3 und § 31 Abs. 1 SGB V geäußerte Anspruch des Versicherten auf Einsatz des für die Krankenbehandlung benötigten Arzneimittels unterliegt den Einschränkungen aus § 2 Abs. 1 Satz 3 und § 12 Abs. 1 SGB V".[186]
Demnach muss es sich um eine Therapie handeln, die sich als *„zweckmäßig und wirtschaftlich"* erwiesen hat und deren *„Qualität und Wirksamkeit dem allgemein anerkannten Stand der medizinischen Erkenntnisse"* entspricht.[187]
Diese Bedingungen sind jedoch dann nicht erfüllt, wenn das verabreichte Arzneimittel nach dem Arzneimittelrecht eine Zulassung benötigt, aber nicht zugelassen ist.
Das Krankenversicherungsrecht knüpft bzgl. der Arzneimittelversorgung an das Arzneimittelrecht an, das für Fertigarzneimittel eine staatliche Zulassung vorschreibt. Diese wird nur nach sorgfältigem Nachweis der Qualität, Wirksamkeit und Unbedenklichkeit des Medikaments erteilt. Bei Vorliegen einer Zulassung kann also davon ausgegangen werden, dass der Mindeststandard einer wirtschaftlichen und zweckmäßigen Arzneimittelversorgung im Sinne des Krankenversicherungsrechts erfüllt ist.[188]
Des Weiteren erachtete es das Gericht für zutreffend, dass ein Arzneimittel auch dann, wenn es zugelassen ist, grundsätzlich nicht zu Lasten der Krankenversicherung in einem Anwendungsgebiet verordnet werden kann, für das es nicht zugelassen wurde.
Eine solche zulassungsüberschreitende Anwendung (Off-Label-Use) lag hier vor, denn die erteilte Zulassung für Sandoglobulin umfasste nicht die Therapie der Multiplen Sklerose.[189]
Bis zu diesem Zeitpunkt war die Leistungspflicht der Krankenversicherung bei einem zulassungsüberschreitenden Einsatz eines Arzneimittels vom Bundessozialgericht (BSG) nicht einheitlich beurteilt worden.
Während die Leistungspflicht der GKV für die zulassungsüberschreitende Anwendung von Arzneimitteln im Urteil vom 05.Juli 1995 (Urteil des BSG, Az.: 1RK 6/95 - Remedacen) vom 1. Senat ohne nähere Begründung dadurch bejaht wurde, dass dem Versicherten das Fehlen einer indikationsspezifischen Zulassung nicht entgegengehalten werden darf, wird genau diese Rechtsauffassung im Sandoglobulin-Urteil unter Bezugnahme auf das Urteil des 8.Senats vom 30.September 1999 (Urteil des BSG. Az.: B8 KN 9/98 KR R- SKAT) aufgegeben.

---

[185] BSG-Urteil vom 19.03.2002, B1 KR 37/00R
[186] BSG-Urteil vom 19.03.2002, B1 KR 37/00R
[187] BSG-Urteil vom 19.03.2002, B1 KR 37/00R
[188] Vgl. BSG-Urteil vom 19.03.2002, B1 KR 37/00R
[189] Vgl. BSGE 89, 184-186 mit Hinweis auf die Fachinformation des Herstellers, Stand: Okt.2001 und Rote Liste 2001

4. Politisch-rechtliche Situation des Off-Label-Use

Der erkennende Senat stimmte nun ausdrücklich der Rechtsauffassung des 8.Senats zu, dass die Leistungspflicht der GKV auf die zugelassenen Anwendungsgebiete beschränkt bleiben muss.[190]
Dies begründete der 1.Senat damit, dass die Zulassung nach AMG nur soweit Rückschlüsse auf die Wirksamkeit und Unbedenklichkeit zulasse, wie ihre rechtliche Bedeutung reiche. Nach § 22 Abs. 1 Nr. 6 AMG umfasst die Zulassung aber nur die Anwendungsgebiete, die vom Hersteller im Zulassungsantrag aufgeführt wurden.
Bereits mit der Definition des Arzneimittels wird die Bezugnahme auf das Anwendungsgebiet in der Arzneimittelzulassung deutlich.
Nach **§ 2 Abs. 1 S. 1 Nr. 1 AMG** ist ein Arzneimittel definitionsgemäß dazu bestimmt, *„Krankheiten, Leiden, Körperschäden oder krankhafte Beschwerden durch Anwendung am oder im Körper zu heilen, zu lindern, zu verhüten oder zu erkennen".*[191]
Neben der Qualität ist nach **§ 25 Abs. 2 Satz 1 AMG** deshalb auch die therapeutische Wirksamkeit des Medikaments, also seine Fähigkeit, einen bestimmten Krankheitszustand in Richtung des gewünschten Behandlungsziels zu beeinflussen, ein entscheidendes Kriterium für die nationale Zulassung. Der Wirksamkeitsnachweis, eine weitere notwendige Voraussetzung für die Zulassung gemäß **§ 22 Abs.2 Nr. 3 AMG**, wird mittels klinischer Prüfungen an Menschen erbracht. Aus dem vom Antragsteller vorzulegenden Sachverständigengutachten muss u.a. hervorgehen, ob das Arzneimittel bei den angegebenen Indikationen auch angemessen wirksam ist.
Während zur Ausweitung der Zulassung auf weitere Indikationen eine neue Zulassung vom Hersteller beantragt werden muss (§ 29 Abs. 3 Nr. 3 AMG), bedarf die Einschränkung der Anwendungsgebiete lediglich einer Anzeige (§ 29 Abs. 3 Nr. 3 i.V.m. Abs. 2a Nr. 1 AMG). Aufgrund der Beschränkung auf die genannten Anwendungsgebiete gibt die Zulassung keine Auskunft darüber, ob das betreffende Arzneimittel auch bei anderen Indikationen verträglich und wirksam ist (§ 24 Abs. 1 Nr. 3 AMG). Schädliche Wirkungen sind beim zulassungsüberschreitenden Einsatz deshalb auch nicht auszuschließen.[192]
Daher muss bei einer Zulassungserweiterung der Nutzen und das Risikopotential von Grund auf neu bewertet und geprüft werden.
Im Rahmen dieses Urteils äußerte sich der Senat aber auch dahingehend, dass der Ausschluss eines Off-Label-Use von Arzneimitteln in der gesetzlichen Krankenversicherung nicht ausnahmslos gelte. Der Off-Label-Use ist dem Arzt prinzipiell nicht verboten.[193]
Man war sich auch weitgehend darüber einig, dass auf den Off-Label-Use in bestimmten Versorgungsgebieten und bei einzelnen Erkrankungen nicht völlig verzichtet werden kann.

---

[190] Vgl. BSG-Urteil vom 19.03.2002, B1 KR 37/00R
[191] AMG § 2 Abs. 1 S. 1
[192] Vgl. Schwee (2008), S. 130
[193] Vgl. BSG-Urteil vom 19.03.2002, B1 KR 37/00R

4. Politisch-rechtliche Situation des Off-Label-Use

Dem im Off-Label eingesetztem Arzneimittel fehlt zwar nach § 21 Abs. 1 S.1 AMG die Verkehrsfähigkeit, das Verbot des Inverkehrbringens gem. § 21 AMG beinhaltet aber nicht zugleich auch ein Anwendungsverbot für den Arzt.[194]

Nach **§ 4 Nr. 17 AMG** beinhaltet das Inverkehrbringen allein *„das Vorrätighalten zum Verkauf oder zur sonstigen Abgabe, das Feilhalten, Feilbieten und die Abgabe an andere".*[195]

Die unmittelbare Anwendung am Patienten durch den behandelnden Arzt stellt hingegen keine Abgabe im Sinne dieser Vorschrift dar.[196]

Somit ist der Arzt weder arzneimittelrechtlich noch berufsrechtlich daran gehindert, ein auf dem Markt verfügbares, wenn auch nicht zugelassenes Arzneimittel auf eigene Verantwortung einzusetzen.

Man kann hier deutlich erkennen, dass das geltende Arzneimittelrecht seiner Aufgabe, *„im Interesse einer ordnungsgemäßen Arzneimittelversorgung von Mensch und Tier für die Sicherheit im Verkehr mit Arzneimitteln zu sorgen"*[197], nur teilweise gerecht wird. Mit dem Urteil vom 19. März 2002 erkannte das Bundessozialgericht (BSG) den *„in bestimmten Versorgungsbereichen der hausärztlichen Praxis bzw. des klinischen Alltags bestehenden unverzichtbaren kontrollierten Einsatzes von Arzneimittel im Off-Label an, ohne ihn allerdings pauschal zu bejahen".*[198]

Das BSG zeigte darin unter Hinweis auf die Nachteile einer Verknüpfung wissenschaftlicher und ökonomischer Interessen im Bereich des Arzneimittelrechts eine Lücke in diesem auf. Es fehlten demnach Vorkehrungen, die eine den Sicherheitskriterien des § 1 AMG entsprechende Patientenversorgung auch dann ermöglichten, wenn sich das bereits zugelassene Arzneimittel auch in weiteren Anwendungsbereichen als therapeutisch nützlich erwiesen hat. Aufgrund dieser beschriebenen Sachlage bleibt es dem einzelnen Arzt eigenverantwortlich und mit dem Risiko der Haftung überlassen, ein Medikament außerhalb der Zulassung einzusetzen. Das BSG kam zum Schluss, dass somit auch die Leistungspflicht der gesetzlichen Krankenkassen für eine die Zulassung überschreitende Anwendung eines Arzneimittels nicht von vornherein ausgeschlossen, sondern in bestimmten Fällen auch herangezogen werden müsse, da man den Patienten unverzichtbare und wirksame Therapien nicht vorenthalten dürfe.

Diese Entscheidung rechtfertigte das BSG auch mit der Begründung, dass ein Arzneimittel im Off-Label nicht gänzlich ohne jegliche Qualitätskontrolle zum Einsatz kommt, sondern bereits umfangreiche pharmakologisch-toxikologische Prüfungen an Tieren und klinischen Prüfungen am Menschen durchlaufen hat und so zumindest eine ausreichende Arzneimittel-sicherheit gewährleisten kann.[199]

---

[194] Vgl. Schwee (2008), S. 131
[195] AMG § 4 Nr. 17
[196] Vgl. BSGE 89, 184-188, mit Hinweis auf BVerfG 102, 26-34
[197] AMG § 1
[198] Niemann, in NZS 2002, S. 361-366
[199] Vgl. Schwee (2008), S. 132

4.2 Urteil des Bundessozialgerichts vom 19.03.2002

Das Bundessozialgericht legte mit der Rechtsprechung vom 19.03.2002 (B1 KR 37/00R) somit klar definierte Kriterien für eine zuverlässige Verordnung von Arzneimitteln außerhalb der zugelassenen Indikationen zu Lasten der GKV fest.
Eine Leistungspflicht der GKV im Bereich des zulassungsüberschreitenden Einsatzes eines Arzneimittels besteht demnach dann, wenn

1. das Arzneimittel zur Behandlung einer schwerwiegenden (lebensbedrohlichen oder die Lebensqualität auf Dauer nachhaltig beeinträchtigenden Erkrankung zum Einsatz kommt
2. keine andere Therapie zur Verfügung steht und
3. aufgrund der Datenlage die begründete Aussicht besteht, dass mit dem betreffenden Präparat ein Behandlungserfolg (kurativ oder palliativ) erzielt werden kann. [200]

Letzteres bedeutet, dass Forschungsergebnisse vorliegen müssen, die erwarten lassen, dass das Arzneimittel für die betreffende Indikation zugelassen werden kann.
Davon ist auszugehen, wenn entweder

- eine Erweiterung der Zulassung bereits beantragt ist, Ergebnisse einer kontrollierten klinischen Prüfung der Phase III (gegenüber dem Standard oder Placebo) veröffentlicht sind und diese Ergebnisse eine klinisch relevante Wirksamkeit respektive einen klinisch relevanten Nutzen bei vertretbaren Risiken belegen können oder
- außerhalb eines Zulassungsverfahrens gewonnene Erkenntnisse veröffentlicht sind, die über Qualität und Wirksamkeit des Arzneimittels in dem neuen Anwendungsgebiet zuverlässige, wissenschaftlich nachprüfbare Aussagen zulassen und Grundlage für den Konsens in Fachkreisen sind (Nutzenbeleg).[201]

Die oben genannten Kriterien müssen kumulativ erfüllt sein, und der Arzt hat sich zudem auch weiterhin an den allgemein gesetzlichen Vorgaben zur vertragsärztlichen Versorgung versicherter Patienten zu orientieren.

---

[200] Vgl. Strecker/Graefe (2007), in AZR (Arzt Zahnarzt Recht), Ausgabe 06/2007; Hopf, in Deutsches Ärzteblatt, Jg. 99, Heft 16, 19.04.2002
[201] Vgl. G-BA: „Fragen und Antworten zum Off-Label-Use" unter: http://www.g-ba.de/institution/sys/faq/78/; zuletzt aufgerufen am: 10.04.2012; Vgl. BDI vom 16.01.2008: „Die rechtlichen Aspekte beim Off-Label-Use"- oder: „Im Zweifel auf Privatrezept", unter: http://www.bdi.de/allgemeine-infos/aktuelle-meldungen, zuletzt aufgerufen am: 10.04.2012

4. Politisch-rechtliche Situation des Off-Label-Use

Im „Sandoglobulin-Urteil" waren diese Voraussetzungen – so wie oben beschrieben – nicht erfüllt. Zwar gehört die Multiple Sklerose zu den schweren Krankheiten, bei denen die Behandlung mit Arzneimitteln außerhalb der dafür vorgesehen Indikation ausnahmsweise in Betracht käme. Es fehlen jedoch hinreichend gesicherte Erkenntnisse über die Wirksamkeit mit Sandoglobulin, zumindest für die beim Kläger bestehende primär chronisch-progredienten Verlaufsform dieser Erkrankung. Klinische Studien, die einen therapeutischen Nutzen belegen hätten können, waren nicht bekannt. Selbst die vom Paul-Ehrlich-Institut im November 2001 veröffentlichten Ergebnisse zeigen deutlich, dass auch für die sekundär-progressive Form der MS, für die entsprechende Studien vorliegen, der Nutzen einer Behandlung mit Immunglobulinen kontrovers diskutiert wird und ein wissenschaftlicher Konsens hierzu also noch nicht besteht. Außerdem stand zu diesem Zeitpunkt auch eine Behandlungsalternative mit dem für die Therapie zugelassenen Betaferon zur Verfügung.[202]

Das Sandoglobulin-Urteil wurde wegen der Schaffung von Klarheit und Rechtssicherheit dringend erwartet.[203] Die Rechtsprechung des BSG lässt erkennen, dass in der Praxis oft ein unumgänglicher Bedarf am Einsatz von Arzneimittel außerhalb ihrer Zulassung besteht.

Nach Auffassung des BSG darf jedoch das grundsätzliche Verbot des Off-Label-Use nicht dazu führen darf, dass dem Patienten unverzichtbare und erwiesenermaßen wirksame Therapien vorenthalten werden.

Nach langem Streit um die Verordnungs-bzw. Erstattungsfähigkeit des Off-Label-Use konnte das wegweisende Urteil des BSG jedoch nur kurzfristig für Ruhe sorgen. Bereits kurze Zeit nach der Verkündung wurde deutlich, dass die Problematik rund um den Off-Label-Use die Gerichte auch weiterhin beschäftigen würde, da noch große Unklarheiten im Hinblick auf die zahlreichen unbestimmten Leistungsvoraussetzungen bestehen.[204]

---

[202] Vgl. BSG-Urteil vom 19.03.2002, B1 KR 37/00R
[203] Vgl. Ehlers/Weizel, in PharmInd Nr. 8 (2002), S. 765-767
[204] Vgl. Müller (2009), S. 126

4.2.1 Voraussetzung 1: Schwerwiegende Erkrankung

Die Auslegung der vom BSG aufgestellten Voraussetzungen für den Off-Label-Use unterliegt in der Praxis häufig nicht unerheblichen Schwierigkeiten. So einleuchtend diese Kriterien auch erscheinen, umso schwieriger ist jedoch ihre Interpretation. Schon bei der ersten Voraussetzung einer schwerwiegenden Erkrankung stellt sich die Frage: „Wann ist eine Erkrankung schwerwiegend?"
Das BSG versteht unter dem Kriterium der schwerwiegenden Erkrankung eine lebensbedrohliche oder die Lebensqualität auf Dauer nachhaltig beeinträchtigende Erkrankung. Aber nicht jede Art von Erkrankung hat Anspruch auf Behandlung mit Arzneimitteln außerhalb ihrer Zulassung. Sie müssen sich schon in ihrer Schwere und Seltenheit von durchschnittlichen Erkrankungen hervorheben.
Dabei ist das Kriterium aber immer nur auf den *„konkreten Einzelfall"*[205] zu beziehen und nicht auf das *„abstrakte Gewicht der Erkrankung oder auf die Tatsache, dass die Erkrankung rein abstrakt zum Tode führen und die Lebensqualität nachhaltig beeinträchtigen könnte"*.[206] Hinsichtlich des Gefahrenpotentials bestehen jedoch für das Kriterium der lebensbedrohlichen Erkrankung unterschiedliche Auffassungen. Nach Dierks z.B. *„muss ein nicht ganz theoretisches Risiko bestehen, dass die Erkrankung irgendwann unbehandelt zum Tod führt."*[207]
Die Auffassung von Schröder-Pritzen/Tadayon, wonach *„die Erkrankung unmittelbar lebensbedrohlich sein muss"*[208], schränkt den Begriff demgegenüber zu stark ein.
Auch bei der durch das BSG genannten zweiten Alternative der schwerwiegenden Erkrankung muss man kritisch hinterfragen, wo die Grenze zu einer die Lebensqualität auf Dauer beeinträchtigenden Erkrankung liegt. Der Senat entschied 2006, dass es sich dabei um eine solche Erkrankung handeln muss, *„die sich durch ihre Schwere oder Seltenheit vom Durchschnitt der Erkrankungen abhebt"*.[209]
In jedem Fall muss sich die Erkrankung einschneidend und gravierend auf die Lebensqualität auswirken. Im Falle dauerhaft chronischer Schmerzen oder einer Lähmung kann demnach also eine die Lebensqualität nachhaltige Beeinträchtigung durchaus bejaht werden. Eine allgemeingültige, einheitliche Definition für die Leistungsvoraussetzung einer schwerwiegenden Erkrankung zu finden, ist eigentlich nicht möglich.
Über das Vorliegen einer schwerwiegenden Erkrankung entscheiden letztendlich die Krankenkassen oder Gerichte aufgrund einer Gesamtbewertung der Erkrankung und der damit einhergehenden gesundheitlichen Beeinträchtigung sowie des Leidensdrucks des Patienten im Einzelfall.[210]

---

[205] Schroeder-Printzen/Tadayon, SGb 2002, S. 664
[206] Müller (2009), S. 127
[207] Dierks, BGesundhBl. 2003, S. 458-460
[208] Schroeder-Printzen/Tadayon, SGb 2002, S. 664
[209] Folgeentscheidung des BSG im September 2006, SozR 4-2500 § 31 Nr. 6
[210] Vgl. Dierks, BGesundhBl. 2003, S. 458-460

4.2.2 Voraussetzung 2: Fehlende Therapiealternative

Wann fehlt eine Therapiealternative zum Off-Label?
Zur Behandlung dieser Frage ist es ebenfalls zweckmäßig zu fordern, dass eine Therapiealternative nicht nur abstrakt, sondern auch im konkreten Fall vorhanden sein muss.[211]
Man muss also den konkreten Einzelfall betrachten und somit auch individuell bestehende Unverträglichkeiten mit einbeziehen. Eine Therapiealternative fehlt also nicht nur dann, wenn überhaupt keine Alternative vorhanden ist, sondern auch dann, wenn diese beim jeweiligen Patienten z.b. aufgrund von Unverträglichkeiten, mangelnder Wirksamkeit, schwerwiegender Nebenwirkungen u.a. nicht angewendet werden kann.[212]
Grundsätzlich ist zu beachten, dass die Frage nach einer vorhandenen Therapiealternative auf die in **§ 27 Abs. 1 SGB V** genannten Therapieziele „Heilung, Verhütung und Linderung einer Erkrankung" zu beziehen ist.
Nach Heike Müller kann man schon dann vom Fehlen einer Therapiealternative sprechen, wenn *„eine Krankheit mittels der Standardtherapie lediglich symptomatisch behandelt werden kann, während der Off-Label-Use nach dem aktuellen Stand der wissenschaftlichen Erkenntnisse eine kausale Therapie verspricht".*[213]
Kozianka/Millarg gehen sogar so weit, dass *„grundsätzlich auch dann eine Therapiealternative nicht vorhanden ist, wenn diese nicht die gleiche oder bessere Erfolgsaussicht bietet wie der Off-Label-Use".*[214]
Ob diese Auffassungen jedoch im Rahmen des allgemeinen Leistungsziels gelten können, ist zweifelhaft, zumal man sich immer vor Augen halten muss, dass das betreffende Arzneimittel in dem betreffenden Anwendungsbereich noch keine umfassende Arzneimittelprüfung durchlaufen hat und die Risiken des Off-Label-Use zumindest noch nicht abschließend beurteilt werden können.

---

[211] Vgl. Kozianka/Millarg, PharmaR 2002, S. 212
[212] Vgl. Dierks, BGesundhBl. 2003, S. 458-460; Goecke, NZS 2002, S. 620-625
[213] Müller (2009), S. 131
[214] Kozianka/Millarg, PharmR 2002, S. 212

4.2.3 Voraussetzung 3: Wirksamkeitsnachweis

Das in der Praxis wohl problematischste und umstrittenste Kriterium ist die durch das BSG benannte dritte Leistungsvoraussetzung bezüglich einer begründeten Aussicht auf einen Behandlungserfolg. Lange Zeit herrschte sowohl in der Literatur als auch in der Rechtsprechung Uneinigkeit darüber, welcher Evidenzgrad der wissenschaftlichen Erkenntnisse vorliegen muss, damit ein Off-Label-Use im Sinne der Rechtsprechung des BSG verordnungs-bzw. erstattungsfähig ist.
Dieses dritte Kriterium ist an zwei Bedingungen geknüpft.

In der ersten Variante forderte das BSG, dass die Erweiterung der Zulassung bereits beantragt wurde, die Ergebnisse einer kontrollierten klinischen Prüfung der Phase III veröffentlicht wurden und diese eine klinisch relevante Wirksamkeit bei vertretbaren Risiken belegen
können.[215]

Diese Wirksamkeitsvariante stellt jedoch nicht den Regelfall des Off-Label-Use dar. Während die Anforderungen dieser Variante noch recht unproblematisch erschienen, da hier lediglich deutlich gemacht wurde, dass das (Noch-)Fehlen einer indikationsbezogenen Zulassung bei ansonsten gegebener Zulassungsreife noch kein Leistungshindernis darstellt, waren die an die zweite Wirksamkeitsalternative gestellten Anforderungen weitaus problematischer gewichtet.[216]

In dieser zweiten Variante hielt es das BSG bei Vorliegen der anderen Voraussetzungen für ausreichend, dass der Off-Label-Use auch dann möglich ist, wenn außerhalb eines Zulassungsverfahrens gewonnene Erkenntnisse veröffentlicht sind, die über Qualität und Wirksamkeit des Arzneimittels in dem neuen Anwendungsgebiet zuverlässige und wissenschaftlich nachprüfbare Aussagen zulassen. Darüber hinaus sollte in den Fachkreisen einschlägiger Konsens über einen voraussichtlichen Nutzen bestehen.[217]

Konkrete Anforderungen an diese Variante war der Entscheidung des BSG jedoch nicht zu entnehmen. So ist es nicht verwunderlich, dass ein großer Teil der von Ärzten im Sinne der BSG-Rechtsprechung zulässig empfundenen Fälle des Off-Label-Use wegen einer angeblich nicht mit ausreichender Evidenz belegten Wirksamkeit durch die Krankenkassen abgelehnt wurden.[218]

---

[215] Vgl. G-BA: „Fragen und Antworten zum Off-Label-Use", unter: http://www.g-ba.de/institution/sys/faq/78/;
zuletzt aufgerufen am: 11.04.2012; Vgl. BDI vom 16.01.2008: „Die rechtlichen Aspekte beim Off-Label-Use"- oder: „Im Zweifel auf Privatrezept", unter: http://www.bdi.de/allgemeine-infos/aktuelle-meldungen,
zuletzt aufgerufen am: 11.04.2012
[216] Vgl. Müller (2009), S. 134
[217] Vgl. G-BA: „Fragen und Antworten zum Off-Label-Use", unter: http://www.g-ba.de/institution/sys/faq/78/, zuletzt aufgerufen am: 11.04.2012
[218] Vgl. Müller (2009), S. 135

4. Politisch-rechtliche Situation des Off-Label-Use

Hinsichtlich zweier Punkte besteht aber sowohl in der Literatur als auch in der Rechtsprechung Einigkeit.

Zum einen kann die Verordnungs-bzw. Erstattungsfähigkeit des Off-Label-Use nicht mit Einzelfallerfolgen oder -erfahrungen begründet werden. Zum anderen bedeutet die Forderung, *„dass Forschungsergebnisse vorliegen müssen, die erwarten lassen, dass das Arzneimittel für die betreffende Indikation zugelassen werden kann "*[219], **nicht**, dass eine Verordnungsfähigkeit für Arzneimittel im Off-Label-Use nur dann gegeben ist, wenn bereits ein Zulassungsantrag für diese neue Indikation gestellt und die wissenschaftlichen Erkenntnisse für Qualität und Wirksamkeit im Rahmen eines Zulassungsantrages gesammelt wurden.[220]

Einen großen Streitpunkt innerhalb dieses dritten Kriteriums stellten auch die Anforderungen an die wissenschaftliche Evidenz dar.

Mit einigen wichtigen Entscheidungen aus dem Jahr 2006 stellte das BSG klar, dass die Qualität der wissenschaftlichen Erkenntnisse, die für eine Therapie außerhalb der Zulassung auch im Hinblick auf die Kostenübernahme durch die GKV nachgewiesen sein muss, sowohl während als auch außerhalb eines Zulassungsverfahrens gleich sein muss.[221]

Das BSG begründete diese hohen Anforderungen damit, dass die arzneimittelrechtlich geforderten Phase III-Studien zum einen als eigentlicher Nachweis für die therapeutische Wirksamkeit und Unbedenklichkeit des neuen Arzneistoffes dienen und zum anderen aber auch die Bestätigung der in Phase II gefundenen Hinweise darstellen. Deshalb ist es ebenso wichtig, dass die Phase III-Studien an einer großen Zahl von Patienten (i.d.R. > 200) sowie auch mit einer Kontrollgruppe hinreichender Größe durchgeführt werden.

Eine Unterscheidung der echten pharmakodynamischen Wirkungen von arzneistoffunabhängigen Effekten kann nur durch diese Anforderungen sichergestellt werden.

Bezüglich des Evidenzgrades sind in beiden Wirksamkeitsvarianten dieselben Evidenzkriterien, wie z. B. prospektive, randomisierte, doppelblinde und kontrollierte Studien der Phase III, zu fordern.[222]

Eine Ausnahme bzw. eine Herabsetzung des Wirksamkeitsnachweises räumte das BSG mit der sog. **„Visudyne-Entscheidung"**[223] vom Oktober 2004 ein.[224]

---

[219] G-BA: „Fragen und Antworten zum Off-Label-Use", unter: http://www.g-ba.de/institution/sys/faq/78/, zuletzt aufgerufen am: 11.04.2012

[220] Vgl. Kozianka/Millarg, PharmR 2002, S. 212-214

[221] Vgl. BSG, NZS 2007, S. 489 ff.; Vgl. BSG, SozR 4-2500 § 31 Nr. 6

[222] Vgl. Müller (2009), S. 136

[223] In der „Visudyne-Entscheidung" ging es um den Einsatz eines Arzneimittels zur sog. „Photodynamischen Therapie" (PDT) bei einer Fünfjährigen mit angeborenem Aderhauteffekt, welches zum Zeitpunkt der Behandlung nur in den USA und der Schweiz für die Therapie der Makula-Degeneration im Erwachsenenalter zugelassen war.

[224] Vgl. BSG, PharmR 2005, S. 218 ff.

4. Politisch-rechtliche Situation des Off-Label-Use

Danach sind deutliche Erleichterungen bzgl. des zu fordernden Evidenzgrades dann angezeigt, wenn es sich um die Therapie einer seltenen, nicht systematisch erforschbaren Krankheit handelt. Das BSG war mit dieser Entscheidung der Auffassung, dass Maßnahmen zur Behandlung einer schwerwiegenden (lebensbedrohlichen oder die Lebensqualität auf Dauer beeinträchtigenden) Erkrankung, die so selten auftritt, dass ihre systematische Erforschung praktisch nicht möglich ist und für deren Behandlung keine anderen therapeutischen Möglichkeiten zur Verfügung stehen, nicht zwangsläufig vom Leistungsumfang der GKV ausgeschlossen werden dürfen.

Eine Leistungsverpflichtung der gesetzlichen Krankenkassen kommt aber nur dann in Betracht, wenn das vorliegende Krankheitsbild nicht erforschbar ist. Mit dieser Forderung trat das BSG einer möglichen Ausuferung von Off-Label-Verordnungen entgegen. Hinsichtlich der in dieser dritten Leistungsvoraussetzung genannten Forderung nach einem „Konsens der einschlägigen Fachkreise" ist schließlich noch zu klären, welche Fachkreise „einschlägig" sind und wann ein Konsens vorliegt. Von einem entsprechenden Fachkonsens wird in der Literatur dann gesprochen, wenn die im Off-Label verwendete Therapie in den Leitlinien der einschlägigen Fachgesellschaften empfohlen wird, wobei die Aktualität dieser Leitlinien stets kritisch hinterfragt werden muss.[225]

Nach Schroeder-Printzen/Tadayon liegt ein Konsens auch dann schon vor, *„wenn aufgrund ausreichender Statistiken über Nutzen und Risiken der anzuwendenden Arzneimitteltherapie in der Praxis die **nahezu** einhellige Meinung vorherrscht, dass die Therapie als wirksam und unbedenklich zu betrachten ist."*[226]

*Eine **einstimmige** Übereinkunft ist insoweit nicht erforderlich, als dass es dann durch eine einzige kritische Meinung dazu führen könnte, dass den Patienten mehrheitlich bejahte Therapieformen vorenthalten bleiben könnten."*[227]

Ein Konsens ist jedoch dann nicht gegeben, wenn die Therapie **mehrheitlich** in den einschlägigen Fachkreisen kritisch diskutiert wurde.[228]

---

[225] Vgl. Glaeske/Dierks (2002), von Dierks, S. 54
[226] Schroeder-Printzen/Tadayon, SGb 2002, S. 664-666
[227] Schroeder-Printzen/Tadayon, SGb 2002, S. 664-666
[228] Vgl. LSG Berlin, Urteil vom 02.04.2003, L 9 KR 70/00 - Juris

4.3 Die „Nikolausentscheidung" des BVerfG vom 06.12.2005

Das BSG befand sich bezüglich seiner Rechtsprechung im Bereich des Leistungsrechts der GKV lange Zeit in Übereinstimmung mit der Rechtsprechung des BVerfG. Das BVerfG sah zwar die Behandlung lebensbedrohlicher Erkrankungen mit nicht zugelassenen Arzneimitteln im Hinblick auf das aus **Art. 2 Abs. 2 S. 1 GG** „hervorgehende Recht auf Leben und körperliche Unversehrtheit" als eine objektivrechtliche Pflicht des Staates an, jedoch stehe den Versicherten der gesetzlichen Krankenversicherungen kein verfassungsrechtlicher Anspruch auf Bereitstellung bestimmter und spezieller Gesundheitsleistungen zu.

Mit der „**Nikolaus-Entscheidung**" vom 06.12.2005 vollzog das BVerfG jedoch eine signifikante Kehrtwende.

Ausgangspunkt dieses Urteils war die Klage eines Patienten, der im streitgegenständlichen Zeitraum von 1992 bis 1994 bei der Barmer Ersatzkrankenkasse familienversichert war.[229]

Der Patient erkrankte an der Duchenneschen Muskeldystrophie (DMD). Dabei handelte es sich um eine sogenannte progressive Muskeldystrophie. Sie wird X-chromosomal-rezessiv vererbt und tritt ausschließlich beim männlichen Geschlecht mit einer Häufigkeit von 1 zu 3500 auf. Die Krankheit tritt vor allem in den ersten Lebensjahren in Erscheinung und verläuft progredient. Mit dem Verlust der Gehfähigkeit wird normalerweise zwischen dem zehnten und zwölften Lebensjahr gerechnet. Die Krankheit äußert sich u.a. auch in Wirbelsäulendeformierungen, Funktions-und Bewegungseinschränkungen von Gelenken und Herzmuskelerkrankungen. Die Lebenserwartung ist stark eingeschränkt. Bislang gibt es keine wissenschaftlich anerkannte Therapie, die eine Heilung oder nachhaltige Verzögerung des Krankheitsverlaufs bewirken könnte.[230]

Grundlage für die Entscheidung war letztendlich die Behandlung der Duchenneschen Muskeldystrophie des Klägers mit einer wissenschaftlich nicht gesicherten Methode, nämlich mittels hochfrequenten Schwingungen, der sog. „Bioresonanztherapie". Dafür hatten die Eltern bis Ende 1994 einen Betrag von 10000 DM selbst bezahlt. Der Antrag auf Übernahme der Kosten für die Therapie wurde jedoch von der zuständigen Krankenkasse abgelehnt. Auch das BSG lehnte eine Erstattung der Kosten ab und begründete es damit, dass es sich zum einen nicht um eine durch den Bundesausschuss gem. § 135 Abs. 1 SGB V anerkannte Behandlungsmethode handle und zum anderen diese Methode nicht dem anerkannten Stand der medizinischen Erkenntnisse entspreche.

---

[229] Vgl. BVerfG-Pressestelle, Pressemittteilung Nr. 126/2005 vom 16.12.2005 zum Beschluss vom 06.12.2005, http://www.bverfg.de/pressemitteilungen/bvg05-126.html, zuletzt aufgerufen am:11.04.2012
Vgl. 1 BvR347/98, http://www.bverfg.de/entscheidungen/rs20051206_1bvr034798.html, zuletzt aufgerufen am: 11.04.2012
[230] Vgl. 1 BvR347/98, http://www.bverfg.de/entscheidungen/rs20051206_1bvr034798.htmlvgl.

Die Methode habe zudem weder in der medizinischen Fachdiskussion noch in der Praxis eine breite Resonanz gefunden.[231]
Anderer Meinung war in diesem Fall jedoch das BVerfG. Im Hinblick auf die allgemeine Handlungsfreiheit aus Art. 2 Abs.1 GG in Verbindung mit dem Recht auf Leben und der körperliche Unversehrtheit aus Art. 2 Abs. 2 S.1 GG war es die Auffassung des BVerfG, dass es nicht vertretbar sei, dass ein gesetzlich Krankenversicherter, für dessen lebensbedrohliche oder regelmäßig tödlich verlaufende Erkrankung eine allgemein anerkannte, dem medizinischen Stand entsprechende Behandlungsmethode nicht zur Verfügung steht, von der Leistung einer vom ihm gewählten, ärztlich angewandten Behandlungsmethode ausgeschlossen wird, zumal eine auf Indizien gestützte, nicht ganz entfernt liegende Aussicht auf Heilung oder eine spürbare positive Entwicklung auf den Krankheitsverlauf besteht.[232]
Das BVerfG forderte jedoch auch, dass für die Behandlungsmethode ernsthafte Hinweise auf deren positiven Wirkung im konkreten Einzelfall bestehen müssen.
Unter diesen genannten Voraussetzungen gehört also nach Auffassung des BVerfG die Therapie in Fällen einer lebensbedrohlichen oder regelmäßig tödlichen Erkrankung zur Leistungspflicht und der von Art. 2 Abs. 2 S. 1 GG geforderten Mindestversorgung.[233]

Dass die Entscheidung des BVerfG in der Literatur äußerst kontrovers diskutiert wurde, war nicht anders zu erwarten. Auf der einen Seite wurde gefordert, dass sich die nach dem Urteil des BVerfG als ausreichend erachteten Indizien für einen Heilungserfolg oder positive Einwirkung auf den Krankheitsverlauf nicht nur auf reine Spekulationen beziehen dürfen, sondern zumindest methodisch und objektiviert gewonnen sein müssen.[234]
Zum anderen kam mit dieser Entscheidung der fachärztlichen und auf Indizien gestützten Therapiefreiheit des behandelnden Arztes wieder eine zentrale Bedeutung zu, zumal dieser die Situation seines Patienten eh am besten einschätzen könne.[235]

Während das BSG im Urteil vom 19.03.2003 den Off-Label-Use in nur sehr engen Grenzen zuließ, kam es durch diesen sog. „Nikolausbeschluss" des Bundesverfassungsgerichtes am 06.12.2005 zu einer Art Kurskorrektur und durch weitere Entscheidungen des BSG zu einer sehr wichtigen Konkretisierung und Liberalisierung bzgl. der Vorgaben für die Erstattungspflicht des Off-Label-Use.

---

[231] Vgl. 1 BvR347/98, http://www.bverfg.de/entscheidungen/rs20051206_1bvr034798.htmlvgl.
[232] Vgl. Müller (2009), S. 147
[233] Vgl. Müller (2009), S. 147
[234] Vgl. Müller (2009), S. 147
[235] Vgl. Kozianka/Hußmann, in PharmR 2006, S. 457-461

4. Politisch-rechtliche Situation des Off-Label-Use

Demnach müssen seither nach der neuen Rechtsprechung des BSG folgende sieben Kriterien für einen Off-Label-Use erfüllt sein:

1. Es muss sich um eine lebensbedrohliche oder regelmäßig tödlich verlaufende Erkrankung handeln.

2. Bezüglich der vorliegenden Krankheit darf keine allgemein anerkannte, medizinischem Standard entsprechende Therapie zur Verfügung stehen. Entscheidend ist hierbei, dass die Behandlungsmöglichkeit im konkreten Einzelfall zu berücksichtigen ist.

3. Abgesehen von der arzneimittelrechtlichen Zulassung müssen weitere allgemeine Voraussetzungen für eine Leistungspflicht der GKV erfüllt sein, z.B. Vorliegen einer vertragsärztlichen Verordnung.

4. Es darf kein Verstoß gegen das AMG vorliegen. Beispielsweise muss der Importweg bei in Deutschland nicht zugelassenen AM eingehalten werden oder die Zulassung des einzusetzenden AM darf weder förmlich abgelehnt noch zurückgenommen, widerrufen noch ruhend gestellt worden sein.

5. Vor Behandlung eines Patienten mit einem AM im Off-Label muss eine konkret auf den Patienten bezogene Nutzen-Risiko-Analyse positiv ausfallen. Der gebotene Wahrscheinlichkeitsmaßstab unterliegt dabei Abstufungen je nach Schwere und Stadium einer Erkrankung und kann daher geringer sein, als von der Rechtsprechung des BSG bisher gefordert. Eine positive Auswirkung auf den Krankheitsverlauf ist dann zu bejahen, wenn zumindest das Fortschreiten der Krankheit aufgehalten werden kann oder Komplikationen vermieden werden können.

6. Die Behandlung mit Arzneimitteln im Off-Label-Use muss durch einen qualifizierten Arzt durchgeführt werden.

7. Das Selbstbestimmungsrecht des Patienten muss beachtet werden. In diesem Zusammenhang ist eine ausreichend ärztliche Information und Aufklärung über die Therapie mit Arzneimittel außerhalb ihrer Zulassung unumgänglich.[236]

---

[236] Frehse, in Wirtschaftsbrief Nervenärzte, Neurologen und Psychiater; Ausgabe 6/2006, http://www.wbn.iww.de/archiv/ausgabe_06_06.html, zuletzt aufgerufen am: 11.04.2012; Frehse, in Medizinrecht für Ärzte & Kliniken, www.praxisbetrieb-recht.de/Fachbeitraege-Recht/Neue-Voraussetzungen-des-Off-Label-Use.html, zuletzt aufgerufen am: 11.04.2012

4.4 Expertengruppe „Off-Label-Use"

Das Grundsatzurteil des BSG vom 19.03.2002[237] machte die Notwendigkeit einer gesetzlichen Regelung der Verordnungs-und Erstattungsfähigkeit des Off-Label-Use durch die GKV mehr als deutlich. Sowohl von Seiten der medizinischen Berufsverbände als auch der Patientenvertretungen und der Deutschen Krebsgesellschaft wurde die Thematik und auch Problematik des Off-Label-Use nun einer breiteren Öffentlichkeit ins Bewusstsein gebracht.

Sozialgerichtliche Rechtsprechungen im Bereich des Off-Label-Use häuften sich und führten schließlich zu unterschiedlichen Reaktionen und Aktivitäten innerhalb des AMG und SGB V.[238]

Die Politik machte sich Gedanken darüber, wie man die Problematik des Off-Label-Use und vor allem die daraus resultierenden finanziellen Belastungen für die gesetzlichen Krankenkassen in Griff bekommen kann. Ziel war es, die Anwendung von bereits zugelassenen Arzneimitteln auch außerhalb der Zulassung besser zu lenken. Es galt sowohl dem Anspruch der Versicherten auf umfassende medizinische Versorgung gerecht zu werden, aber auch die Ausgaben der Krankenkassen zu begrenzen.

Mit Erlass vom 17.09.2002[239] richtete des BMGS (Bundesministerium für Gesundheit und Soziale Sicherung, das seit der Bundestagswahl im September 2005 wieder Bundesministerium für Gesundheit (BMG) genannt wird) erstmals eine **Expertengruppe „Off-Label"** ein, die offiziell als „Expertengruppe Anwendung von Arzneimitteln außerhalb des zugelassenen Indikationsbereichs" bezeichnet und beim Bundesinstitut für Arzneimittel und Medizinprodukte (BfArM) angesiedelt wurde. Das Aufgabengebiet dieser ersten Expertengruppe wurde vom Ministerium zunächst auf den Fachbereich „Onkologie" beschränkt.

Ihre Arbeit sollte sich an den im Sandoglobulin-Urteil aufgeführten Kriterien orientieren und spezifischen Konstellationen des klinischen Alltags aufzeigen.

Mit **§ 35b Abs. 3 SGB V** wurde schließlich im November 2003 durch das Gesundheitsmodernisierungsgesetztes (GMG), das am 01.01.2004 in Kraft trat, auch die gesetzliche Grundlage für die Arbeit der Expertengruppe, die bis zu diesem Zeitpunkt nur auf Grundlage des ministeriellen Erlasses tätig war, geschaffen.[240]

Durch das GMG wurde die Expertengruppe zu einem festen Baustein im System der gesetzlichen Krankenkassen und erstmals im Gesetz verankert.

Nachdem die Mandatszeit der ersten Expertengruppe am 31.08.2005 beendet war, gab das BSG noch am selben Tag einen neuen Errichtungserlass bekannt („Erlass über die

---

[237] BSG-Urteil vom 19.03.2002, Az B 1 KR 37/00 R
[238] Vgl. Klein (2009), S. 121
[239] Vgl. http://www.bfarm.de/DE/Arzneimittel/3_nachDerZulassung/offLabel/offlabel-node.html, erstellt am: 08.03.2006, aktualisiert am: 07.12.2011, zuletzt aufgerufen am: 04.03.2011

[240] Vgl. Klein (2009), S. 124

4. Politisch-rechtliche Situation des Off-Label-Use

Einrichtung von Expertengruppen zur Anwendung von Arzneimitteln außerhalb der zugelassenen Indikationsbereiche" nach § 35b SGB V).
Gemäß § 2 Abs. 3 des Errichtungserlasses vom 31.08.2005 erweiterte das BSG schließlich am 16.01.2006 für die Dauer von zwei Jahren die bestehende Expertengruppe „Onkologie" um zwei weitere aus den Fachbereichen Infektiologie mit Schwerpunkt HIV/AIDS und Neurologie/Psychiatrie.[241]

4.4.1 Aufgaben der Expertengruppen

Nach § 1 Abs. 2 des aktuellsten Erlasses des BMG vom 21.10.2009, der mit Wirkung vom 01.01.2010 in Kraft getreten ist, haben die Expertengruppen nach wie vor die Aufgabe, Bewertungen zum Stand der wissenschaftlichen Erkenntnis über die Anwendung von zugelassenen Arzneimitteln für Indikationen und Indikationsbereiche abzugeben, für die sie nach dem Arzneimittelgesetz nicht zugelassen sind.[242]
Die Expertengruppen sind angehalten, sowohl dem BMG als auch dem Gemeinsamen Bundesausschuss nach § 91 SGB V in leistungsrelevanten Entscheidungen bei Off-Label Verordnungen zuzuarbeiten, entsprechende Auskünfte zu erteilen und mit den Bewertungen eine fachlich fundierte und mehrheitliche wissenschaftlich anerkannte Meinung abzugeben.[243] Diese Bewertungen sollen als eine Empfehlung an den G-BA betrachtet werden.
Auf der Basis dieser Bewertungen trifft der Gemeinsame Bundesausschuss wiederum eine Entscheidung darüber, ob entsprechende Anwendungen in die Arzneimittelrichtlinien als erstattungsfähig oder nicht erstattungsfähig aufgenommen werden.
Auf diesem Wege wurde die Verordnungsfähigkeit von Arzneimitteln in nicht zugelassenen Anwendungsgebieten erstmals verbindlich geregelt. Diese Empfehlungen wurden durch den Beschluss des Gemeinsamen Bundesausschusses vom 18.04.2006 in dem neu eingefügten Abschnitt H, Ziff. 24, Anlage 9 der Arzneimittelrichtlinien („Verordnungsfähigkeit von zugelassenen Arzneimitteln in nicht zugelassenen Anwendungsgebieten") umgesetzt.[244]

---

[241] Vgl. http://www.bfarm.de/DE/Arzneimittel/3_nachDerZulassung/offLabel/offlabel-node.html, erstellt am: 08.03.2006, aktualisiert am: 07.12.2011, zuletzt aufgerufen am: 04.03.2011

[242] Vgl. http://www.bfarm.de/DE/Arzneimittel/3_nachDerZulassung/offLabel/offlabel-node.html, erstellt am: 08.03.2006, aktualisiert am: 07.12.2011, zuletzt aufgerufen am: 04.03.2011

[243] Vgl. G-BA: „Fragen und Antworten zum Off-Label-Use", unter: www.g-ba.de/institution/sys/faq/78/, zuletzt aufgerufen am: 11.04.2012

[244] Vgl. Frehse in: Konkretisierung des Off-Label-Use durch aktuelle Beschlüsse des G-BA, http://vertragsarztrecht-info.de/Fachbeitraege-der-Anwaelte/Konkretisierungen-des-Off-Label-Use-durch-aktuelle-Beschluesse-des-G-BA.html, zuletzt aufgerufen am: 11.04.2012

Danach ist eine Verordnung von zugelassenen Arzneimitteln in nicht zugelassenen Anwendungsgebieten dann zulässig, wenn folgende Voraussetzungen erfüllt sind:

- Der pharmazeutische Unternehmer muss seine Zustimmung für den Einsatz seines Arzneimittels im Off-Label erteilen, d.h. er muss in schriftlicher Form die Anwendung des Arzneimittels im Off-Label als bestimmungsgemäßen Gebrauch anerkennen.

- Die Expertengruppen müssen nach § 35 Abs. 3 S. 1 SGB V eine positive Bewertung zum Stand der wissenschaftlichen Erkenntnis über die Anwendung des betreffenden Arzneimittels in den nicht zugelassenen Indikationen oder Indikationsbereichen als Empfehlung abgeben.

- Die Empfehlung der Expertengruppe muss in die Arzneimittelrichtlinien als Anlage 9 A übernommen werden.[245]

In Teil A wurden die vom G-BA als „verordnungsfähig" bewerteten Wirkstoffe und Indikationen aufgelistet, in Teil B die als „nicht verordnungsfähig" bewerteten Wirkstoffe und Indikationen.[246]
In geeigneten Zeitabständen ist zu überprüfen, inwieweit die Bewertungen der Expertengruppen noch dem Stand der wissenschaftlichen Erkenntnis entsprechen. Gegebenenfalls müssen alte Bewertungen neu angepasst werden.
Beauftragt werden die Expertengruppen vom G-BA oder auch vom BGM, denen sie beiden in regelmäßigen Abständen über ihre derzeitige Arbeit Auskunft zu erteilen haben.

Auf dem Symposium der Paul-Martini-Stiftung (PMS) am 27.10.2006 in Würzburg äußerte sich **Prof. Susanne Krege** gerade darüber kritisch, dass *„nur das BMG oder der G-BA den Expertengruppen Aufträge erteilen dürfen, der thematische Input von Experten aber nicht erwünscht ist".*[247]

---

[245] Vgl. G-BA in: „Fragen und Antworten zum Off-Label-Use", unter: http://www.g-ba.de/institution/sys/faq/78/ (Stand:15.06.2011) oder in: „Patientenschutz steht im Vordergrund: Klare Regelungen zur Verordnungsfähigkeit von Arzneimitteln im Off-Label-Use" (20.04.2006), zuletzt aufgerufen am: 11.04.2012
Vgl. BDI in: „Die rechtlichen Aspekte beim Off-Label-Use" oder: „Im Zweifel auf Privatrezept"(16.01.2008); Vgl. Rabbata in Dtsch. Ärztebl. 2006: „Off-Label-Use: Klare Regelung"
[246] Vgl. Frehse in: „Konkretisierung des Off-Label-Use durch aktuelle Beschlüsse des G-BA", http://vertragsarztrecht-info.de/Fachbeitraege-der-Anwaelte/Konkretisierungen-des-Off-Label-Use-durch-aktuelle-Beschluesse-des-G-BA.html, zuletzt aufgerufen am: 11.04.2012
[247] http://www.paul-martini-stiftung.de/de/veranstaltungen/2006_satelitensymp_zusammenfassung.pdf, zuletzt aufgerufen am: 02.07.2012

4. Politisch-rechtliche Situation des Off-Label-Use

„*Die Expertengruppen können wohl an dem einen oder anderen Brennpunkt zu einer Klärung oder gänzlichen Lösung beitragen, das sich rasant weiterentwickelnde Problem des Off-Label-Use ist aber nach Meinung von* **Prof. Dr. med. Freund** *auch mit Hilfe einer Expertengruppe nicht zu lösen*". [248]

Die Verordnungsfähigkeit von zugelassenen Arzneistoffen in nicht zugelassenen Anwendungsgebieten (sog. Off-Label-Use) wird in der Version vom 01.04.2009 erstmals in Anlage VI zum Abschnitt K der Arzneimittel-Richtlinie neu aufgeführt. Die aktuellste Version dieser Anlage vom 23.09.2011 wird zur Vollständigkeit im Anhang unter [I] aufgeführt.

4.4.2 Zusammensetzung der Expertengruppen

Einer Expertengruppe „Off-Label" gehören gem. § 2 des Errichtungserlasses mindestens vier, jedoch höchstens sechs Experten für das jeweilige Fachgebiet, ein Biostatiker sowie zwei Vertreter des Medizinischen Dienstes der Krankenkassen an.
Als Mitglieder ohne Stimmrecht sind je ein Vertreter der Patientenselbsthilfegruppen und der pharmazeutischen Industrie vertreten.
Die Mitglieder der Expertengruppen und deren Stellvertreter werden vom BMG unter Berücksichtigung der Vorschläge der Fachgesellschaften und der Spitzenverbände der Krankenkassen, der pharmazeutischen Unternehmen und der Patienten für die Dauer von zwei Jahren berufen.[249]
Gemäß § 3 Abs. 3 S.3 des Erlasses kann die Bewertung, ob die Anwendung einer Arzneimittels außerhalb des zugelassenen Anwendungsbereichs dem Stand der wissenschaftlichen Erkenntnis entspricht, nur dann getroffen werden, wenn der pharmazeutische Unternehmer dieser Anwendung des Arzneimittels als bestimmungsgemäßer Gebrauch (§ 84 AMG) zustimmt. Die Arbeitsergebnisse der Expertengruppen werden mit einer Mehrheit der Stimmberechtigten verabschiedet und an den Gemeinsamen Bundesausschuss als Empfehlung zur Beschlussfassung nach § 92 Abs. 1 Satz 2 Nr. 6 SGB V zugeleitet.[250]

---

[248] http://www.paul-martini-stiftung.de/de/veranstaltungen/2006_satelitensymp_zusammenfassung.pdf, zuletzt aufgerufen am: 02.07.2012
[249] BfArM unter: http://www.bfarm.de/DE/Arzneimittel/3_nachDerZulassung/offLabel/offlabel-node.html (08.03.2006), zuletzt aufgerufen am: 04.03.2011
[250] Vgl. Müller (2009), S. 154

4.5 Probleme für Ärzte und Apotheker im Umgang mit Off-Label-Use

Arzneimittel- und strafrechtlich ist es dem Arzt prinzipiell nicht verboten, ein Arzneimittel außerhalb seiner zugelassenen Indikation einzusetzen. Bezüglich der Arzthaftung stellt sich hierbei nur die Frage, ob und in welchen Grenzen der sogenannte Off-Label eingesetzt werden kann oder sogar eingesetzt werden muss.
Bei der Verordnung von Arzneimitteln außerhalb der zugelassenen Indikationen geraten Ärzte aus verschiedenen Gründen in ein **Dilemma**.
Sie sind einerseits verpflichtet, *„qualitätsgesichert, nach den Grundsätzen der evidenzbasierten Medizin"*, zu behandeln und die *„Qualität der Behandlung weiter zu entwickeln"* (**§§ 2, 70, 72, 135 SGB V**). Andererseits sind sie nach dem **Wirtschaftlichkeitsgebot (§ 92 SGB V)** gehalten, *„ausreichend und zweckmäßig"* zu arbeiten.[251]
In bestimmten Bereichen der medikamentösen Therapie ist *„dieser Spagat aber nicht immer aufrechtzuerhalten"*. Jeder Arzt, der seine Patienten zwar nach aktuellen und internationalen Standards, aber mit Arzneimitteln außerhalb zugelassener Indikationsbereiche behandelt, riskiert Regressforderungen durch die Krankenkassen. *„Das finanzielle Risiko ist für den therapierenden Arzt hoch, da er für unzulässige Verordnungen mit seinem privaten Vermögen haftet"*.[252]
Andererseits kann ein Arzt zivilrechtlich auch verpflichtet sein, ein Arzneimittel im Off-Label einzusetzen. Unterlässt er den Einsatz und enthält er dem Patienten die Therapie im Off-Label vor, kann er gegebenenfalls haftbar gemacht werden. Plant ein Arzt also, von den offiziellen Zulassungsgebieten abzuweichen, sollte er klären, aufgrund welcher Empfehlungen das Präparat eingesetzt werden soll und sich dabei an die vom BSG ausführlich erläuterten rechtlichen Grundlagen für Off-Label-Verordnungen halten.
Folgende grundsätzliche Feststellungen gelten:

1. Beim Off-Label-Use gilt die allgemeine Regelung des § 29 Abs.1 BMV-Ä, wonach der Vertragsarzt Verordnungen alleine zu verantworten hat und Genehmigungen durch die Krankenkassen unzulässig sind. Das heißt also, dass der Vertragsarzt generell nicht dazu verpflichtet ist, einen Off-Label-Use durch die Krankenkassen genehmigen zu lassen.
2. Stellt der Vertragsarzt aber eine Off-Label-Verordnung auf Kassenrezept aus und ermöglicht er der Krankenkasse keine Vorabprüfung ihrer Leistungspflicht, übernimmt er das Regressrisiko.

---

[251] Zylka-Menhorn in Dtsch.Ärztebl. 2001: „Off-Label-Therapie: Den schwarzen Peter hat der Arzt"
[252] Zylka-Menhorn in Dtsch.Ärztebl. 2001: „Off-Label-Therapie: Den schwarzen Peter hat der Arzt"

4. Politisch-rechtliche Situation des Off-Label-Use

3. Auch das generelle Ausweichen auf Privatrezepte beim Off-Label-Use verstößt gegen das Sachleistungsprinzip und gegen die vertragsärztlichen Pflichten, die vorsehen, dass der Arzt selbstverantwortlich die Therapieentscheidung zu treffen und damit das erforderliche Arzneimittel zu verordnen hat.
4. Der Vertragsarzt kann, im Falle eines umstrittenen Off-Label-Use, Verordnungen auf Privatrezept ausstellen und es dem Patienten überlassen, sich bei der Krankenkasse um Kostenerstattung zu bemühen.[253]

Beim Off-Label-Use muss der Arzt also jeden Einzelfall sorgfältig sowohl unter haftungsrechtlichen als auch verordnungsrechtlichen Gesichtspunkten prüfen.

In jedem Fall besteht gegenüber dem Patienten eine erhöhte Aufklärungspflicht, da er zu dieser Therapie sein Einverständnis geben muss. Denn es darf an dieser Stelle dem Patienten auch nicht verschwiegen werden, dass neben einem Nutzen eines Off-Label-Use auch immer ein gewisses Risiko beim Einsatz eines Arzneimittels außerhalb seiner Zulassung für den Patienten besteht.

Denn Fakt ist, dass bei einer Therapie im Bereich des Off-Label-Use die Qualität, Wirksamkeit und vor allem die Unbedenklichkeit des eingesetzten Arzneimittels in der Regel noch nicht durch ausreichend klinische Studien erwiesen wurden und somit die Sicherheit des Patienten unter Umständen in erheblichem Umfang gefährdet sein kann.

Der Arzt hat bei einer Off-Label-Verordnung also gleich viermal den „schwarzen Peter" in der Tasche:
1. er haftet wirtschaftlich im Prüfverfahren.
2. er muss für eventuelle Komplikationen durch das verordnete Medikament haften, weil die Produkthaftung des Herstellers ungewiss ist.
3. er haftet zivil und
4. er haftet strafrechtlich, wenn er im Falle eines Therapieversagens mit einem zugelassenen Arzneimittel dem Patienten ein Arzneimittel im Off-Label nicht verordnet und ihm somit die Chance auf Heilung verweigert.[254]

Noch zu erwähnen wäre an dieser Stelle auch die Diskussion einer sogenannten „*Flugscheinlösung*". Gemeint ist damit eine Art „*Lizenz*" für Fachärzte, sich aufgrund ihrer Ausbildung und Berufserfahrung bei reduziertem Regressrisiko fundiert für den Off-Label-Use entscheiden zu können.[255]

---

[253] Schreiben an die KV Hamburg vom 30.10.2006; BSG. Beschluss vom 31.05.2006, B 6 KA 53/05 B
[254] Nedbal in Bayerisches Ärzteblatt 12/2003: „Erweiterte Indikationen zur Anwendung von Arzneimitteln"
[255] http://www.leukaemie-online.de : „Off-Label-Use außerhalb der Zulassung: Flugschein als Lösungsansatz?" (04.05.2006), nach einer Pressemitteilung der Deutschen Leukämie-& Lymphom-Hilfe e.V. (DLH) vom 03.05.2006, zuletzt aufgerufen am: 11.04.2012

4. Politisch-rechtliche Situation des Off-Label-Use

Nationales und internationales Recht autorisieren und verpflichten den Arzt zu einer medizinischen Behandlung Kranker. Dabei kommen Arzneimittel nicht selten im Off-Label-Use zum Einsatz. Bei der ärztlichen Verordnung werden dabei nicht nur Fertigarzneimittel außerhalb ihrer Zulassung zur Behandlung herangezogen, sondern es werden auch individuelle Rezepturen verschrieben. Hierfür benötigte Arzneimittel, die keine zugelassenen Fertigarzneimittel sind, müssen dann in der Apotheke hergestellt und abgegeben werden. Der Apotheker ist nach § 17 Abs. 4 ApBetrO zur unverzüglichen Herstellung der Verschreibung verpflichtet, jedoch vorbehaltlich mehrerer Einschränkungen (z.B. bei Rezepturen, die „Täuschung oder Irreführung" i.S. §§ 5 und/oder § 8 AMG beinhalten oder bei Verschreibungen, die „Bedenklichkeit" i.S. § 5 AMG aufweisen) und unter Einhaltung des § 7 der Apothekenbetriebsordnung. Arzneistoffe, die dabei außerhalb der Zulassung, also im Off-Label, durch den Arzt verordnet werden, können durchaus als umstrittene Bestandteile in Arzneimittelrezepturen betrachtet werden. Hierbei liegt die Herstellung in einem schwierigen Spannungsfeld zwischen der ärztlichen Therapiefreiheit und dem übergeordneten strafbewährten Verbot des Inverkehrbringens bedenklicher Arzneimittel durch den Apotheker. Der verordnende Arzt ist sich jedoch häufig den pharmazeutisch begründeten Sachzwängen nicht bewusst. Gerade deshalb ist bei Verschreibungen mit im Off-Label eingesetzten Wirkstoffen eine verbesserte Information und Kommunikation zwischen Arzt und Apotheker notwendig.

Mit dem Gesetz zur Neuordnung des Arzneimittelrechts von 1976 wurde ein Zulassungsverfahren obligatorisch, das die Arzneimittel- und Patientensicherheit erhöhen sollte. Hierin ist festgelegt, in welcher Art und Weise in Deutschland die Wirksamkeit, Unbedenklichkeit und Qualität von Arzneistoffen bzw. -mitteln im Rahmen dieses Zulassungsverfahrens nachgewiesen werden müssen. Grundlage für den Nachweis der Wirksamkeit und Unbedenklichkeit sind die sogenannten klinischen Prüfungen. Beim Einsatz von Medikamenten im Off-Label-Use ist eine solche meist sehr zeit- und kostenintensive klinische Prüfung jedoch oft nicht möglich, da beispielsweise ein Krebspatient auf sofortigen Einsatz des Medikamentes angewiesen ist. Die individuelle Nutzen-Risiko-Abwägung übernimmt in diesem Fall der Arzt, wobei er sich nach dem Stand der medizinischen Wissenschaft zu richten hat.

Der Apotheker, der nach § 17 Abs. 4 der Apothekenbetriebsordnung (ApBetrO) verpflichtet ist, einen Patienten mit der vom Arzt ausgestellten Verschreibung unverzüglich zu versorgen, erfüllt mit der Abgabe und der Herstellung zum Verkauf den Tatbestand des Inverkehrbringens. In der Regel ist es also der Apotheker, der sich mit der Frage beschäftigen muss, was zulässig ist oder nicht. Das Arzneimittelgesetz sieht den Einsatz nicht zugelassener Arzneimittel nicht ausdrücklich vor, weist aber in § 73 Abs. 3 des Verbringungsverbot in Ausnahmefällen auf die Möglichkeit eines Imports von Arzneimitteln hin, die im entsprechenden Geltungsbereich nicht zugelassen oder registriert oder von der Zulassung oder von der Registrierung freigestellt sind. Aber auch hier ist die Abgabe ausschließlich durch Apotheken und im Rahmen der bestehenden Apothe-

- 71 -

4. Politisch-rechtliche Situation des Off-Label-Use

kenbetriebserlaubnis vorgesehen. Folglich muss der Apotheker über die sich mitunter rasch ändernden pharmazeutischen Voraussetzungen informieren und bei Bedarf in der Lage sein, geeignete Problemlösungen und Alternativen vorzuschlagen. Gerade in Off-Label-Use-Fällen, bei denen Bedenklichkeit einerseits und dringender Bedarf für die individuelle Behandlung andererseits eng beieinander liegen, helfen nur eine gute Kommunikation und die Nutzung zuverlässiger Informationsquellen. Innerhalb der triadischen Therapieallianz (Patient-Arzt-Apotheker) ist der Arzt zunächst der Hauptansprechpartner für den Patienten. Er untersucht, stellt die Diagnose, klärt über die Krankheit auf, entscheidet über die Indikation, stellt einen Therapieplan auf und wählt das Arzneimittel aus. Aber auch der Apotheker ist ein Teil der Verordnungskette.

Er ist ein durchaus gefragter Ansprechpartner von Patienten und auch besorgten Angehörigen. Als Person des Vertrauens vermittelt der Apotheker für den medizinischen Laien ohne Zeitdruck und lange Wartezeiten qualifizierte und verständliche Informationen. Als Leistungserbringer der gesetzlichen Krankenversicherung ist die Apotheke grundsätzlich dazu verpflichtet, keine Arzneimittel an die Versicherten zu Lasten der Krankenkassen abzugeben, die außerhalb der Leistungspflicht liegen. Meist ist es aber für den Apotheker überhaupt nicht ersichtlich, ob ein Arzneimittel vom verschreibenden Arzt außerhalb der Zulassung verordnet wurde, vor allem wenn es sich um Abweichungen der Indikation handelt. Hätte der Apotheker einen Off-Label-Use erkennen können, z.B. wenn es extreme Abweichungen von der zugelassenen Dosierung sind, ist eine Haftung oder sogar ein Regress auch nur eingeschränkt möglich, da gemäß § 17 Abs. 4 ApBetrO eine Verschreibung eines Arztes unverzüglich auszuführen ist.

Seine Aufgabe endet also nicht mit der Medikamentenabgabe, sondern sie beginnt damit. Gewiss darf der Apotheker weder die Therapie des Arztes in Frage stellen, noch in diese eingreifen – zumal er keine Kenntnis der jeweiligen Individualsituation besitzt. Dennoch ist er verantwortlich für eine optimale und fundierte Versorgung des Patienten bezüglich Arzneimittelberatung und -ausgabe. Gerade bei den durch die Gebrauchsinformation verunsicherten Patienten, bei denen Arzneimittel Off-Label zum Einsatz kommen, hat der Apotheker die Aufgabe die Therapietreue zu stärken. Gerade im Umgang mit Palliativpatienten und deren Angehörige nehmen Apotheker zunehmend eine besondere Rolle ein. Vielfach werden ihnen Fragen gestellt, die sich Patienten beim Arzt nicht stellen trauen oder für die im hektischen Praxisalltag nicht genügend Zeit ist. Eine sachlich und akademisch fundierte Beratung des Patienten durch den Apotheker ist somit bei Arzneimitteln, welche im Off-Label-Use eingesetzt werden, grundsätzlich ein Muss. Im palliativmedizinischen Bereich bestehen derzeit aber noch erhebliche Wissenslücken und Unsicherheiten. Mit der systematischen Aufarbeitung von Fachwissen zum Off-Label-Use in der Palliativmedizin kann neben Palliativmedizinern auch den Apothekern ein umfassendes Wissenssystem zur Verfügung gestellt werden, um Patienten und deren Angehörige zusätzlich eine optimale Beratung und pharmazeutische Betreuung zu ermöglichen.

5. Evaluierung der aktuellen Situation des Off-Label-Use und Auswertung der Daten

Im Interesse von Patienten, Ärzten, Apothekern und Kostenträgern war es mit diesem Dissertationsvorhaben das Ziel, verfügbare Informationen über die seit Langem auf dem Markt befindlichen Wirkstoffe, die im Rahmen des Off-Label-Use immer wieder in den verschiedenen Indikationsgebieten zum therapeutischen Einsatz kommen, zu evaluieren und zu dokumentieren. Generell sollten alle in der Palliativmedizin verordneten Off-Label-Arzneimittel nach den wichtigsten pharmakologischen Kriterien recherchiert werden. Da der Großteil der Patienten, die palliativmedizinisch betreut werden, an einer Tumorerkrankung leiden, sollte ein besonderer Fokus des Dissertationsvorhabens auch auf Arzneistoffe liegen, die speziell in der Onkologie im Sinne des Off-Label-Use zum Einsatz kommen. Zudem sollten neben den diversen Zytostatika in diesem Zusammenhang Arzneistoffe, die im Rahmen der Supportivtherapie eingesetzt werden, Berücksichtigung finden. Dazu zählen u.a. Antiemetika oder Arzneimittel gegen Obstipation, Diarrhoe oder Mucositis. Zur Realisierung dieses Vorhabens war es wichtig, sowohl die Erfahrungen der Ärzte im klinischen Alltag, als auch die der niedergelassenen Ärzte zum Thema „Off-Label-Use von Arzneimitteln" zu recherchieren und zu dokumentieren. Im Vorfeld wurde dazu geprüft, inwieweit dieser Personenkreis bereit ist, mit seinem Fachwissen und langjährigen Erfahrungen zu kooperieren. Dazu wurden zunächst mittels der Adressliste der Deutschen Gesellschaft für Palliativmedizin alle Ärzte mit Zusatzbezeichnung „Palliativmedizin" aus dem Süddeutschen Raum angeschrieben und um ein Interview zum Thema „Off-Label-Use in der Palliativmedizin" gebeten.
Als Basis für die Informationsgewinnung diente der nachfolgend aufgeführte Fragebogen für Palliativmediziner, der auch deutschlandweit zum Einsatz kommen konnte. Dadurch konnten noch mehr valide und aussagekräftige Daten gesammelt werden.

5. Evaluierung der aktuellen Situation des Off-Label-Use und Auswertung der Daten

Die Palliativmediziner wurden zum Teil persönlich vor Ort besucht. Viele der insgesamt 27 geführten Interviews wurden nach vorheriger Terminabsprache auch telefonisch durchgeführt. Einen kleinen Überblick über die Standorte, an denen die Interviews durchgeführt wurden, zeigt die Deutschland-Karte [256] mit den entsprechend markierten Städten.

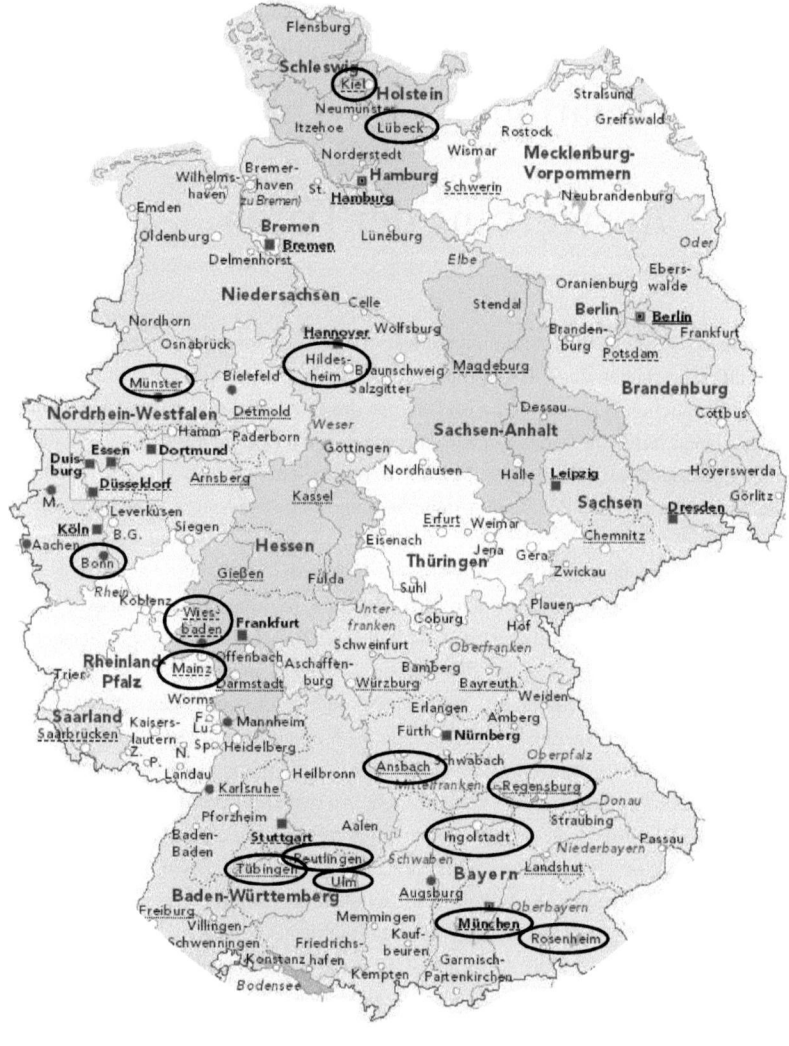

---

[256] www.derweg.org/deutschland/gesamt/deutschlandkarte.htlm, zuletzt aufgerufen am: 11.04.2012

5. Evaluierung der aktuellen Situation des Off-Label-Use und Auswertung der Daten

5.1 Entwicklung eines Fragenkatalogs für Interviews mit Palliativmedizinern

Mithilfe von offenen und auch geschlossenen Fragen war es die Intention, nicht nur möglichst viele im Off-Label-Use eingesetzte Arzneistoffe zu eruieren, sondern auch Informationen und Stellungnahmen zur Problematik des Off-Label-Use aus Sicht der therapierenden Ärzte zu erlangen.
Im Nachfolgenden sind die für das Interview formulierten Fragen an die Palliativmediziner aufgeführt:

1.	Der Off-Label-Use ist in der Palliativmedizin gemäß Literaturangaben sehr häufig, ist jedoch nur in bestimmten, individuellen Fällen zugelassen. Anderseits wird für viele Substanzen der Off-Label-Use in der Literatur beschrieben. Wie sehen Sie persönlich den Umgang mit dieser Problematik in der jeweiligen individuellen Situation?

2.	Nach dem BSG-Urteil vom 19.03.02 existieren drei Hürden für die Verordnungsfähigkeit im Off-Label-Use. (diese drei Bedingungen müssen additiv, d.h. gleichzeitig vorliegen): 1. schwerwiegende Erkrankung (lebensbedrohlich oder die Lebensqualität auf Dauer beeinträchtigend) 2. keine Therapiealternative 3. Nachweis klinisch relevanter Wirksamkeit Wie erfolgt die Umsetzung dieses Urteils in der Praxis/im Klinikalltag? Wurden hierfür definierte Kriterien für die Praxis/Klinik festgelegt?

3.	Wie erfolgt die Dokumentationspflicht bzw. Aufklärungspflicht gegenüber den Patienten bzw. den Angehörigen? Gibt es z.B. spezielle Formulare, die der Patient vor Therapiebeginn unterschreiben muss?

4.	Welche Wirkstoffe wurden von Ihnen bereits in der Palliativmedizin Off-Label eingesetzt, für welche Indikation und mit welcher Häufigkeit?

5. Evaluierung der aktuellen Situation des Off-Label-Use und Auswertung der Daten

5.	Was hat Sie dazu bewogen, gerade diese Wirkstoffe für besagte Erkrankungen einzusetzen? Gab es dazu Vorinformationen, Hinweise oder Erfahrungen von anderen Kollegen?

6.	Wie kam es zur Dosisfindung bei der jeweiligen Substanz?

7.	Wie war der/die jeweilige klinische Verlauf/Wirkung der jeweiligen Substanz?

8.	Gab es Komplikationen beim Einsatz der Wirkstoffe im Off-Label und welcher Art waren diese? Wie wurden sie behoben?

9.	Wie war die Akzeptanz dieser besonderen Art der Therapie beim Patienten und dessen Angehörigen?

10.	Welche Substanzen der Supportivtherapie wurden im Off-Label eingesetzt, in welcher Dosierung und wie würden Sie den Erfolg bewerten (kam es zu Nebenwirkungen oder Wechselwirkung und wie wurden diese behoben?)

11.	Welche Datenbanken ziehen Sie zur Recherche im Rahmen des Off-Label-Use heran?

12.	Müssen Vorabgenehmigungen mit den Krankenkassen vor jedem Off-Label-Use getroffen werden? Wie sehen diese aus?

13.	Haben Sie bereits persönlich Regressforderungen von Krankenkassen erfahren, aufgrund welcher Verschreibung im Off-Label und was waren die Folgen?

5. Evaluierung der aktuellen Situation des Off-Label-Use und Auswertung der Daten

5.1.1 Auswertung der Interviews und graphische Darstellung der Ergebnisse

5.1.1.1 Frage 1: Stellungnahme zur Problematik des Off-Label-Use

Als Problem empfinden die meisten der interviewten Palliativmediziner den Off-Label-Use nicht. Vielmehr wird der Einsatz von Arzneimitteln im Off-Label-Use als eine Notwendigkeit angesehen, um Patienten vor allem in der Onkologie, aber auch in der Pädiatrie – denn die meisten Arzneimittel, die in der Kinderheilkunde zum Einsatz kommen, sind ebenfalls nicht zugelassen – effizient behandeln zu können. So wird die Häufigkeit des Einsatzes von Arzneimitteln außerhalb ihrer Zulassung allein nur in der Onkologie auf ca. 60 % geschätzt. Der zulassungsüberschreitende Einsatz von Arzneimitteln ist also ein fester Bestandteil des medizinischen Alltags. Die Problematik des Off-Label-Use spielt in der Palliativmedizin nach Meinung der Mediziner eher eine untergeordnete Rolle, da es sich bei den Patienten meist um sterbenskranke Menschen mit begrenzter Lebenserwartung handelt und bei dieser Patientengruppe das Ziel der Verbesserung der Lebensqualität im Vordergrund steht. Eine palliativmedizinische Versorgung ohne Off-Label-Use ist „nahezu unumgänglich". Andernfalls würde man den Patienten wichtige Medikamente vorenthalten, die ihr Leiden lindern könnten.
Vieles, das im sogenannten Off-Label-Use eingesetzt wird, gilt als „Allgemeinwissen" oder wird als Standardmedikation aufgrund langjähriger eigener Erfahrung oder Therapieempfehlung von Kollegen bzw. aus Lehrbüchern verwendet. So ist es nicht verwunderlich, dass viele Arzneistoffe, gerade wegen dieser beschriebenen „Routine" und weil es eben „Standard" für viele Mediziner ist, unbewusst im Off-Label eingesetzt werden. Eine Prüfung, ob ein Arzneistoff in einer bestimmten Situation Off-Label ist, erfolgt meist nicht. Zu einem rechtlichen Problem wird der Off-Label-Use natürlich dann, wenn der Einsatz eines Arzneimittels außerhalb seiner Zulassung negative Folgen hat. Viele Mediziner geben aber auch an, dass sie Arzneimittel im Off-Label durchaus bewusst einsetzen, besonders dann, wenn nach Ausschöpfung aller möglichen Therapiealternativen nichts anderes mehr zur Verfügung steht, um den Patienten von seinen quälenden Schmerzen oder den Begleitsymptomen einer Chemo- oder Strahlentherapie zu befreien. In der palliativmedizinischen Versorgung sehen sie im Einsatz von Arzneimitteln außerhalb ihrer Zulassung solange kein Problem, wie dieser entsprechend in der Patientenkurve dokumentiert und begründet werden kann. Die Einhaltung der drei im BSG-Urteil vom 19.03.2002 geforderten Kriterien, die eine Verordnung eines Medikaments in einem von der Zulassung nicht umfassten Anwendungsgebiet ermöglicht, ist in diesem Zusammenhang auf jeden Fall sehr wichtig. Werden diese Bedingungen eingehalten, so spricht nach Meinung der interviewten Palliativmediziner nichts gegen einen Einsatz von Arzneimitteln im Off-Label.

5. Evaluierung der aktuellen Situation des Off-Label-Use und Auswertung der Daten

Probleme bzgl. der Erstattung durch die Krankenkassen gab es laut Auskunft der Ärzte in den Kliniken bisher noch nicht. Auch Regressforderungen durch die Krankenkassen sind ihnen im Klinikalltag aufgrund des Einsatzes von Arzneimitteln außerhalb ihrer Zulassung nicht bekannt. Solange es sich um „billige" Arzneimittel handelt, dürfte dies auch nicht zum großen Problem werden. Bei sehr teuren Präparaten (z.B. Zytostatika) oder bei Arzneimitteln, die in Deutschland nicht zugelassen sind, kann es jedoch unter Umständen sinnvoll sein, bei den Krankenkassen eine Vorabgenehmigung bzgl. der Kostenübernahme einzuholen. Dies ist schon allein im Hinblick auf die Entlassung des Patienten aus der Klinik und die anschließende Weiterbehandlung durch den therapierenden Hausarzt zu empfehlen. Denn oftmals werden Patienten auf Palliativstationen mit Arzneimitteln im Off-Label sehr gut neu eingestellt, bekommen aber dann dieses Medikament von ihrem Hausarzt nicht verschrieben, weil dieser durch diese Verordnung mit einem Regress durch die Krankenkassen rechnen muss. Einige Kliniken geben bei Entlassung deshalb ein Schreiben mit, damit der Hausarzt den Einsatz dieses bestimmten Arzneimittels vor der Krankenkasse begründen kann.

5. Evaluierung der aktuellen Situation des Off-Label-Use und Auswertung der Daten

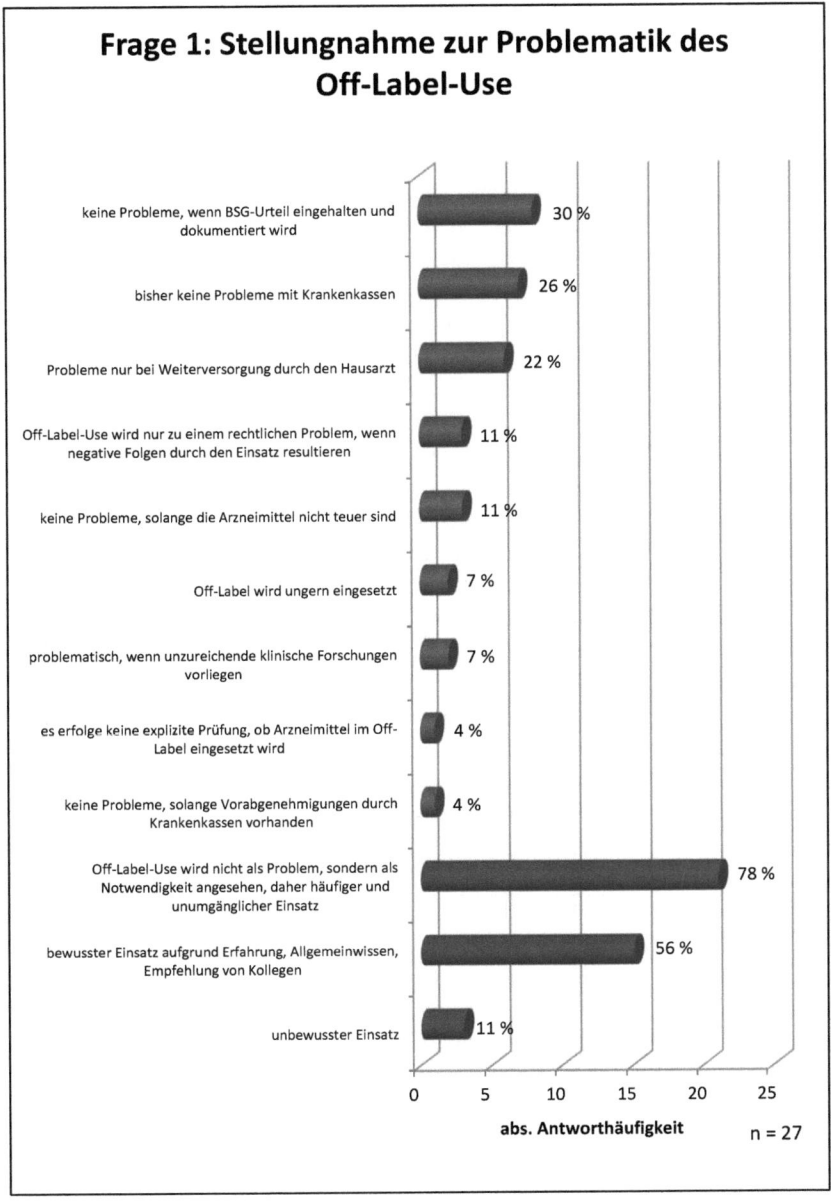

5.1.1.2 Frage 2: Umsetzung des BSG-Urteils

Bei einer Verordnung außerhalb zugelassener Indikationsgebiete müssen die vom BSG am 19.03.2002 festgesetzten Bedingungen kumulativ, d.h. gleichzeitig vorliegen. Bedingung eins (schwerwiegende lebensbedrohliche oder die Lebensqualität auf Dauer nachhaltig beeinträchtigende Erkrankung) ist nach Aussagen der Mediziner in der Palliativmedizin per Definition gegeben. Patienten auf Palliativstationen leiden alle an einer fortschreitenden Erkrankung mit begrenzter Lebensqualität. Einige kommen auf diese Stationen, damit ihre durch die Erkrankung stärker werdenden Schmerzen mittels neuer Medikation besser eingestellt werden, viele versterben aber auch auf diesen Stationen. Im Vordergrund steht nicht die kurative, sondern vielmehr die symptomkontrollierte Behandlung der Patienten. Für die tägliche Praxis spielt das Urteil nach Meinung der Ärzte keine wesentliche Rolle. Die drei Kriterien sind in der Palliativmedizin schnell belegbar und leicht zu erfüllen, denn die Patienten leiden meist an solch schweren Erkrankungen, bei denen es ab einem gewissen Stadium eben nicht mehr viele erfolgreiche Therapiemöglichkeiten gibt.

Abgesehen davon ist den Ärzten auch kein Gesetz bzw. kein Paragraph bekannt, der einzelne Krankheitsbilder auflistet und dadurch festlegt, ob eine Krankheit kurabel ist oder nicht. Spezielle Verfahrensanweisungen bzw. formale Regularien bestehen nicht. Der Einsatz von Arzneimitteln im Off-Label bleibt jedoch stets eine individuelle Entscheidung, welche am jeweiligen individuellen Patienten angepasst ist.

Bevor Arzneimittel in der Palliativmedizin Off-Label eingesetzt werden, wird auch hier nach Stufenschema vorgegangen. D.h. zunächst werden alle zur Verfügung stehenden Standardpräparate verwendet, um Leiden zu lindern und erst wenn diese keine ausreichende Wirkung mehr zeigen, wird auf Arzneimittel zurückgegriffen, die für die beabsichtigte Indikation keine Zulassung besitzen. Fehlt also eine Therapiealternative, wird diese in den allermeisten Fällen auch dokumentiert. Dazu wird in der Patientenakte genau festgehalten, mit welchen zugelassenen Arzneimitteln beim Patienten keine ausreichende Wirkung mehr erzielt wurde und ausführlich begründet, weshalb ein Arzneimittel außerhalb der zugelassenen Indikation nun eingesetzt wird. Nur wenige geben an, dass keine spezielle Dokumentation bzgl. der im Off-Label eingesetzten Medikamente stattfindet.

Die genaue Dokumentation erscheint vor allem für therapierende Ärzte in onkologischen Praxen und für weitertherapierende Hausärzte außerhalb der Klinik auch im Hinblick auf den Einsatz teurer Präparate sinnvoll, um den Off-Label im Falle eines Regresses vor den Krankenkassen lückenlos aufzeigen und begründen zu können.

Wie aus den Interviews deutlich wurde, erfolgt die Umsetzung der zweiten Bedingung von den therapierenden Palliativmedizinern doch recht unterschiedlich. So sind einige Ärzte hinsichtlich des zweiten Kriteriums nämlich auch der Meinung, dass es zwar durchaus notwendig ist, sich über Therapiealternativen Gedanken zu machen, der Off-Label-Use aber nicht unbedingt an letzter Stelle stehen muss bzw. darf.

5. Evaluierung der aktuellen Situation des Off-Label-Use und Auswertung der Daten

Kann ein Patient durch den vorgezogenen Einsatz eines Arzneimittels im Off-Label, von dem durch jahrelange Erfahrung bekannt ist, dass es in der jeweiligen speziellen Krankheitssituation schon etliche positive Erfolge erzielen konnte, schneller von seinen quälenden Schmerzen befreit werden, würden sie bewusst den Off-Label-Use dem Stufenschema und Austesten noch vorhandener zugelassener Alternativen vorziehen.

Der Nachweis klinisch relevanter Wirksamkeit muss nach Meinung der Palliativmediziner auf jeden Fall erbracht werden. Ansonsten würde man ein zu hohes Risiko vor allem für den Patienten, aber auch für sich selbst als therapierender Arzt hinsichtlich rechtlicher Konsequenzen eingehen. An dieser Stelle verweisen die Mediziner auf einschlägige Fachliteratur, medizinische Datenbanken (Medline), Empfehlungen aus Lehrbüchern wie z.B. „Lehrbuch der Palliativmedizin" oder „Leitfaden – Arzneimittel in der Palliativmedizin", klinische Studien, aber auch auf mündlichen Erfahrungsaustauch mit Kollegen oder auf eigene Erfahrungen.

Einige setzten den Nachweis der klinischen Wirksamkeit auch mit der Erfolgskontrolle gleich, die täglich durch die Schmerzskala in der Patientenkurve oder durch das Patientengespräch verifiziert wird. Jeder Effekt, der aus dem Einsatz von Arzneimitteln im Off-Label-Use resultiert, wird dokumentiert.

5. Evaluierung der aktuellen Situation des Off-Label-Use und Auswertung der Daten

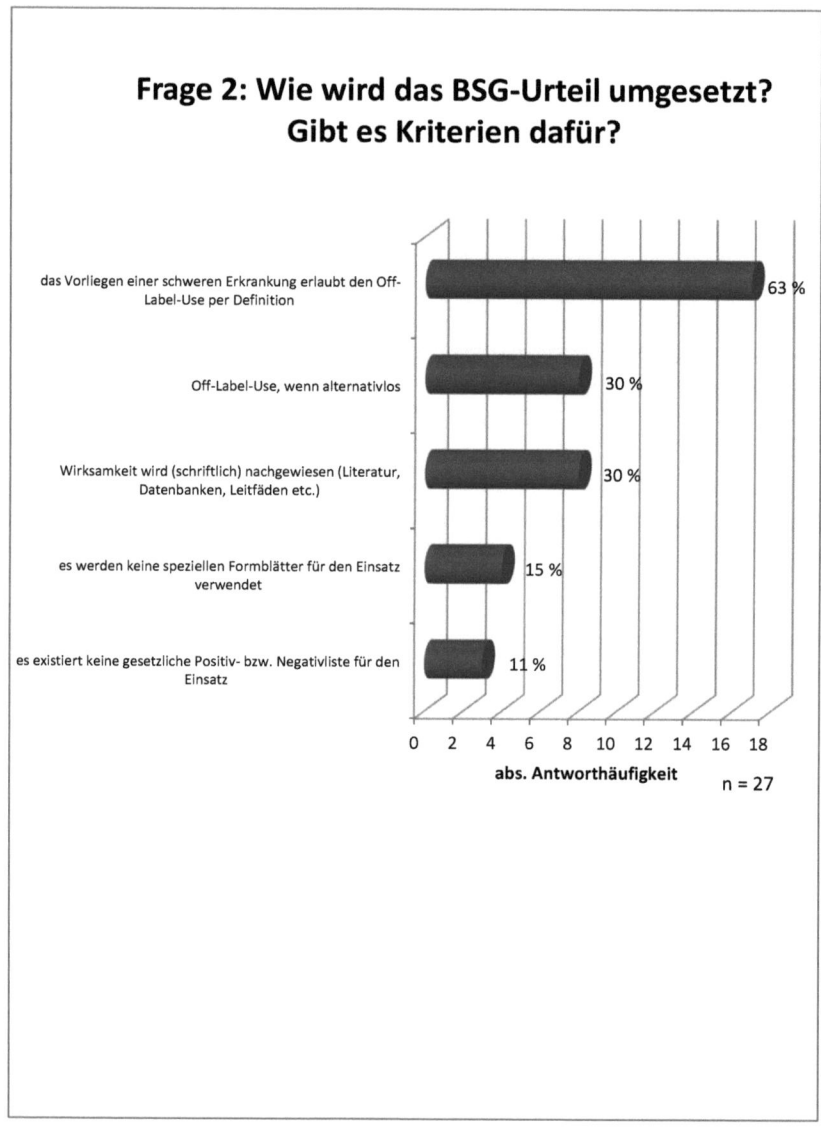

5.1.1.3 Frage 3: Dokumentations- und Aufklärungspflicht

In der Regel ist der Arzt lediglich dazu verpflichtet, die wichtigsten diagnostischen und therapeutischen Maßnahmen, die im Rahmen der Behandlung eines Patienten stattfinden, zu dokumentieren. Um die Sicherheit des Patienten jedoch zu gewährleisten, sind bei einer Versuchsbehandlung, wie es bei einem Off-Label-Use meist der Fall ist, zusätzlich alle Abweichungen vom medizinischen Standard, sowie die Behandlung und die explizite Aufklärung des Patienten durch den therapierenden Arzt genau aufzuzeichnen. D.h. der Patient ist genau darüber zu informieren, dass die geplante Medikation (noch) nicht dem medizinischen Stand der Wissenschaft entspricht. Die Bedeutung und Tragweite des Heilversuchs muss deutlich aufgezeigt werden. Hierbei muss der Patient auch darauf hingewiesen werden, dass unbekannte Risiken der neuen Arzneimitteltherapie nicht auszuschließen sind. Am Ende eines Aufklärungsgespräches muss der Patient in der Lage sein, für sich genau abwägen zu können, ob er sich einer herkömmlichen Therapie mit bekannten Risiken unterziehen möchte, oder ob er sich nach einer neuen Methode mit eventuell größeren Vorteilen, aber noch nicht in jeder Hinsicht bekannten Gefahren behandeln lassen möchte.

Die Anforderungen an die Aufklärungspflicht des behandelnden Arztes sind also umso größer und höher, je riskanter und unerprobter der Arzneimitteleinsatz ist.

Die Antworten und Kommentare zur Frage über das Handling mit der Dokumentation und Aufklärung im alltäglichen Klinikgeschehen waren im Interview mit den Palliativmedizinern sehr unterschiedlich.

Spezielle Formulare zur Dokumentation des Off-Label-Use werden nicht verwendet bzw. existieren nicht. Nur in wenigen Kliniken sind selbst erstellte Formulare im Einsatz. Die Dokumentation erfolgt i.d.R. in der Patientenakte bzw.-kurve. Eine genaue Beschreibung darüber, dass es sich es sich beim verwendeten Arzneimittel um einen Off-Label-Use handelt, erfolgt an dieser Stelle aber in den allermeisten Fällen nicht. Viele Palliativmediziner bestätigen die Durchführung einer Aufklärung und Dokumentation. Sie geben aber auch zu, dass beides jedoch noch verbesserungs-und ausbaufähig ist.

Werden Arzneimittel im Off-Label-Use eingesetzt, muss der Patient theoretisch den Einsatz mit seiner Unterschrift bestätigen. In der Realität wird der Off-Label-Use jedoch nur zu ca. 5 % durch die Unterschrift der Patienten abgesichert. Der Grund ist hier vermutlich in der speziellen Situation auf Palliativstationen zu suchen. Nach Aussagen der Palliativmediziner muss man gerade auf diesen Stationen darauf achten und sensibilisiert sein, die Palliativpatienten nicht allzu sehr mit Informationen zu überfordern. Natürlich haben auch Palliativpatienten das Recht auf umfassende und genaue Aufklärung, die in den allermeisten Fällen auch durchgeführt wird. Viele der Patienten sind jedoch zu müde und geschwächt oder schlafen während der Visite wieder ein, sodass ein umfassendes Gespräch über den Off-Label-Einsatz deshalb oft nicht möglich ist.

5. Evaluierung der aktuellen Situation des Off-Label-Use und Auswertung der Daten

Ist der Patient wach, ansprechbar und „kooperativ", wird auf jeden Fall eine umfassende Aufklärung durch den behandelnden Arzt durchgeführt. Natürlich ist die Aufklärung über den Einsatz von Arzneimitteln außerhalb ihrer Zulassung mit einem etwas größeren Aufwand verbunden als die Aufklärung über herkömmliche Therapien, sie ist jedoch nach Meinung vieler Mediziner auch in der Palliativmedizin durchaus schnell durchführbar. Nur wenige Ärzte waren der Meinung, eine solche Aufklärung wäre gerade in der Palliativmedizin zu aufwendig, nicht zielführend und nicht sehr compliancefördernd, da dadurch die Patienten nur noch mehr verunsichert werden würden.

Einige der Palliativmediziner gaben an, dass ihre Aufklärung „papierlos" erfolgt, d.h. sie geben den Patienten einen mündlichen Hinweis über den Einsatz von Arzneimitteln im Off-Label-Use. Andere wiederum führen vor allem bei „schwierigen" Patienten eine schriftliche Dokumentation als Rückversicherung darüber durch, dass sie diese über alle Schritte und auch über alle möglichen Konsequenzen eines Einsatzes von Arzneimitteln außerhalb ihrer Zulassung aufgeklärt haben. Eine umfassende Dokumentation und Aufklärung der Patienten und deren Angehörigen ist für die Palliativmediziner vor allem auch dann besonders wichtig, wenn Arzneimittel im Off-Label eingesetzt werden, für die es bisher wenig klinische Daten gibt bzw. zu welchen sie selbst noch sehr wenig klinische Erfahrungen sammeln konnten.

Gerade im Off-Label-Use, der nicht selten den Bereich des Versuchshandelns tangiert, sind die beweisrechtlichen Konsequenzen, die mit einer mangelhaften Dokumentations- und Informationspflicht verbunden sind, nicht zu unterschätzen.

5. Evaluierung der aktuellen Situation des Off-Label-Use und Auswertung der Daten

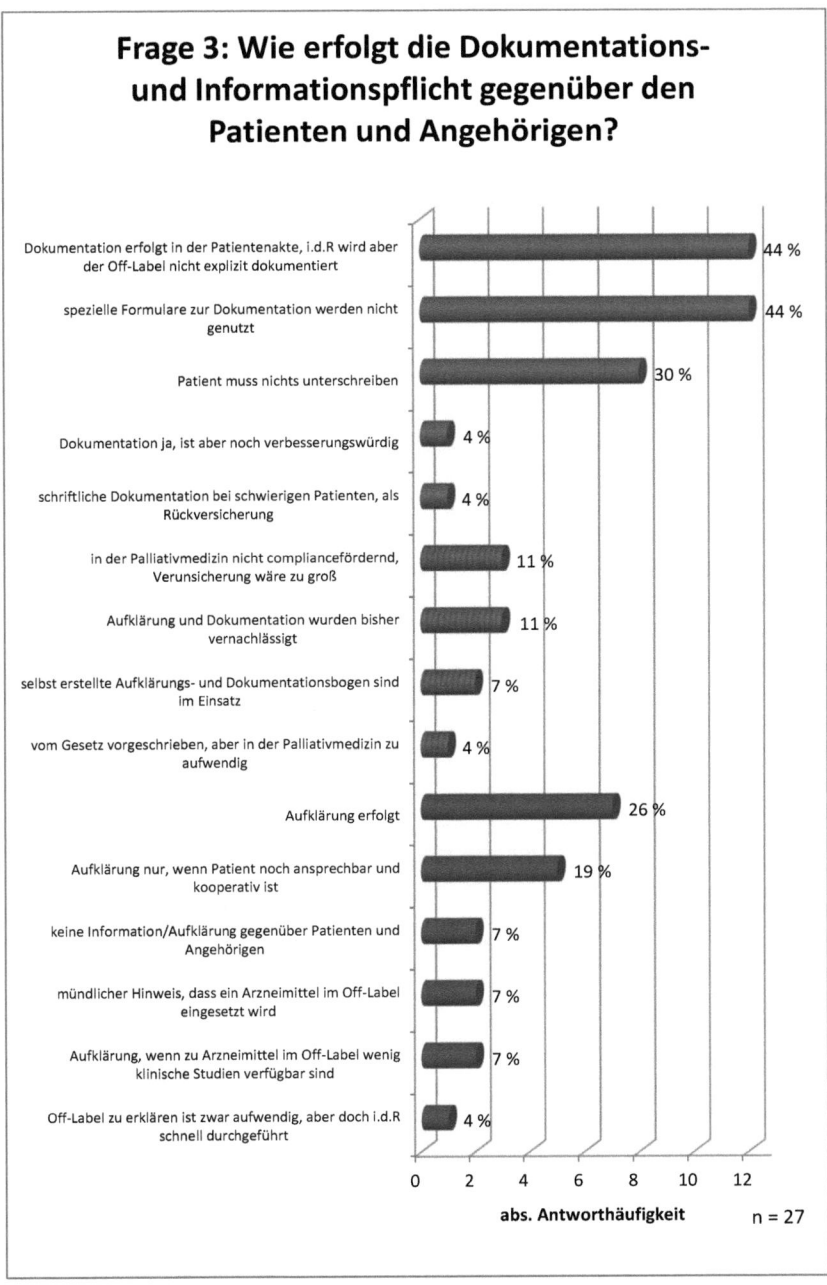

5. Evaluierung der aktuellen Situation des Off-Label-Use und Auswertung der Daten

5.1.1.4 Frage 5: Beweggründe für den Einsatz von AM im Off-Label

Die Frage nach den Beweggründen für den Einsatz von Arzneimitteln im Off-Label signalisierte eine gewisse Kontinuität in den Antworten der Palliativmediziner. In den allermeisten Fällen sind es Informationen aus Lehrbüchern oder der Standardliteratur. In der Regel greift man nach Bewährtem aus jahrelanger Palliativarbeit. Aber auch die Erfahrungen der Kollegen oder von Spezialisten und der stetige Austausch mit ihnen veranlasst sie in gewissen Situationen, in denen sie mit den herkömmlichen Therapiemöglichkeiten an die Grenzen einer ausreichenden Symptomkontrolle stoßen, zum Einsatz von Arzneimitteln außerhalb ihrer zugelassenen Indikationen.

Viele sammeln ihre notwendigen Informationen aus bekannten Ärztezeitschriften, wie z.B. „Zeitschrift für Palliativmedizin", oder „Angewandte Schmerztherapie und Palliativmedizin – Die Zeitschrift für interdisziplinäre Schmerztherapie" bzw. aus klinischen Studien und Publikationen.

Oft sind es jahrelange Erfahrungen und eigene Forschungsergebnisse, die die Ärzte dazu „motivieren", ihren Patienten in solchen Situationen, in denen es mit den klassischen Arzneimitteln für sie keine Linderung ihrer Schmerzen oder ihrer quälenden Begleitsymptome gibt, Therapiealternativen im Sinne des Off-Label-Use aufzuzeigen. Oftmals ist schon ein pathologisch nachvollziehbarer Wirkmechanismus einer Substanz die Motivation für den Einsatz eines Arzneistoffs im Off-Label.

Die stetige Weiterbildung, z.B. durch den Besuch von Fortbildungen oder Kongressen, aber auch das Wissen aus der Zusatzausbildung „Palliativmedizin" kann dem therapierenden Arzt unter Umständen in vermeintlich ausweglosen Behandlungssituationen weiterhelfen, die Lebensqualität der Patienten noch einigermaßen aufrecht zu erhalten.

Als weitere Beweggründe für den Einsatz von Arzneimitteln außerhalb ihrer Zulassung gaben die Palliativmediziner die umfassenden Recherchearbeiten in diversen Online-Datenbanken, Fachinformationen, Internetseiten (z.B. „palliativedrugs.com") oder internationalen Internetforen (z.B. „Bulletinboard") und die daraus gewonnenen Informationen und Erkenntnisse an. Einige nutzen in besonders kritischen Fällen auch den DGP-Chatroom zum Austausch mit Kollegen.

5. Evaluierung der aktuellen Situation des Off-Label-Use und Auswertung der Daten

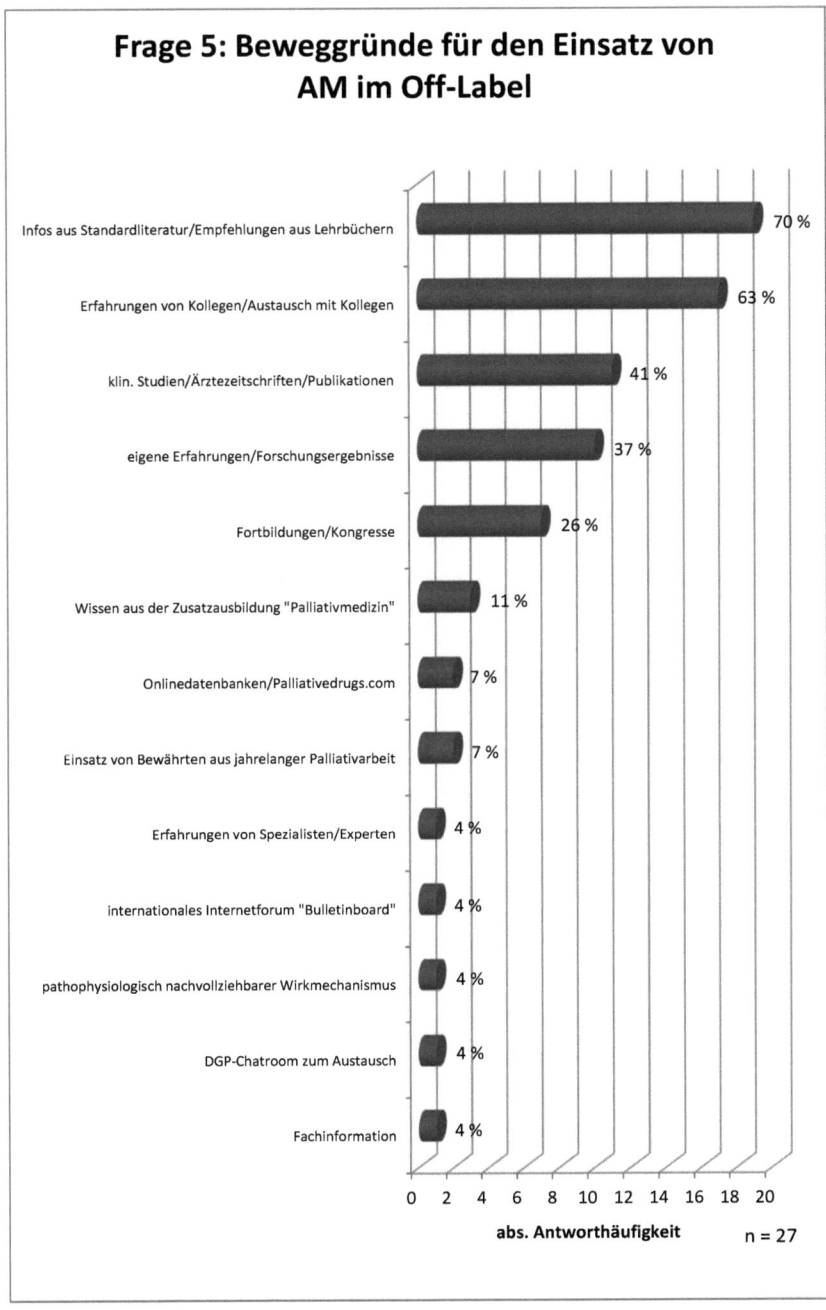

5.1.1.5 Frage 6: Dosisfindung für Arzneistoffe im Off-Label-Use

Die Problematik, die sich beim Einsatz von Arzneimitteln im Off-Label ergibt, besteht nicht nur darin, dass der Arzneistoff für die beabsichtigte Indikation noch nicht zugelassen ist, sondern auch darin, dass es dafür noch keine empfohlenen Dosierungsangaben gibt.

Die Palliativmediziner behelfen sich im individuellen Fall mit der sogenannten Dosis-Titration. D.h. die Verabreichung des Arzneimittels im Off-Label wird in niedriger Dosierung begonnen, die Wirkung oder Effekte am Patienten engmaschig in der Patientenkurve kontrolliert und dokumentiert, und gegebenenfalls wird die Dosis langsam erhöht. Entscheidend sind hierbei aber vor allem auch die eigenen langjährigen Erfahrungen, die durch Informationen aus Kongressen, Publikationen, Studien oder nationalen und internationalen Journals gefestigt und durch den ständigen Erfahrungsaustausch mit Kollegen stetig erweitert werden.

In der Regel orientieren sich die Palliativmediziner auch einfach nur an den bewährten Dosierungen für zugelassene Indikationen aus der Literatur, wie z. B. den Fachinformationen der Roten Liste. Die Dosierung erfolgt dabei stets unter Berücksichtigung des Allgemeinzustandes des Patienten und wird immer individuell auf den Patienten abgestimmt.

Wenige der Befragten beschreiben die Dosisfindung als eine Art „Austesten" und geben an, dass es hierfür keine Faustregel gibt.

5. Evaluierung der aktuellen Situation des Off-Label-Use und Auswertung der Daten

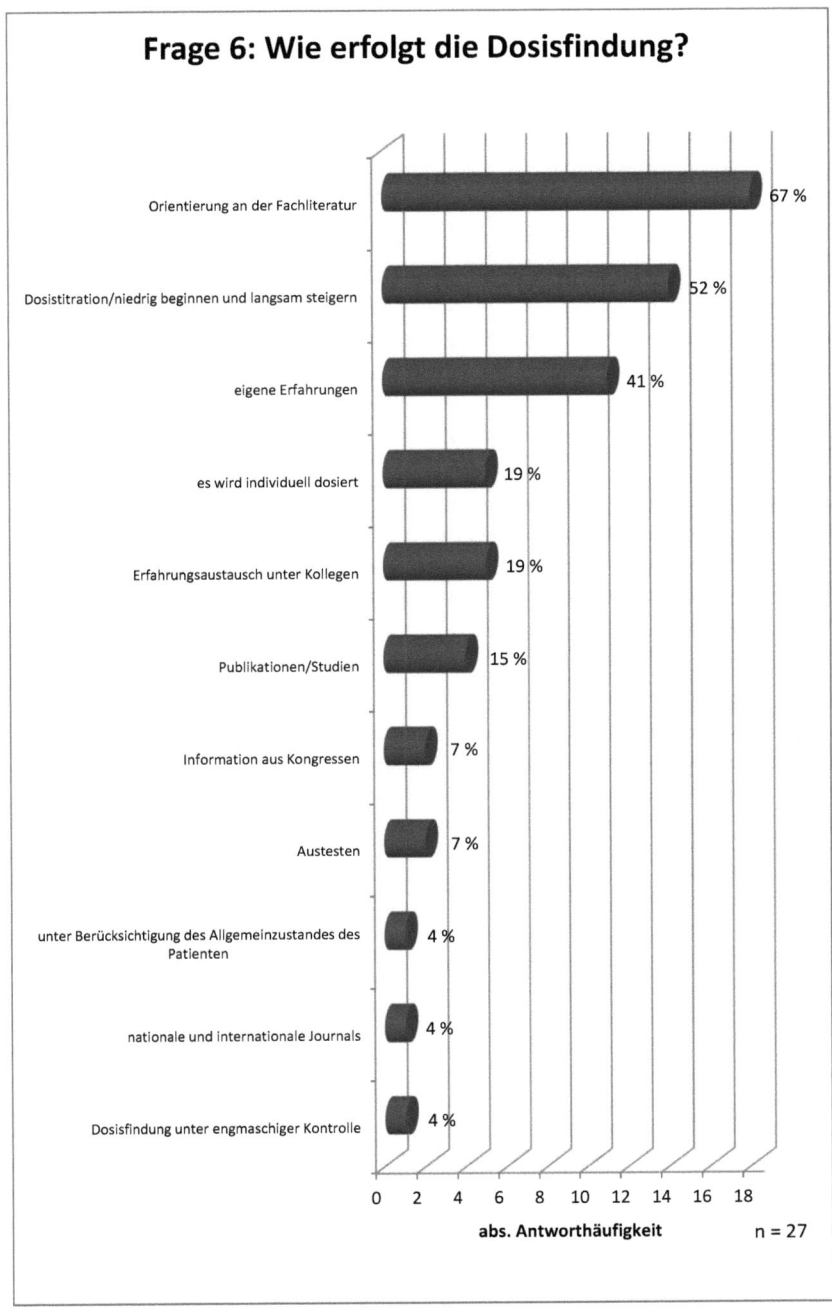

5.1.1.6 Frage 7/8: Klinischer Verlauf und auftretende Komplikationen

Nach Aussagen der Palliativmediziner traten beim Einsatz von Arzneimitteln im Off-Label bisher noch keine schwerwiegenden Komplikationen bzw. Nebenwirkungen auf. Der klinische Verlauf war überwiegend positiv und im Rahmen des individuellen Einsatzes durchaus sehr hilfreich, da somit in Situationen, in denen mit Standardtherapien keine zufriedenstellende Wirkung mehr erreicht werden konnte, für den einzelnen Patienten in den allermeisten Fällen die Lebensqualität erheblich verbessert werden konnte. Wenn der Off-Label-Use durch entsprechende vorangegangene Recherchearbeit wohlüberlegt vorbereitet und durchgeführt wird, so kann auch eher mit Erfolg als mit Misserfolg gerechnet werden. Ob ein Arzneimittel, das im Off-Label eingesetzt wird, überhaupt wirkt, ist immer abhängig vom individuellen Fall und erkennt man an der täglichen engmaschigen Kontrolle des Patienten. Wird hierbei festgestellt, dass das im Off-Label verwendete Arzneimittel nicht zur erhofften Wirkung und Besserung der Symptomatik führt oder dass der Patient dadurch unter sehr starken Nebenwirkungen leidet, wird es natürlich sofort wieder abgesetzt. Substanzen, die Off-Label eingesetzt werden, wirken nicht immer und oftmals wirken sie auch nicht bei jedem Patienten gleich. Therapieversagen sind beim Einsatz von Arzneistoffen im Off-Label nicht immer auszuschließen. Als eine der häufigsten Nebenwirkungen oder Komplikationen gaben die erfahrenen Palliativmediziner lokale Hautreaktionen an der Einstichstelle oder substanzspezifische Unverträglichkeiten an.

Häufig treten Nebenwirkungen auch dann auf, wenn additive Schmerztherapien mit verschiedenen Substanzen durchgeführt werden. Letztlich muss man aber die Nebenwirkungen stets von der Gesamtsituation betrachten. Wenn einem Patienten, der nur noch wenige Stunden oder Tage zu leben hat, mit einem Arzneimittel, das für die beabsichtigte Indikation leider noch keine Zulassung besitzt, etwas mehr an Lebensqualität geschenkt werden kann, so sind geringfügige Nebenwirkungen unter Umständen durchaus tolerierbar.

5. Evaluierung der aktuellen Situation des Off-Label-Use und Auswertung der Daten

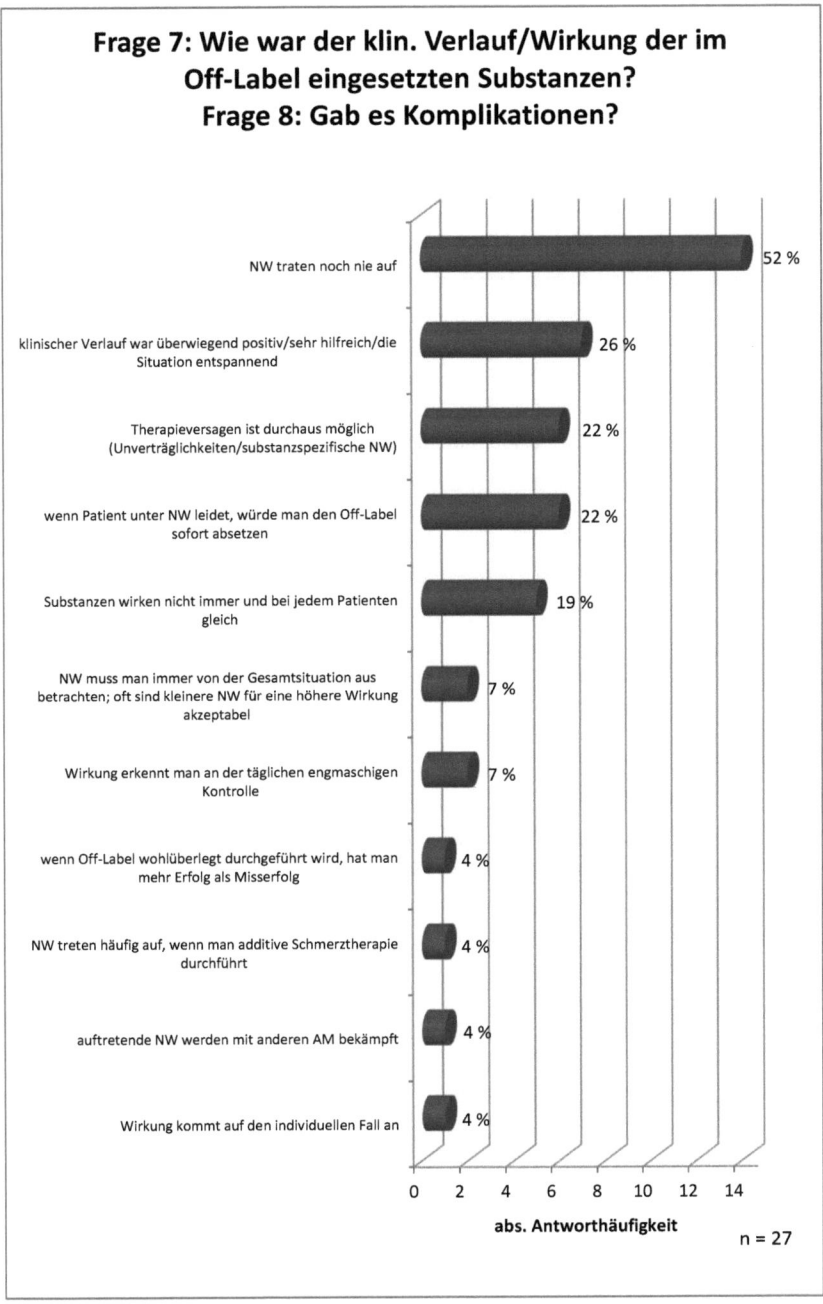

5. Evaluierung der aktuellen Situation des Off-Label-Use und Auswertung der Daten

5.1.1.7 Frage 9: Akzeptanz des Off-Label-Use

Die Akzeptanz bei den Patienten und auch bei deren Angehörigen hinsichtlich dieser besonderen Art der Therapie konnte von über der Hälfte der interviewten Palliativmediziner als durchwegs positiv bestätigt werden. Es gab bisher keine oder wenn dann nur geringfügige Skepsis, wenn Therapien mit Arzneimitteln, die noch keine Zulassung für die beabsichtigte Indikation besitzen, vorgeschlagen wurden.

Die Palliativpatienten und ihre Angehörigen zeigen sich in der Regel sehr aufgeschlossen gegenüber dem Einsatz von Arzneimittel im Off-Label. Die sterbenskranken Menschen sind vielmehr dankbar, dass ihre behandelnden Ärzte alles versuchen, um ihnen die Schmerzen erträglicher zu machen und damit ihre Lebensqualität zu verbessern. Die Patienten sind über diese Art der „Therapiealternative" durchaus froh. Ihnen ist es oftmals auch egal, ob ihr Arzt ein Arzneimittel einsetzt, das für bestimmte Indikationen noch keine Zulassung besitzt. Damit ihre Schmerzen nur etwas gelindert werden bzw. ihre Gesamtsituation nur ein bisschen verbessert wird, sind sie bereit, auch solchen Therapien zuzustimmen, bei denen mögliche Nebenwirkungen und Risiken nicht von vornherein ausgeschlossen werden können.

Solange es dem Patient mit der Therapie von Arzneimitteln im Off-Label besser geht, wird diese auch weniger hinterfragt. Einzig und allein die Symptomkontrolle steht hier im Vordergrund.

Den Grund für die große Akzeptanz dieser besonderen Therapie sehen die Palliativmediziner vor allem aber auch in der Art der Aufklärung der Patienten und ihrer Angehörigen. Wichtig ist stets die Art und Weise, wie man diese „Therapieoption" sowohl den Patienten als auch den Angehörigen erklärt und näher bringt. Dabei darf der Patient durch missverständliche Formulierungen des Arztes nicht das Gefühl bekommen, in dieser Situation als sogenanntes „Versuchsobjekt" zu fungieren. An dieser Stelle ist die Professionalität, aber auch das Einfühlungsvermögen der therapierenden Palliativmediziner sehr gefordert.

Auch der Leidensdruck, den ein Patient empfindet, hat unter Umständen Auswirkung auf die Akzeptanz des Einsatzes von Arzneimittel im Off-Label-Use. In einer schweren palliativen Lebenssituation kommt es eher selten vor, dass ein Patient eine möglicherweise erfolgversprechende Off-Label-Therapie ablehnt. Ist der Patient jedoch noch in einer relativ guten Verfassung, so kann es durchaus vorkommen, dass es zu ausgiebigen Diskussionen und aufklärenden Gesprächen mit dem therapierenden Arzt kommt.

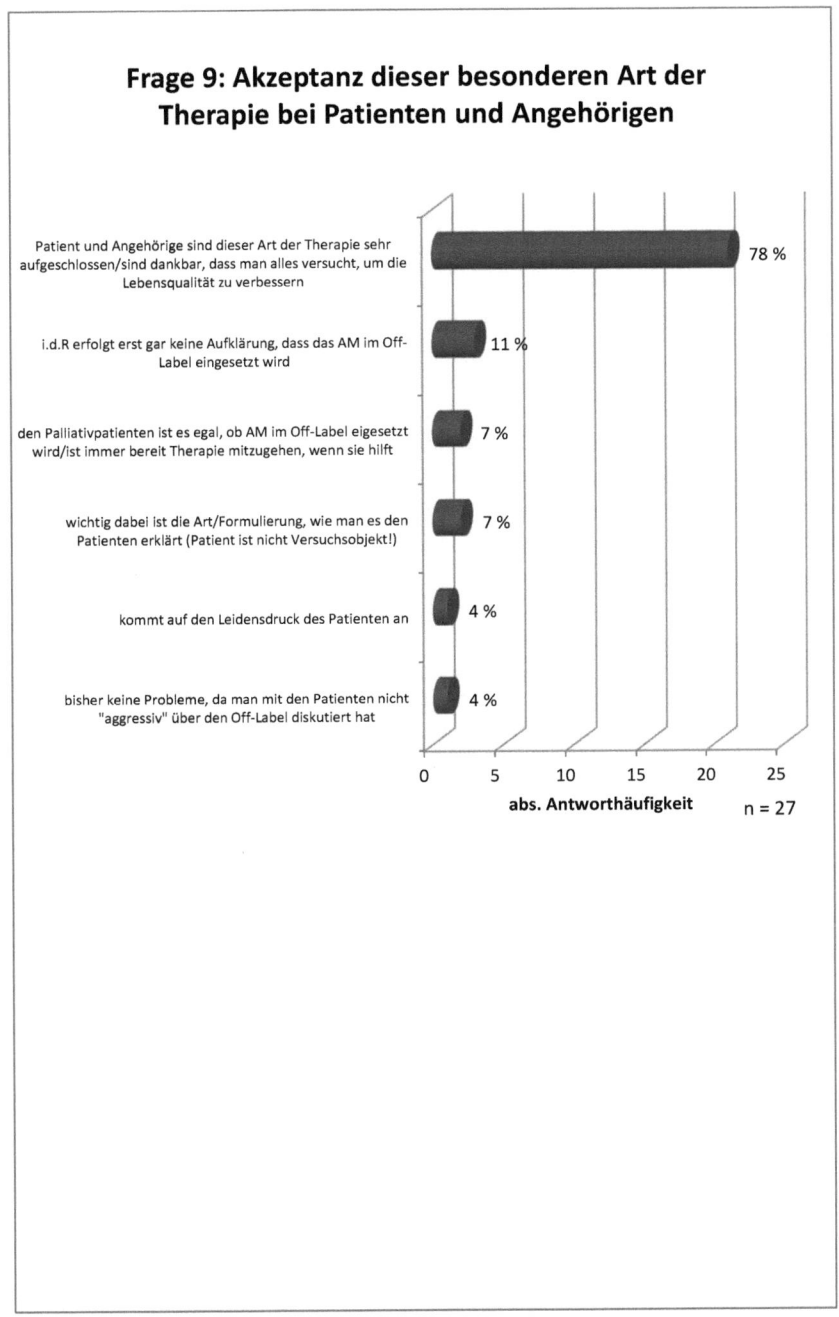

5. Evaluierung der aktuellen Situation des Off-Label-Use und Auswertung der Daten

5.1.1.8 Frage 10: Einsatz von AM im Off-Label für die Supportivtherapie

Unter **Supportivtherapie** versteht man verschiedene unterstützende Maßnahmen, die dazu beitragen sollen, sowohl die krankheitsbedingten Symptome als auch die behandlungsbedingten Nebenwirkungen zu behandeln oder sogar vorzubeugen.[257]

Gerade in Fällen, in denen eine kurative Behandlung nicht mehr möglich ist, können Supportivmaßnahmen dazu dienen, Krankheitssymptome zu lindern und die Lebensqualität der Palliativpatienten zu erhalten oder zu verbessern.

Fakt ist aber auch, dass nicht alle Komplikationen oder Nebenwirkungen tatsächlich immer beherrschbar oder gar zu vermeiden sind.

Zu den häufigsten unerwünschten Arzneimittelwirkungen (UAW) gehören neben der Übelkeit vor allem das Müdigkeitssyndrom (Fatigue) und die sehr schmerzhaften und belastenden Schleimhautschäden in Mund und Gastrointestinaltrakt (Mucositis).

Nach Aussagen der befragten Palliativmediziner werden im Rahmen der Supportivtherapie in der Regel nur die bekannten Standardpräparate herangezogen. Werden für die Therapie Arzneistoffe verwendet, von denen Nebenwirkungen bekannt sind, wird von Beginn an eine Begleittherapie gegen diese möglichen Nebenwirkungen mit verordnet (z.B. Movicol® bei Morphin-Therapie).

Im Verlauf der Interviews konnten aber dennoch einige Arzneistoffe eruiert werden, die auch in der Supportivtherapie außerhalb ihrer Zulassung zum Einsatz kommen. Diese werden nun im Folgenden detailliert aufgezeigt und erläutert:

Als Informationsquellen dienten dazu u.a. die „**Rote Liste 2011**"[258], „**ABDA-Datenbank**", und „**Mutschler Arzneimittelwirkungen**: Lehrbuch der Pharmakologie und Toxikologie"[259].

1. Amidotrizoesäure

Pharmakologische Stoffgruppe:
jodhaltiges Röntgenkontrastmittel
Arzneiliche Verwendung findet die Amidotrizoesäure in Form von verschiedenen Salzen (Natrium-, Meglumin- oder L-Lysin-Amidotrizoat)

---

[257] www.kinderkrebsstiftung.de/fileadmin/kinderkrebsinfo.de/export_Ependymom_inaktiveBereiche_ger.pdf, S. 41 (2007), zuletzt aufgerufen am: 11.04.2012

[258] Rote Liste

[259] Mutschler Arzneimittelwirkungen: Lehrbuch der Pharmakologie und Toxikologie

Anwendung gemäß Roter Liste:
- Zur Darstellung des Magen-Darm-Trakts, wenn eine Bariumsulfatanwendung unerwünscht, kontraindiziert oder ein unbefriedigendes Ergebnis liefert
- Zur Frühdiagnose einer röntgenologisch nicht sichtbaren Perforation oder einer Anastomoseninsuffizienz[260] im Ösophagus und Magen-Darm-Trakt
- Zur Darstellung von Megakolon[261], Fremdkörpern oder Tumoren vor einer Endoskopie[262] sowie von Gastrointestinalfisteln
- Für die Computertomographie des Abdomens und des kleinen Beckens

Eigenschaften und pharmakologische Wirkung:
Amidotrizoesäure ist ein wasserlösliches, nierengängiges und hochosmolares jodhaltiges Kontrastmittel. Die Grundstruktur ist das Triiodbenzol. Die Absorptionskapazität wird durch die Anzahl der Iod-Atome bestimmt. Je mehr Iod-Atome pro Molekül vorhanden sind, desto größer sind die Röntgendichte und damit der erzielte Kontrast. Die Carboxygruppe ist für die Salzbildung und somit für die Löslichkeit und Ausscheidung mit dem Harn verantwortlich. Die Acetylaminogruppen vermindern die Lipophilie der Grundsubstanz und bewirken damit eine deutliche Abnahme der Proteinbindung und dadurch eine deutlich geringere Gefahr von Membranschädigungen oder Hemmung von Enzymen.

Einsatz im Off-Label-Use:
als Laxans bei Obstipation

Wirkung im Off-Label-Use:
In Verbindung mit Bariumsulfat kommt es zu einer Beschleunigung der Magen-Darm-Passage.

---

[260] Pschyrembel: Unter einer Anastomose versteht man die natürliche Verbindung zwischen Blut-, Lymphgefäßen oder Nerven;
[261] Pschyrembel: Ein Megakolon ist eine mit chronischer Verstopfung einhergehende Dilatation des Dickdarms;
[262] Pschyrembel: Die Endoskopie ist das Ausleuchten von Körperhohlräumen und Hohlorganen mit Hilfe eines schlauchförmigen Instruments bestehend aus Objektiv und Okular, zu diagnostischen Zwecken mit der Möglichkeit der Entnahme einer Gewebeprobe;

2. Ascorbinsäure

Pharmakologische Stoffgruppe:
Vitamin C

Anwendung gemäß Roter Liste:
- Bei einer chronischen oder rezidivierenden Aminkolpitis[263] leichter bis mittelschwerer Ausprägung zur Normalisierung einer gestörten Vaginalflora
- Zur Prophylaxe und Therapie von Vit.-C-Mangel, wenn die ausreichende Zufuhr durch die Ernährung nicht gesichert ist (z.B. bei Skorbut[264])
- Bei Fehl- und Mangelernährung, Infektionskrankheiten, zur Aktivierung der körpereigenen Infektabwehr, bei grippalen Infekten und fieberhaften Prozessen, schweren Traumen, Tumorkachexie, Methämoglobinämie im Kindesalter

Eigenschaften und pharmakologische Wirkung:
Die Ascorbinsäure ist ein kristalliner, farb-und geruchloser, in Wasser gut löslicher Feststoff mit saurem Geschmack. Sie ist eine organische Säure. Das starke Reduktionsvermögen wird durch die Endiolgruppierung, der Säurecharakter durch die Hydroxylgruppe an C-3 (vinyloge Carbonsäure) bedingt.
Aufgrund seines Redoxpotentials wirkt Vitamin C als Antioxidans und Cofaktor zahlreicher Enzymsysteme.
Vitamin C ist beteiligt an:

- der Aktivierung von Thrombin (Gerinnungsbeschleunigung)
- der Abdichtung der Kapillaren (Antihyaluronidaseeffekt)
- der Umwandlung von Folsäure in Tetrahydrofolsäure
- dem Abbau cyclischer Aminosäuren
- der Hydroxylierung von Nebennierenrindenhormonen, biogenen Aminen und Aminosäuren[265]

---

[263] Pschyrembel: Eine Aminkolpitis ist eine durch eine atypische Scheidenflora bedingte Freisetzung von Aminen aus dem Vaginalsekret;

[264] Pschyrembel: Skorbut ist die am längsten bekannte Avitaminose aufgrund eines Mangels an Ascorbinsäure;

[265] Vgl. Mutschler Arzneimittelwirkungen (2008), S. 782

Es steigert außerdem Immunitätsvorgänge, vermutlich durch die Hemmung der oxidativen Selbstzerstörung der Phagozyten durch aktive O_2-Spezies. Ferner verbessert Vitamin C die Resorption von Eisensalzen. Der normale empfohlene Tagesbedarf an Ascorbinsäure liegt für einen gesunden Erwachsenen bei 100 mg. Bei schweren körperlichen Anstrengungen, z.B. bei Hochleistungssport, malignen Tumoren, chronischen Infektionskrankheiten, Stoffwechselerkrankungen (Diabetes mellitus) sowie während der Schwangerschaft und Stillzeit kann der Vitamin C-Bedarf erhöht sein. Er sollten aber 300 mg/Tag nicht überschreiten.

Einsatz im Off-Label-Use:
in hohen Dosen (Hochdosistherapie) als Laxans bei Obstipation

3. Butylscopolaminiumbromid

Pharmakologische Stoffgruppe:
Spasmolytikum, Parasympatholytikum

Anwendung gemäß Roter Liste:
- Bei Spasmen (krampf- und kolikartige Beschwerden) im Bereich von Magen, Darm, Gallenwegen und ableitenden Harnwegen sowie der weiblichen Geschlechtsorgane
- Zur Erleichterung der endoskopischen Untersuchung und zur Funktions-Diagnostik bei Untersuchungen des Gastrointestinaltraktes

Eigenschaften und pharmakologische Wirkung:
Butylscopolamin ist ein Arzneistoff aus der Gruppe der Parasympatholytika (m-Cholinozeptor-Antagonist). Diese blockieren durch kompetitiven Antagonismus die Acetylcholin-vermittelte Erregungsübertragung an m-Cholinozeptoren. Durch die Muscarinrezeptor-Blockade kommt es an verschiedenen Organen zu unterschiedlichen Wirkungen:
- zentrale Neuronen werden erregt oder gehemmt
- die Herzfrequenz wird nach höheren Dosen beschleunigt
- die Tränen-, Speichel- und Schweiß-Sekretion sowie die Sekretion der Drüsen des Verdauungstraktes werden reduziert
- die Schleimbildung in den oberen und unteren Luftwegen nimmt ab
- die glatte Muskulatur der Bronchien, des Magen-Darm-Kanals, der Gallenwege, der Ureteren und der Harnblase erschlafft

- die Pupillen werden durch die Lähmung des Musculus sphinkter pupillae erweitert (→Erhöhung des Augeninnendrucks, Akkomodationsstörungen)

Einsatz im Off-Label-Use:
als Laxans bei Obstipation

4. Cannabinoide

Eigenschaften und pharmakologische Wirkung:
Cannabinoide wurden bisher ausschließlich in der Hanfpflanze Cannabis sativa var. indica, dem indischen Hanf, entdeckt, aus dem Marihuana und Haschisch gewonnen werden.
Es sind Transformationsprodukte und synthetische Analoga einiger Terpenphenole. Das am meisten untersuchte Cannabinoid ist Δ^9- Tetrahydrocannabinol (THC), welches 1964 isoliert wurde.
Über Dronabinol, einem Stereoisomer von THC, wird als additive Maßnahme in der Schmerztherapie diskutiert.
In Deutschland steht mit Sativex® seit Juli 2011 das erste dronabinolhaltige Fertigarzneimittel als Mundspray zur Verfügung. Zugelassen ist es zur Symptomverbesserung bei Patienten mit mittelschwerer bis schwerer Spastik aufgrund von Multipler Sklerose, die nicht angemessen auf eine andere anti-spastische AM-Therapie angesprochen haben.
Positive Effekte konnte man auch bei Gewichtsverlust oder bei Übelkeit und Erbrechen während einer Chemotherapie berichten.
Ein therapeutischer Nutzen konnte jedoch in klinischen Studien bei Patienten mit verschiedenen Schmerzzuständen nicht eindeutig nachgewiesen werden. Aufgrund seiner geringen therapeutischen Breite und den enormen unerwünschten Nebenwirkungen wird Dronabinol derzeit meist additiv oder im Off-Label eingesetzt.

Einsatz im Off-Label-Use:
gegen Übelkeit und Erbrechen

5. Distigminbromid

Pharmakologische Stoffgruppe:
Cholinergikum

Anwendung gemäß Roter Liste:
- Zur Behandlung von neurogenen Blasenentleerungsstörungen mit hypotonem Detrusor im Rahmen eines therapeutischen Gesamtkonzeptes.
- Bei Myastenia gravis

Eigenschaften und pharmakologische Wirkung:
Distigmin ist ein Cholinesterase-Blocker (Indirektes Parasympathomimetikum).
Man unterscheidet bei den Cholinesterase-Blockern neben den Antidementiva, die Carbaminsäure-Derivate (Physostigmin-Gruppe) und die Phosporsäureester (Alkylphosphate). Durch die Reaktion mit dem esteratischen Zentrum der Acetylcholinesterase hemmen sie die Spaltung von Acetylcholin (reversible Hemmung der Acetylcholinesterase → Hemmung des Abbaus von Acetylcholin). Als Folge der erhöhten Acetylcholinkonzentration nehmen der Parasympathikustonus und der Tonus der quergestreiften Muskulatur zu.

Einsatz im Off-Label-Use:
als Laxans bei Obstipation

6. Erythromycin

Pharmakologische Stoffgruppe:
Makrolid-Antibiotikum

Anwendung gemäß Roter Liste:
Bei akuten und chronischen Infektionen, die durch Erythromycin-empfindliche Erreger verursacht werden, z.B.:
- Infektionen der tiefen Atemwege (Bronchitis, Pneumonie, v.a. Chlamydia trachomatis, Chlamydia pneumoniae, Legionellen, Mykoplasmen und Keuchhusten)
- Infektionen des HNO-Bereichs (Otitis media, Sinusitis, Tonsillitis, Pharyngitis, Laryngitis)

- Bei Scharlach, Erysipel, Prophylaxe des rheumatischen Fiebers, Diphterie, Einschlusskörperchen-Konjunktivitis, Trachom, schwere Enteritis, Urethritis
- Infektionen der Haut, verursacht durch Corynebact. minotussimum, z.B. schwere Formen der Akne vulgaris, Gonorrhö, Syphilis, Aktinomykose

Eigenschaften und pharmakologische Wirkung:
Erythromycin ist die Leitsubstanz der Makrolid-Antibiotika.
Makrolide sind komplex aufgebaute Antiinfektiva mit 14- bis 16-gliedrigem Lactonring und glykosidisch gebundenen Zuckern.
Makrolid-Antibiotika hemmen durch reversible Bindung an den 23S-rRNA-Baustein der 50S-Einheit der Ribosomen die Proteinsynthese in der Elongationsphase.
Erythromycin wird durch Wasserabspaltung und Hemiketalbildung im sauren Milieu des Magens inaktiviert. Für eine bessere Resorption bei oraler Gabe wird es deshalb in veresterter Form (als Ethylsuccinat) eingesetzt.
Die Halbwertszeit von Erythromycin in vivo beträgt 1,5 bis 2,5h. Die Elimination erfolgt überwiegend durch Biotransformation und biliäre Sekretion bzw. Ausscheidung mit den Fäzes.
Makrolide wirken bakteriostatisch auf aerobe (Streptokokken) und anaerobe grampositive (Propionibakterien) sowie einige gramnegative Keime (Legionellen, Bordetella, Haemophilus) und intrazelluläre Bakterien (Listerien, Mykoplasmen, Chlamydien).

Einsatz im Off-Label-Use:
als Laxans bei Obstipation

Wirkung im Off-Label-Use:
= die dosisabhängige Nebenwirkung der Makrolid-Antibiotika

7. Glycopyrroniumbromid

Pharmakologische Stoffgruppe:
Spasmolytikum, Anticholinergikum

Anwendung gemäß Roter Liste:
- Vor Operationen zur Herabsetzung des Speichelflusses, der Sekretion des Pharynx, in der Trachea und im Bronchialsystem
- Zur Reduzierung der Magensaftmenge und der freien Säure
- Zur Blockade des Verzögerungsreflexes des Vagus auf das Herz während der Narkoseeinleitung und der Intubation
- Zum Schutz vor Nebenwirkungen der Cholinergika (Bronchorrhoe, Bronchialkrämpfe, Bradykardie und übermäßige Darmtätigkeit), die zur Aufhebung der neuromuskulären Blockade nicht depolarisierender Muskelrelaxantien gegeben werden

Eigenschaften und pharmakologische Wirkung:
Glycopyrroniumbromid ist ein m-Cholinorezeptor-Antagonist (Parasympatholytikum) und blockiert durch kompetitiven Antagonismus die Acetylcholin-vermittelte Erregungsübertragung an m-Cholinorezeptoren. Glycopyrronium ist ein synthetisches, ionisiertes, quartäres Ammonium-Anticholinergikum. Es kann Zellmembrane schlecht passieren. Die orale Resorption ist schlecht.

Einsatz im Off-Label-Use:
Obstipierende Wirkung bei starkem Durchfall?
Als Laxans bei Obstipation?

Wirkung im Off-Label-Use:
Anticholinerge Wirkung bewirkt obstipierenden Effekt bei sehr starkem Durchfall?

8. Haloperidol

Pharmakologische Stoffgruppe:
Neuroleptikum, Dopamin-Antagonist (Butyrophenon)

Anwendung gemäß Roter Liste:
- Bei seelischen Erkrankungen mit Wahn, Sinnestäuschungen, Denk- und Ich-Störungen (akutes psychotisches Syndrom)
- Bei seelischen Erkrankungen, die mit ausgeprägten Bewegungsstörungen, z.b. Bewegungsstarre oder Erregungszuständen einhergehen (katatones Syndrom)
- Bei Zuständen, die durch Verwirrtheit, Verkennung der Umgebung und Unruhe gekennzeichnet sind (delirantes und exogen-psychotisches Syndrom)
- Bei Zuständen, die durch krankhaft gehobene Stimmung und Antrieb gekennzeichnet sind (maniformes Syndrom)
- Zur Erhaltungs- und Rezidivprophylaxe bei chronisch schizophrenen und maniformen Zuständen

Eigenschaften und pharmakologische Wirkung:
Haloperidol ist ein hochpotentes, stark wirksames Neuroleptikum aus der Gruppe der Butyrophenone. Es hat einen ca. 50-mal höheren antipsychotischen Effekt als Chlorpromazin bei verringerten vegetativen Nebenwirkungen, wie z.B. Mundtrockenheit und Tachykardie. Daneben besitzt Haloperidol einen ausgeprägten antiemetischen Effekt.
Haloperidol bewirkt sowohl eine Blockade an dopaminergen, als auch adrenergen und muscarinischen Rezeptoren.
Nach oraler Gabe wird Haloperidol rasch und vollständig resorbiert. Aufgrund des First-Pass-Effektes beträgt die Bioverfügbarkeit nur ca. 60 %.

Einsatz im Off-Label-Use:
gegen Übelkeit und Erbrechen

9. Levomepromazin

Pharmakologische Stoffgruppe:
Neuroleptikum (Phenothiazin)

Anwendung gemäß Roter Liste:
- Zur Dämpfung psychomotorischer Unruhe- und Erregungszustände im Rahmen psychotischer Syndrome.
- Bei leichtem, akut psychotischem Syndrom mit Wahn, Halluzinationen, Denk- und Ich-Störungen.
- Als Kombinationstherapie bei der Behandlung von chronischen oder schweren Schmerzen.

Eigenschaften und pharmakologische Wirkung:
Levomepromazin ist ein Phenothiazin vom Chlorpromazin-Typ und wird in der Psychiatrie als niederpotentes (schwach wirksames) Antipsychotikum eingesetzt. Phenothiazine waren die ersten in die Therapie eingeführten Neuroleptika. Sie enthalten ein nahezu planares Ringsystem (tricyclische Neuroleptika) und können durch die Art der Seitenkette weiter unterschieden werden. Der Chlorpromazin-Typ zeichnet sich durch die offene Seitenkette aus. Levomepromazin ist ein Antagonist an Dopamin-(D1/D2-)Rezeptoren und n Serotonin-(5HT2-)Rezeptoren. Die Substanz wirkt antipsychotisch, sedierend und antiemetisch. Sie wirkt zusätzlich analgetisch und verstärkt die Wirkung von Analgetika und Anästhetika.

Einsatz im Off-Label-Use:
gegen Übelkeit und Erbrechen

10. Modafinil

Pharmakologische Stoffgruppe:
Narkolepsie-Mittel, Psychostimulans

Anwendung gemäß Roter Liste:
- Zur Behandlung der Narkolepsie mit oder ohne Kataplexie[266].
- Bei mittelschwerem bis schwerem obstruktivem Schlafapnoe-Syndrom mit exzessiver Tagesschläfrigkeit, trotz adäquater CPAP-Therapie (= **C**ontinuous **P**ositive **A**irway **P**ressure (Kontinuierlicher Atemwegs-überdruck))
- Bei mittelschwerem bis schwerem chronischen Schichtarbeitersyndrom mit exzessiver Schläfrigkeit bei Patienten mit Nachtschicht-Wechsel, wenn andere Schlaf-Hygiene-Maßnahmen zu keiner Besserung geführt haben.

Eigenschaften und pharmakologische Wirkung:
Der genaue Wirkmechanismus von Modafinil ist bisher noch nicht bekannt. Ein Teil der Wirkung beruht vermutlich auf einer durch α_1-Adrenorezeptoren vermittelten zentralen Aktivierung (= zentraler Agonismus an adrenergen α-Rezeptoren). Der Wirkstoff verbessert die Wachheit und Vigilanz während des Tages und verlängert die Einschlafdauer. Modafinil wird rasch resorbiert und die Ausscheidung erfolgt vorwiegend renal.

Einsatz im Off-Label-Use:
bei unklarer Schwäche

---

[266] Pschyrembel: Unter Kataplexie versteht man den anfallartigen, kurz andauernden Tonusverlust der Kopf- oder (seltener) der gesamten Körpermuskulatur;

5. Evaluierung der aktuellen Situation des Off-Label-Use und Auswertung der Daten

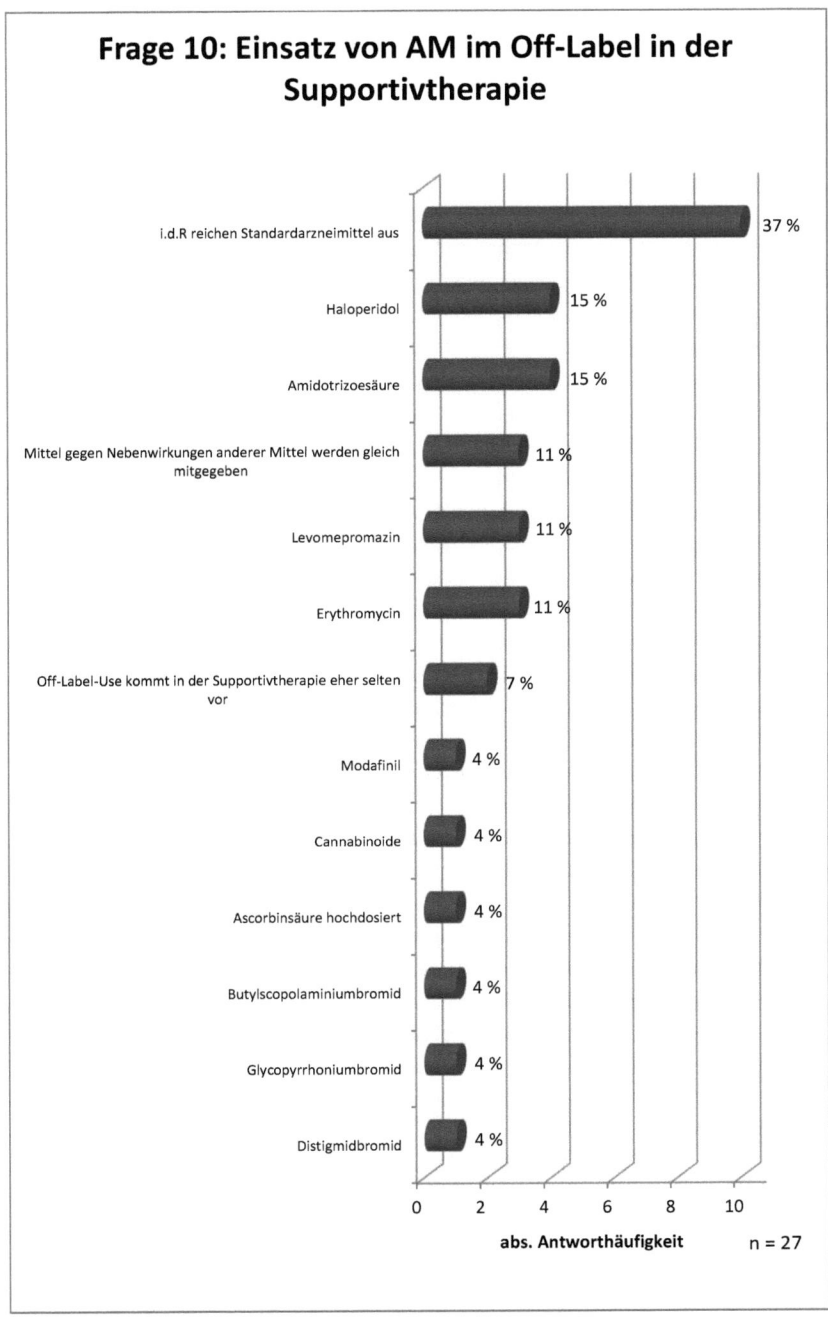

5.1.1.9 Frage 11: Einsatz von Datenbanken zur Off-Label-Use-Recherche

Als die am häufigsten verwendete Datenbank zur Recherche von Arzneimitteln im Off-Label-Use nannten die befragten Palliativmediziner „**Medline**".
Medline (Medical Literature Analysis and Retrieval System Online) beinhaltet Nachweise der internationalen Literatur aus allen Bereichen der Medizin, einschließlich Zahn- und Veterinärmedizin, Psychologie und des öffentlichen Gesundheitswesens.[267] Es handelt sich dabei um eine bibliographische Datenbank des US-amerikanischen National Center for Biotechnology Information (NCBI).[268]. Des Weiteren wurden auch **PubMed, Embase, Google** und die Internetseite „**www.palliativedrugs.com**" genannt.
PubMed ist eine englischsprachig textbasierte, bibliographische Referenzdatenbank mit Nachweisen aus medizinischen Artikeln bezogen auf den gesamten Bereich der Biomedizin und enthält mehr als 20 Millionen Zitate. Im August 2010 waren 5490 biomedizinische Zeitschriften darin verzeichnet.[269]
Nachweise der internationalen Literatur aus der gesamten Humanmedizin und ihren Randgebieten – mit Schwerpunkt Europa – findet man in der Datenbank „**Embase**". Es handelt sich um eine biomedizinische Datenbank mit über 24 Millionen Datensätzen. Besondere Schwerpunkte dieser Datenbank bilden die Arzneimittelforschung, Pharmakologie, Pharmazie, Pharmaökonomie, Toxikologie, biologische Grundlagenforschung, Gesundheitspolitik und -management, Gesundheitswesen, Arbeitsmedizin, Umweltmedizin und Drogenprobleme. Als Quellen dienen rund 7500 biomedizinische Zeitschriften aus 70 Ländern.[270]
Einige Palliativmediziner gaben aber auch an, dass sie keine dieser Datenbanken verwenden, d.h. also keine Datenbankrecherche betreiben oder wenn, dann nur sehr selten. Sie bevorzugen vielmehr den Austausch mit Kollegen entweder telefonisch oder auf diversen Kongressen (z.B. Schmerzkongresse). Eine wichtige Informationsquelle ist für viele Mediziner die gebundene Literatur. Hierbei wurden sehr oft die Bücher „Palliativmedizin" Klaschik und S. Husebo) oder „Arzneimitteltherapie in der Palliativmedizin" (C. Bausewein, C. Remi, R. Twycross und A. Wilcock) und der „Leitfaden Palliativmedizin-Palliativ Care" (C. Bausewein, S. Roller und R. Voltz) als hilfreiche Nachschlagewerke genannt. Außerdem nutzen die Palliativmediziner sehr gerne die Informationen aus den zahlreichen Zeitschriften („Zeitschrift für Palliativmedizin"), Journals wie z.B. „New England Journal of Medicine", „Formulary Journal", DGP-Rundschreiben oder aus den Fachinformationen und der „Roten Liste".

---

[267] http://www.dimdi.de/static/de/db/dbinfo/me66.htm_945116164.htm, zuletzt aufgerufen am: 11.04.2012
[268] http://de.inforapid.org/index.php?search=MEDLINE, zuletzt aufgerufen am: 11.04.2012
[269] http://de.inforapid.org/index.php?search=MEDLINE, zuletzt aufgerufen am: 11.04.2012
[270] www.embase.com; http://www.dimdi.de/static/de/db/dbinfo/em47.htm, zuletzt aufgerufen am: 11.04.2012

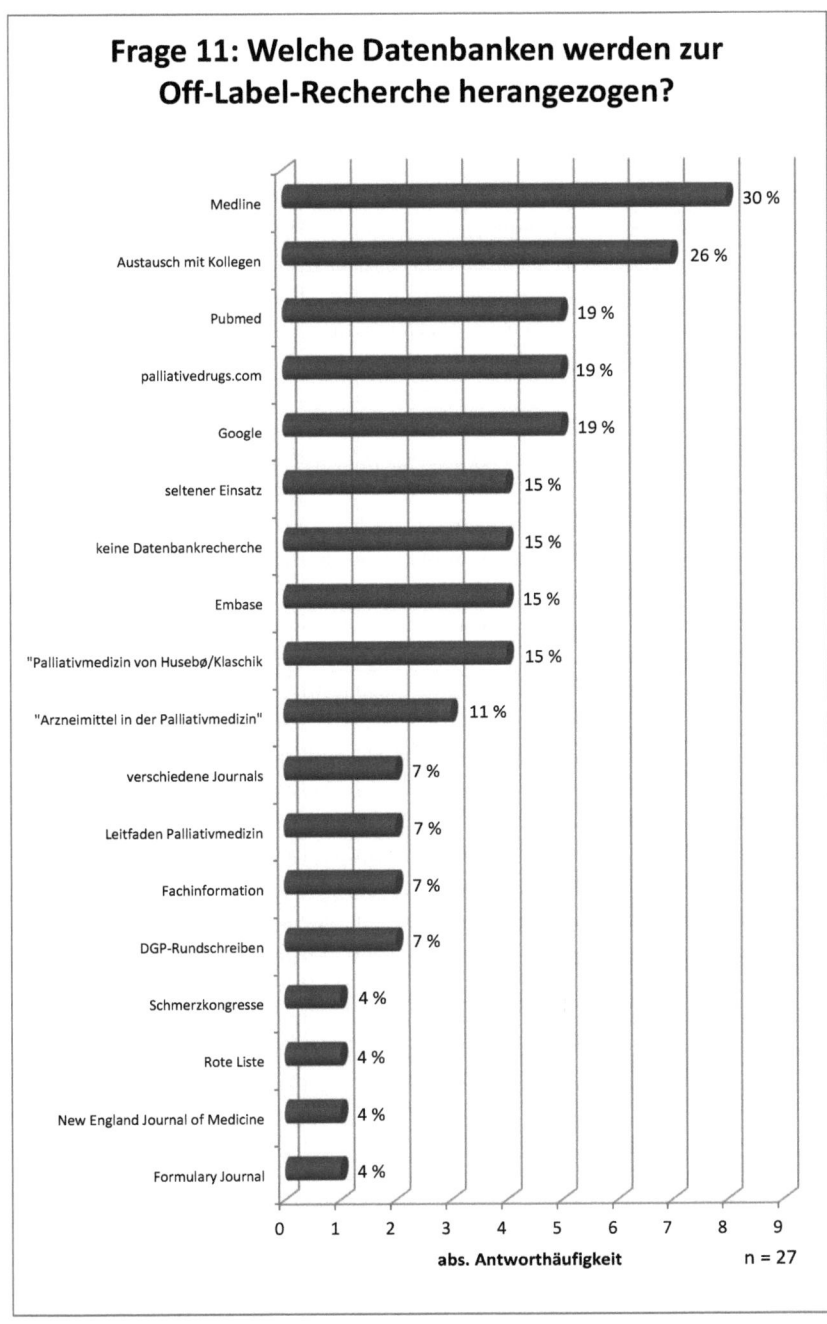

5. Evaluierung der aktuellen Situation des Off-Label-Use und Auswertung der Daten

5.1.1.10 Frage 12: Off-Label-Use und die Krankenkassen

Bei der Problematik des Off-Label-Use befindet sich der behandelnde Arzt nicht nur in einem *„ethischen Dilemma, sondern auch in einem juristischen Bermuda-Dreieck der Ansprüche"*.[271]
Neben dem zivil[272]- und strafrechtlichen[273] Haftungsrisiko kann er auch mit krankenversicherungsrechtlichen Regressansprüchen[274] konfrontiert werden.
Keine Probleme bekommt der Arzt bei der Verordnung von Arzneistoffen, die der Gemeinsame Bundesausschuss (G-BA) gebilligt hat und die anschließend in den Abschnitt K der Arzneimittel-Richtlinien aufgenommen wurden.
Dem Arzt ist es aufgrund seiner Therapiefreiheit durchaus gestattet, Arzneimittel auch im Off-Label-Use einzusetzen. Dies sollte aber *„medizinisch geboten und begründet sein, es sollten ausreichend Kenntnisse darüber bestehen, die Anwendung muss medizinisch-wissenschaftlich erprobt worden sein und die UAW in ausreichendem Maße bekannt sein"*.[275]
Die Leistung des Arztes, der in der vertragsärztlichen Versorgung die Stellung als Leistungserbringer einnimmt, muss dabei sowohl ausreichend, zweckmäßig als auch nach **§ 12 SGB V** wirtschaftlich sein.
Krankenkassen und kassenärztliche Vereinigungen überwachen genau diese Wirtschaftlichkeit der Versorgung und sind mit Hilfe des § 106 SGB V dazu berechtigt, Arzneikostenregresse wegen unwirtschaftlicher Verordnungsweise festzusetzen.
Im Falle eines medizinisch umstrittenen Off-Label-Use sollte der Arzt deshalb nach Feststellung des BSG zunächst selbst Auskunft bei der Krankenkasse einholen.
Nur wenn die Verordnungsfähigkeit von der Krankenkasse durch eine entsprechende Vorabprüfung bestätigt wurde oder der Arzt davon ausgehen kann, dass die Verordnung nicht beanstandet wird, kann er vermeiden, dass später die Leistungspflicht der Krankenkassen verneint wird. Ohne Kostenzusage geht er das Risiko ein, von der Prüfstelle der jeweiligen Krankenkasse eine Regressforderung zu erhalten.
Die Antworten der Palliativmediziner zur Thematik Vorabgenehmigungen und Regresse waren hier sehr unterschiedlich.
Klinikärzte waren größtenteils der Meinung, dass Vorabprüfungen durch die Krankenkassen in Kliniken keine Relevanz haben. Wurde im Krankenhaus durch den behandelnden Arzt ein Arzneimittel im Off-Label-Use eingesetzt, gab es bisher keine Probe-

---

[271] Klein (2009), S. 108
[272] Vgl. Weidinger in MedR 2006: „Aus der Praxis der Haftpflichtversicherung für Ärzte und Krankenhäuser", Heft 10, S. 570, 575
[273] Vgl. Parzeller/Schulze/Rüdiger (2006), Stoffrecht, Teil 2, S. 213, 220
[274] Vgl. Goecke in Ärztezeitung 2002: „Nicht jeder Regress bei Off-Label-Use ist Rechtens", Heft 100, S. 16; Vgl. Ehlers/Weizel (2001) in Pharm.Ind. 63: „Regressflut bei Off-Label-Verordnungen", Nr. 12, S. 1256 ff.
[275] Parzeller/Schulze/Rüdiger (2006), Stoffrecht, Teil 1, S. 167 ff.

5. Evaluierung der aktuellen Situation des Off-Label-Use und Auswertung der Daten

me bzgl. der Kostenübernahme bzw. der Erstattung. Bei Entlassung des Patienten aus der Klinik weisen sie jedoch den weiterbehandelnden Hausarzt im Entlass-Brief darauf hin, dass ein bestimmtes Medikament außerhalb seiner Zulassung eingesetzt wurde, sodass der Arzt mit der entsprechenden Dokumentation aus der Klinik einen Nachweis für die Krankenkassen bzgl. der Weiterverordnung zur Verfügung stehen hat.

Viele Klinikärzte „ignorieren" aber auch einfach das Thema „Vorabgenehmigung". Sie sind der Meinung, dass der Einsatz auch ohne Vorabgenehmigung gerechtfertigt sei, solange die Kriterien des BSG erfüllt sind und der Off-Label-Use in der Patientenkurve entsprechend dokumentiert und begründet wurde. Einige berufen sich auch auf die Therapiefreiheit des Arztes und sind der Meinung, dass die Krankenkassen überhaupt keine Berechtigung haben, die Genehmigung für eine erfolgsversprechende Therapie zu verweigern, auch wenn sie im Off-Label stattfindet.

Einige Ärzte berichteten auch von schlechten Erfahrungen, die sie im Rahmen von Vorabprüfungen durch die Krankenkassen gemacht haben. Zum einen dauerte die Bearbeitung in der Regel eine sehr lange Zeit – eine Zeit, die man auf Palliativstationen nicht hat – zum anderen bekamen sie am Ende dann doch nur einen negativen Bescheid.

Einige Palliativmediziner sprachen aber auch von einer durchaus positiven Kommunikation mit den Krankenkassen bzgl. des Einsatzes von Arzneimitteln außerhalb ihrer Zulassung. Ob es an der palliativen Lebenssituation der Patienten lag, weshalb die Krankenkasse in diesen Fällen vielleicht doch etwas „kulanter" entschieden, bleibt offen.

Im Hinblick auf die Weiterverordnung durch den Hausarzt gaben einige Palliativmediziner aus den Kliniken an, dass sie durchaus Rücksprache mit dem MDK halten, falls sie sehr teure Medikamente im Off-Label-Use einsetzen möchten und gegebenenfalls ausführliche Begründungsschreiben für die Krankenkassen verfassen.

5. Evaluierung der aktuellen Situation des Off-Label-Use und Auswertung der Daten

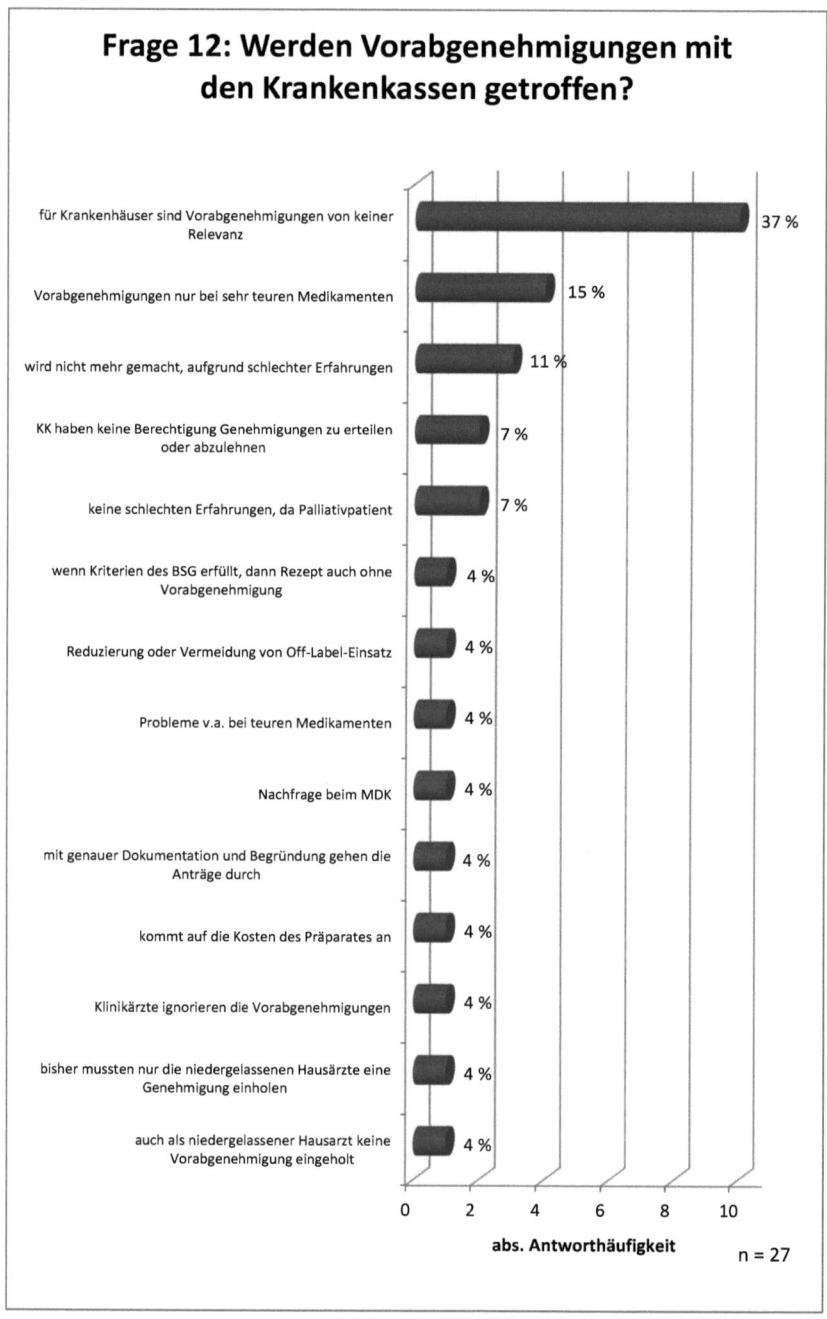

5.1.1.11 Frage 13: Regresse aufgrund von Off-Label-Verordnungen

Die Grafik zeigt deutlich, dass die befragten Palliativmediziner, die größtenteils in Kliniken tätig sind, bisher noch keine Probleme mit Regressforderungen durch die Krankenkassen hatten. Wenige der Befragten, die in einer eigenen Praxis Palliativpatienten betreuen, wurden schon mal mit einem Regress konfrontiert. Dieser konnte jedoch mit entsprechender Begründung für den Einsatz des Arzneimittels im Off-Label-Use abgewendet werden

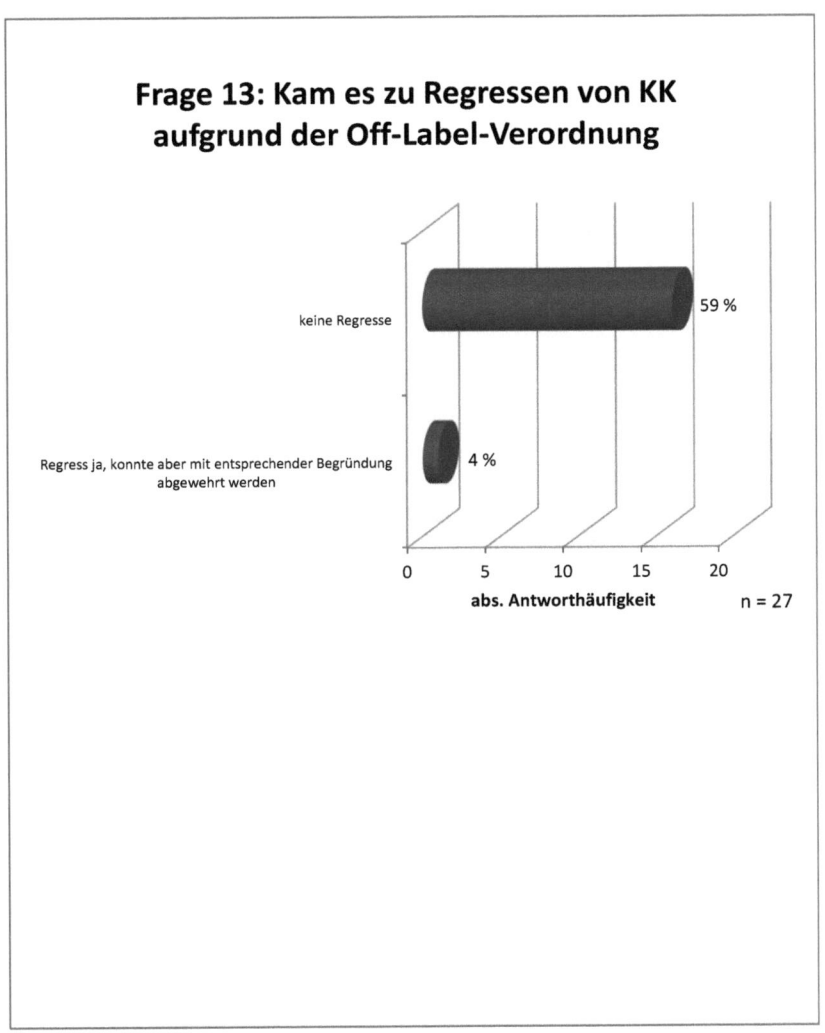

5. Evaluierung der aktuellen Situation des Off-Label-Use und Auswertung der Daten

5.1.2 Übersicht der recherchierten im Off-Label eingesetzten Arzneistoffe aus den Interviews mit Palliativmedizinern

In diesem Abschnitt werden nun alle Wirkstoffe, die mittels Frage vier des Fragebogens für Palliativmediziner eruiert werden konnten, alphabetisch nach den wichtigsten pharmakologischen Gesichtspunkten dargestellt. Bei der Darstellung der zugelassenen Indikationen wurde die **Rote Liste 2011** als Datenquelle herangezogen.

Da die Palliativmediziner bei der Befragung nicht explizit auf die Quellen eingegangen sind, worauf sie den Einsatz dieser Arzneistoffe im Off-Label stützen, soll im Abschnitt 5.4 „Datenbankrecherche" anschließend versucht werden, geeignete Studien für genau diese Wirkstoffe zu recherchieren.

Erläuterungen:

Farbe Rot:
von den Palliativmedizinern bei der Befragung 2008 angegebene Verwendung im Off-Label – laut Roter Liste 2011 heute jedoch bereits dafür zugelassen

Farbe Blau:
Einsatz des Wirkstoffes in einer anderen Darreichungsform

Farbe Grün:
Keine Studien im Rahmen der Datenbankrecherche gefunden

1. Acetylsalicylsäure

Pharmakologische Stoffgruppe:
Analgetikum, Antipyretikum, Antiphlogistikum, Thombozytenaggregationshemmer

Anwendung gemäß Roter Liste:
- Bei leichten bis mäßig starken Schmerzen (Kopf-, Zahn- und Regelschmerzen) und Fieber
- Zur akuten Behandlung der Kopfschmerzen von Migräneanfällen mit und ohne Aura
- Zur Thrombozytenaggregationshemmung: bei instabiler Angina pectoris, bei akutem Myokardinfarkt, zur Reinfarktprophylaxe, nach arteriellen gefäßchirurgischen oder interventionellen Eingriffen

Einsatz im Off-Label-Use:
Topisch im Rahmen der Zoster-Wunde

2. Alfentanil

Pharmakologische Stoffgruppe:
i.v.-Narkoanalgetikum

Anwendung gemäß Roter Liste:
Als Analgetikum bei der Einleitung und Aufrechterhaltung einer Allgemeinanästhesie

Einsatz im Off-Label-Use:
Als Alternative bei Unverträglichkeit gegenüber anderen starken Opioiden, insbesondere bei Niereninsuffizienz

3. Amidotrizoesäure

Pharmakologische Stoffgruppe:
Jodhaltiges Röntgenkontrastmittel

Anwendung gemäß Roter Liste:
- Zur Darstellung des Magen-Darm-Trakts, wenn eine Bariumsulfatanwendung unerwünscht oder kontraindiziert ist, oder ein unbefriedigendes Ergebnis liefert
- Zur Frühdiagnose einer röntgenologisch nicht sichtbaren Perforation oder einer Anastomoseninsuffizienz im Ösophagus und Magen-Darm-Trakt
- Zur Darstellung von Megakolon, Fremdkörpern oder Tumoren vor Endoskopie sowie von Gastrointestinalfisteln
- Für die Computertomographie des Abdomens und des kleinen Beckens
- Zur retrograden Urographie wie Urethropgraphie, Zystographie, Pyelographie und Miktionszystourethrographie

Einsatz im Off-Label-Use:
Als Laxans bei sehr hartnäckiger Obstipation (osmotisch wirksam)

4. Amitriptylin

Pharmakologische Stoffgruppe:
Trizyklisches Antidepressivum

Anwendung gemäß Roter Liste:
- Bei depressiven Erkrankungen (leichte bis mittelschwere Depressionen vom ängstlichen und agitierten Typ)
- Zur langfristigen Schmerzbehandlung im Rahmen eines therapeutischen Gesamtkonzepts

Einsatz im Off-Label-Use:
- Bei neuropathischen Schmerzen (z.B. 25-50 mg) als Koanalgetikum
- Bei Harndrang, Dranginkontinenz und Blasenspasmen
- Bei chronischem Erschöpfungssyndrom (Fatigue)
- Bei chronischer Übelkeit und Erbrechen

5. Ascorbinsäure (Vitamin C)

Pharmakologische Stoffgruppe:
Vitamin C

Anwendung gemäß Roter Liste:
- Bei C-Hypovitaminosen, Erkältungskrankheiten, Infektionskrankheiten
- Zur Infektabwehr
- Bei Resorptionsstörungen im Rahmen von Magen-und Darmerkrankungen
- Als Injektionslösung zur Therapie oder Prävention von klinischen Vitamin-C-Mangelzuständen, die ernährungsmäßig nicht behoben werden können, z.B. bei Skorbut, nach Traumen oder durch Tumorkachexie

Einsatz im Off-Label-Use:
- Bei Dekubitus
- Bei Harnwegsinfekten
- Als Laxans

6. Atropin

Pharmakologische Stoffgruppe:
Anticholinergikum, Mydriatikum, Spasmolytikum, Antidot (Organophosphat-Insektizide)

Anwendung gemäß Roter Liste:
- Zur Ausschaltung der Akkomodation für diagnostische Zwecke, z.b. zur Vorbehandlung für die Refraktionsbestimmung
- Zur Penalisation, wenn eine Okklusionsbehandlung nicht möglich ist
- Zur Lösung von Akkomodationsspasmen bei Hyperopie (= Weitsichtigkeit)
- Als Mydriatikum zur Ruhigstellung von Iris und Ziliarkörper bei akuten oder chronischen intraokulären Entzündungen dieser Gewebe
- Kurzzeittherapie von akut auftretenden bradykarden Herzrhythmusstörungen
- Bei Spasmen im Magen-Darm-Bereich, sowie der Harn-und Gallenwege
- Zur Hemmung der Sekretion des Magens und der Bauchspeicheldrüse
- Als Narkoseprämedikation
- Als Antidot bei Vergiftungen mit Parasympathomimetika
- Als Antidot bei Vergiftungen mit Insektiziden der Organophosphatgruppe

Einsatz im Off-Label-Use:
Zur Wundbehandlung (Austrocknung)

7. Baclofen

Pharmakologische Stoffgruppe:
Myotonolytikum

Anwendung gemäß Roter Liste:
Bei schwerer, mit Standardtherapie nicht behandelbarer, chronischer Spastizität bei Multipler Sklerose und nach Verletzungen des Rückenmarks

Einsatz im Off-Label-Use:
Bei therapieresistentem Schluckauf

8. Bevacizumab

Pharmakologische Stoffgruppe:
Antineoplastisches Mittel, monoklonaler (humanisierter) Antikörper

Anwendung gemäß Roter Liste:
- In Kombination mit Fluoropyrimidin-basierter Chemotherapie zur Behandlung von Patienten mit metastasiertem Kolon-oder Rektumkarzinom
- In Kombination mit Paclitaxel oder Docetaxel zur First-Line-Behandlung von Patienten mit metastasiertem Mammakarzinom
- In Kombination mit einer Platin-haltigen Chemotherapie zur First-Line-Behandlung von Patienten mit inoperablem fortgeschrittenem, metastasiertem oder rezidiviertem nichtkleinzelligem Bronchialkarzinom
- In Kombination mit Interferon alfa-2a zur First-Line Behandlung von Patienten mit fortgeschrittenem und/oder metastasiertem Nierenzellkarzinom

Einsatz im Off-Label-Use:
Zur Behandlung des Glioblastoms

9. Butylscopolaminiumbromid

Pharmakologische Stoffgruppe:
Spasmolytikum, Parasympatholytikum

Anwendung gemäß Roter Liste:
- Bei Spasmen im Bereich von Magen, Darm, Gallenwegen und ableitenden Harnwegen sowie der weiblichen Genitale.
- Zur Erleichterung von endoskopischen Untersuchungen und zur Funktionsdiagnostik bei Untersuchungen des GTI

Einsatz im Off-Label-Use:
- Als Pflaster gegen Übelkeit, Erbrechen und (Pseudo-)Hypersalivation (alle 3 Tage ein Pflaster)
- In der Palliativmedizin auch gegen Rasselatmung (s.c. oder als Pflaster) eingesetzt, um die rasselnde Atmung (Death Rattle) in der Terminalphase abzumildern. Die Wirkung beruht auf einer Hemmung der Speichelproduktion (antisalivatorischer Effekt).
- Zur Sekretionshemmung bei verstärkter Sekretproduktion/Verschleimung
- Auch als Augentropfen für die Wangenschleimhaut, damit nicht so viel Sekret in den Mund gelangt bzw. gebildet wird.

- S.c., auch als Dauerinfusion zu anderen Arzneimitteln zugesetzt;
- Bei chronischem Darmverschluss im Rahmen einer weit fortgeschrittenen Krebserkrankung und nicht mehr operablen Tumoren (inoperable Darmobstruktion)

10. Carbamazepin

Pharmakologische Stoffgruppe:
Antiepileptikum

Anwendung gemäß Roter Liste:
(als Tabletten, Retardtabletten oder Suspension)
- Bei Epilepsien: einfache partielle Anfälle (fokal); komplexe partielle Anfälle (psychomotorisch); Grand mal, v.a. fokaler Genese (Schlaf-Grandmal, diffuses Grand mal)
- Gemischte Epilepsie-Formen
- Trigeminus-Neuralgie
- Zur Prophylaxe manisch-depressiver Phasen, wenn Lithium-Therapie versagt hat bzw. wenn der Patient unter Lithium schnelle Phasenwechsel erlebt oder wenn mit Lithium nicht behandelt werden darf;
- Schmerzhafte diabetische Neuropathie

Einsatz im Off-Label-Use:
Eher selten, dann jedoch rektal oder s.c.

11. Clonazepam

Pharmakologische Stoffgruppe:
Antiepileptikum (Benzodiazepin)

Anwendung gemäß Roter Liste:
- Bei Epilepsien: einfache partielle Anfälle (fokal); komplexe partielle Anfälle (psychomotorisch); Grand mal, v.a. fokaler Genese (Schlaf-Grandmal, diffuses Grand mal)
- Gemischte Epilepsie-Formen
- Trigeminus-Neuralgie
- Schmerzhafte diabetische Neuropathie
- nicht epileptische Anfälle bei Multipler Sklerose

5. Evaluierung der aktuellen Situation des Off-Label-Use und Auswertung der Daten

Einsatz im Off-Label-Use:
- Bei neuropathischen Schmerzen und Ganzkörperschmerz (3 x tgl. 3 oder 3 x tgl. 5 Tropfen)
- Bei Angst, Panikattacken, Restless-Legs-Syndrom, terminale Agitiertheit

12. Clonidin

Pharmakologische Stoffgruppe:
Glaukom-Mittel, Antihypertonikum, Alkohol-Entzugsmittel, α_2-Rezeptor-Agonist

Anwendung gemäß Roter Liste:
- Bei leichter bis schwerer arterieller Hypertonie (mit Einschränkung bei Phäochromozytom)
- In der Intensivmedizin als Injektion zur Behandlung der Symptome sympathoadrenerger Hyperaktivität (Tremor, Tachykardie, Schwitzen, Unruhe) im Rahmen des akuten Alkoholentzugssyndroms
- Bei okularer Hypertension sowie alle Formen des Glaukoms

Einsatz im Off-Label-Use:
- Bei Schmerzen zur Verringerung der Opioid-Dosierung
- Zur Sympatikusdämpfung
- Zur Sedierung p.o. oder i.v.
- Bei Schmerzen, die schlecht auf peridurale und intrathekale Gabe von Morphin und Bubivacain anspricht
- Bei Spasmen
- Bei Diarrhoe und Gastroparese durch autonome Neuropathie bei Diabetes mellitus

13. Codeinphosphat

Pharmakologische Stoffgruppe:
Antitussivum, Analgetikum

Anwendung gemäß Roter Liste:
- Bei mäßig starken Schmerzen
- Zur symptomatischen Therapie des Reizhustens

Einsatz im Off-Label-Use:
Bei Diarrhoe

14. Corticosteroide (Hydrocortison, Prednison)

Pharmakologische Stoffgruppe:
Glucocorticoid

Anwendung gemäß Roter Liste:
Hydrocortison:
- Topisch zur Linderung von mäßig ausgeprägten, entzündlichen, allergischen und juckenden Hauterkrankungen (zur kurzzeitigen Anwendung (max. 2 Wochen) bei Erwachsenen und Kindern ab 6 Jahren)
- Zur Substitutionstherapie bei Morbus Addison (= Nebenniereninsuffizienz), nach Adrenalektomie (= Entfernung der Nebenniere) und Hypophysektomie (= Entfernung der Hirnanhangsdrüse)

Prednison:
- Bei Erkrankungen des rheumatischen Formenkreises
- Bei Systemkrankheiten, Bronchial-und Lungenkrankheiten, Herzkrankheiten, Infektionskrankheiten, Leber-, Magen-und Darmerkrankungen, Stoffwechselkrankheiten, Erkrankungen der Niere und der ableitenden Harnwege, neurologischen Erkrankungen, Hals-Nasen-Ohren-Krankheiten, Augenkrankheiten
- Zur Tumortherapie: Prophylaxe und Therapie von Zytostatika-induziertem Erbrechen und zur Symptomlinderung z.B. bei Inappetenz, Anorexie und allgemeiner Schwäche bei fortgeschrittenen malignen Erkrankungen nach Ausschöpfung spezifischer Therapiemöglichkeiten

Einsatz im Off-Label-Use:
- Allgemein gegen Übelkeit und Erbrechen, wenn andere Therapiemöglichkeiten keinen Erfolg gebracht haben
- Als Roborans, zur Steigerung des Wohlbefindens
- Zur Appetitsteigerung
- Bei Lymphknotenvergrößerungen, z.B. in der Leiste, um einen Abfluss wiederherzustellen; zusätzlich antientzündliche Wirkung
- Bei chronischen Darmverschlusssituationen
- Inhalativ gegen Dyspnoe: bei Stridor (= krankhafte Atemgeräusche durch Verengung der Luftwege), Lymphangitis carcinomatosa (= Infiltration der Lymphgefäßbahnen durch Tumorzellen), Strahlenpneumonitis

5. Evaluierung der aktuellen Situation des Off-Label-Use und Auswertung der Daten

- Als Depotinjektion: bei Schmerzen in oberflächlich liegenden Knochen und bei Schmerzen durch spinale Metastasen
- Zur Schmerzlinderung bei Nervenkompression, Rückenmarkkompression und Knochenschmerzen
- Bei bestrahlungsinduzierter Entzündung
- Zur Hormontherapie bei Mamma- und Prostatakarzinom, bei hämatologisch malignen Erkrankungen und lymphoproliferativen Störungen

15. Cycliziniumhydrochlorid

Pharmakologische Stoffgruppe:
Antihistaminikum (in Deutschland nicht zugelassen!)

Einsatz im Off-Label-Use:
Gegen Übelkeit und Erbrechen (oral 50 mg / 8h)

16. Danazol

Pharmakologische Stoffgruppe:
Derivat des Testosterons, Antigonadotropin (in Deutschland nicht zugelassen!)

Einsatz im Off-Label-Use:
- Bei hereditärem Angioödem
- Bei cholestatischem Pruritus

17. Dexamethason

Pharmakologische Stoffgruppe:
Halogeniertes Glucocorticoid

Anwendung gemäß Roter Liste:
- Zur Kurzzeitbehandlung bei Status asthmaticus
- Bei schweren obstruktiven Ventilationsstörungen (schwerer akuter Asthmaanfall)
- Bei Hirnödem, ausgelöst durch einen Hirntumor, Hirnabszess, bakterielle Meningitis

- Bei Schädel-Hirn-Trauma, schweren allergischen und anaphylaktischen Reaktionen, ausgedehnten, akut schweren Hauterkrankungen (Erythrodermie, akute Ekzeme), schweren Infektionskrankheiten
- Bei chronisch entzündlichen Gelenkerkrankungen, aktivierte Arthrose
- In der Palliativmedizin: zur Behandlung maligner Tumore, Prophylaxe und Therapie von postoperativem u./o. Zytostatika-induziertem Erbrechen

Einsatz im Off-Label-Use:
- Zur Nervenkompression
- Wirkt entzündungshemmend und antiödematös bei malignen Tumoren
- Bei Tumorobstruktion/Tumorkompression (20 mg für 3-5 Tage, danach Reduktion)
- Zur Appetitsteigerung (2-4 mg)
- Als Roborans
- Bei entzündlich getriggertem Nozizeptorschmerz
- Bei Leberkapselspannungsschmerz (24 mg über 24 h i.v., dann p.o.)
- Gegen Übelkeit und Erbrechen

18. Diazepam

Pharmakologische Stoffgruppe:
Tranquilizer (Benzodiazepin)

Anwendung gemäß Roter Liste:
- Bei Status epilepticus, Fieberkrämpfen, Tetanus und Zuständen mit erhöhtem Muskeltonus
- Zur akuten klinischen Intervention bei akuten und chronischen Angst-, Erregungs-, Spannungs-und Unruhezuständen
- Als Prämedikation vor chirurgischen und diagnostischen Eingriffen

Einsatz im Off-Label-Use:
- Gegen Übelkeit und Erbrechen
- Als Anxiolytikum
- Zur Sedierung bei Atemnot

19. Diclofenac

Pharmakologische Stoffgruppe:
Nichtsteroidales Antiphlogistikum

Anwendung gemäß Roter Liste:
- Bei leichten bis mäßig starken Schmerzen, Fieber
- Bei akuten Arthritiden (einschließlich Gichtanfall), chronischen Arthritiden, v.a. rheumatoider Arthritis (chronische Polyarthritis), Morbus Bechterew (= schmerzhafte, chronisch verlaufende entzündlich-rheumatische Erkrankung, die sich vor allem an der Wirbelsäule auswirkt) und andere entzündlich-rheumatische Wirbelsäulenerkrankungen
- Bei schmerzhaften Schwellungen und Entzündungen, Reizzuständen und degenerativen Gelenkerkrankungen (Arthrosen)
- Zur äußerlichen Behandlung von Schmerzen, Entzündungen und Schwellungen bei Sport- oder Unfallverletzungen (Prellungen, Verstauchungen, Zerrungen)
- Bei rheumatischen Erkrankungen der Weichteile (Sehnenscheidenentzündungen, Schleimbeutelentzündungen, Entzündungen im Muskel-und Kapselbereich
- Bei oberflächlichen Venenentzündungen

Einsatz im Off-Label-Use:
bei paraneoplastischem Fieber

20. Dimeticon

Pharmakologische Stoffgruppe:
Karminativum, Hautschutzmittel

Anwendung gemäß Roter Liste:
- Zur physikalischen Behandlung des Kopfhaares bei Kopflausbefall
- Zum Schutz der Haut gegen Schädigung durch Feuchtigkeit (als Maßnahme zur Druckentlastung und zur Vorbeugung von Wundliegen)
- Bei Meteorismus, Flatulenz (= übermäßige Gasbildung und Gasansammlung im Magen-Darm-Bereich)
- Vor diagnostischen Untersuchungen im Bauchbereich zur Reduzierung von Gasschatten im Röntgenbild

Einsatz im Off-Label-Use:
bei Schluckauf, wenn dieser mit einer Magendehnung einhergeht

21. Doxepin

Pharmakologische Stoffgruppe:
Trizyklisches Antidepressivum

Anwendung gemäß Roter Liste:
- Bei depressiven Erkrankungen: endogene, psychogene oder somatogene Depressionen mit ängstlich-agitiertem Erscheinungsbild
- Bei funktionellen Organbeschwerden infolge lavierter Depressionen
- Als Adjuvans bei Magen-Darm-Erkrankungen, die durch psychische Überlastung mit verursacht sind
- Bei chronischen Schmerzzuständen, die das seelische Befinden beeinträchtigen
- Bei Entzugserscheinungen während der Entwöhnung von Schlaf-und Beruhigungsmitteln, Alkohol und Drogen

Einsatz im Off-Label-Use:
Gegen Dyspnoe

22. Dronabinol

Pharmakologische Stoffgruppe:
Teilsynthetisch produziertes Tetrahydrocannabinol

Einsatz im Off-Label-Use:
- Gegen Übelkeit und Erbrechen bei Tumorpatienten (2-3 x tgl. 3-5 Tropfen, als ölige Lösung oder Tropfen bei schwerem, nicht mehr anders beherrschbarem Erbrechen)
- Zur Appetitsteigerung
- Zur Stimmungsaufhellung
- Gegen Spasmen (seit Juli 2011 zugelassen bei MS)
- Bei Kurzatmigkeit

23. Epinephrinhydrochlorid

Pharmakologische Stoffgruppe:
α- und β-Sympathomimetikum

Anwendung gemäß Roter Liste:
- Zur Therapie des Herz-Kreislauf-Stillstandes (kardiopulmonale Reanimation)
- Bei akuten schweren anaphylaktischen Reaktionen
- Topische Anwendung zur Gefäßverengung (außer bei chirurgischen Eingriffen am Auge oder Ohr)
- Als Vasokonstriktor und Zusatz zu Lokalanästhetika

Einsatz im Off-Label-Use:
Zur Wundbehandlung (Austrocknung)

24. Epoetin

Pharmakologische Stoffgruppe:
Antianämikum, hämatopoetischer Wachstumsfaktor

Anwendung gemäß Roter Liste:
- Zur Behandlung der Anämie bei chronischem Nierenversagen bei Kindern und Erwachsenen unter Hämodialysebehandlung
- Zur Behandlung der schweren symptomatischen renalen Anämie bei Erwachsenen mit Niereninsuffizienz, die noch nicht dialysepflichtig sind
- Zur Behandlung der Anämie und Reduktion des Transfusionsbedarfs bei Erwachsenen mit soliden Tumoren, malignen Lymphomen und multiplem Myelom

Einsatz im Off-Label-Use:
Bei chronischen Erkrankungen zur Verminderung der Müdigkeit, zur Erhöhung der Leistungskraft und zur Verbesserung der Lebensqualität

25. Erythromycin

Pharmakologische Stoffgruppe:
Makrolid-Antibiotikum

Anwendung gemäß Roter Liste:
- Topisch: Bei allen Formen der Akne leichter bis mittelschwerer Ausprägung, insbesondere bei entzündlichen Formen mit Papeln und Pusteln
- Bei akuten und chronischen Infektionen der tiefen Atemwege (Bronchitis, Pneumonie, Keuchhusten)
- Bei Infektionen des HNO-Bereichs: Otitis media, Sinusitis, Tonsillitis, Pharyngitis, Laryngitis
- Bei Scharlach, Diphterie, Trachom (= bakterielle Entzündung des Auges, verursacht durch Chlamydia trachomatis), schwere Enteritis, Urethritis
- Bei Infektionen der Haut, verursacht durch Corynebact. minutiss.(Erythrasma), wenn eine lokale Therapie nicht ausreicht
- Bei Gonorrhö, Syphilis im primären Stadium

Einsatz im Off-Label-Use:
- Als Laxans zur Behandlung der therapierefraktären Obstipation (oral oder i.v.)
- Bei chronisch intestinaler Obstruktion durch Motilitätsstörung nach Ausschluss einer Stenose.

26. Etoricoxib

Pharmakologische Stoffgruppe:
Nichtsteroidales Antiphlogistikum, COX-2-Hemmer

Anwendung gemäß Roter Liste:
Behandlung von Reizzuständen von Arthrose und rheumatoider Arthritis, Spondylitis ankylosans (Morbus Bechterew) sowie von Schmerzen und Entzündungszeichen bei akuter Gichtarthritis

Einsatz im Off-Label-Use:
In der Palliativmedizin bei diversen Schmerzsituationen

27. Fentanyl

Pharmakologische Stoffgruppe:
Opioid-Analgetikum, i.v.-Narkosemittel

Anwendung gemäß Roter Liste:
- Zur Behandlung von Durchbruchschmerzen (= manifestieren sich als vorübergehende Exazerbation von chronischen Schmerzen, die normalerweise unter Kontrolle sind) bei Erwachsenen, deren chronische Tumorschmerzen bereits mit Opioiden behandelt werden
- Zur Neuroleptanalgesie und Neuroleptanästhesie, als analgetische Komponente bei Anästhesien mit endotrachealer Intubation
- Zur Schmerzbehandlung in der Intensivmedizin

Einsatz im Off-Label-Use:
- Bei Atemnot in verschiedenen Applikationsformen
- Bei Durchbruchschmerzen bei Patienten mit Knochenmetastasen

28. Flecainid

Pharmakologische Stoffgruppe:
Antiarrythmikum

Anwendung gemäß Roter Liste:
Zur Behandlung von:
- AV-Knoten-Reentry-Tachykardie (= gutartige Herzrhythmusstörung, die gekennzeichnet ist durch einen plötzlich beginnenden und endenden schnellen und regelmäßigen Herzschlag)
- Schweren symptomatischen und lebensbedrohlichen paroxysmale ventrikuläre Arrhythmien, die auf andere Therapieformen nicht angesprochen haben
- Paroxysmale atriale Arrhythmien (Vorhofflimmern, Vorhofflattern) bei Patienten mit eingeschränkter körperlicher Leistungsfähigkeit nach Kardioversion (= Wiederherstellung des normalen Herzrhythmus (Sinusrhythmus)

Einsatz im Off-Label-Use:
bei neuropathischen Schmerzen

29. Flunitrazepam

Pharmakologische Stoffgruppe:
Hypnotikum (Benzodiazepin)

Anwendung gemäß Roter Liste:
- Als Prämedikation in der Anästhesiologie, zur Narkoseinleitung, in der Intensivmedizin
- Zur Kurzzeitbehandlung von Schlafstörungen

Einsatz im Off-Label-Use:
Als Hypnotikum mittels s.c.-Applikation

30. Furosemid

Pharmakologische Stoffgruppe:
Schleifendiuretikum

Anwendung gemäß Roter Liste:
- Bei Ödemen infolge von Herz-, Nieren- oder Lebererkrankungen oder infolge von Verbrennungen
- Bei arterieller Hypertonie
- Bei Oligurie im Rahmen einer fortgeschrittenen und terminalen Niereninsuffizienz (bei Patienten mit stark verminderter Glomerulumfiltration)

Einsatz im Off-Label-Use:
- Bei maligner Aszites (= Bauchwassersucht, eine pathologische (krankhafte) Flüssigkeitsansammlung in der freien Bauchhöhle) in Kombination mit Spironolacton
- Bei Bronchorrhoe (= übermäßige Absonderung von Schleim aus den Luftröhrenästen)

5. Evaluierung der aktuellen Situation des Off-Label-Use und Auswertung der Daten

31. Glyceroltrinitrat

Pharmakologische Stoffgruppe:
Vasodilatator, Proktologikum

Anwendung gemäß Roter Liste:
- Bei Herzschmerzen aufgrund von Durchblutungsstörungen in den Herzkranzgefäßen
- Zur Prophylaxe und Anfallsbehandlung des akuten Angina-Pectoris-Anfalls, akuten Myokardinfarkts und Linksherzinsuffizienz
- Bei einer Bluthochdruckkrise (hypertensive Krise) mit drohendem Herzversagen (kardiale Dekompensation)
- Bei katheterinduzierten Koronarspasmen während der Koronarangiographie
- Bei Gallenkoliken
- Zur Schmerzlinderung bei chronischen Analfissuren

Einsatz im Off-Label-Use:
- Bei Gallen-und Nierenkoliken
- Bei starken Schmerzen, ausgelöst durch Spasmen der glatten Muskulatur

32. Glycopyrroniumbromid

Pharmakologische Stoffgruppe:
Spasmolytikum, Anticholinergikum

Anwendung gemäß Roter Liste:
In der Anästhesiologie: vor Operationen zur Herabsetzung des Speichelflusses, der Sekretion im Pharynx, in der Trachea und im Bronchialsystem;
zur Reduzierung der Magensaftmenge und der freien Säure und zum Schutz vor Nebenwirkungen der Cholinergika

Einsatz im Off-Label-Use:
- Bei terminaler Rasselatmung, um die Sekretion zu minimieren (6 Ampullen über 24 h; 1 Ampulle = 0,2 mg)
- Bei Darmkoliken
- Bei inoperabler Darmobstruktion

33. Haloperidol

Pharmakologische Stoffgruppe:
Neuroleptikum, Dopamin-Antagonist (Butyrophenon)

Anwendung gemäß Roter Liste:
- Bei akut und chronisch schizophrenem Syndrom, organisch bedingten Psychosen, akut manischem Syndrom, akut psychomotorischen Erregungszuständen, akut psychotischem Syndrom mit Wahn, Halluzinationen, Denk- und Ich-Störungen
- Zur Kombinationstherapie bei der Behandlung von chronischen oder schweren Schmerzen
- Bei Erbrechen zur akuten Intervention oder wenn orale Therapie nicht möglich ist.

Einsatz im Off-Label-Use:
- gegen Übelkeit und Erbrechen
- gegen therapieresistentem Schluckauf
- gegen Verwirrtheit (Delir)

34. HT$_3$–Antagonisten (Ondansetron)

Pharmakologische Stoffgruppe:
Antiemetikum

Anwendung gemäß Roter Liste:
Gegen Übelkeit, Brechreiz und Erbrechen während der Therapie mit Zytostatika und bei der Strahlentherapie

Einsatz im Off-Label-Use:
Bei **nicht**-chemotherapieinduziertem Erbrechen

35. Hydromorphon

Pharmakologische Stoffgruppe:
Narkoanalgetikum

Anwendung gemäß Roter Liste:
Zur Behandlung starker Schmerzen

Einsatz im Off-Label-Use:
- Bei Dyspnoe (= als unangenehm empfundene, erschwerte Atemtätigkeit)
- Gegen Diarrhoe

36. Ibuprofen

Pharmakologische Stoffgruppe:
Nichtsteroidales Antirheumatikum, Prostaglandinsynthesehemmer

Anwendung gemäß Roter Liste:
Bei leichten bis mäßig starken Schmerzen wie z.B. Zahn-, Kopf (auch akute Schmerzen bei Migräne mit oder ohne Aura)-, Regelschmerzen, oder Schmerzen im Rahmen von Erkältungskrankheiten und Fieber
Bei entzündlichen und degenerativen Formen des Rheumatismus, Weichteilrheumatismus, schmerzhaften Schwellungen und Entzündungen nach Verletzungen

Einsatz im Off-Label-Use:
- Bei neoplastischem Fieber
- Bei Tumorschmerzen

37. Ketamin

Pharmakologische Stoffgruppe:
i.v.-Narkosemittel, NMDA-Antagonist

Anwendung gemäß Roter Liste:
- Zur Einleitung und Durchführung einer Allgemeinanästhesie, ggf. auch in Kombination mit Hypnotika
- Bei therapieresistentem Status asthmaticus
- Zur Schmerzbekämpfung bei einer Intubation

Einsatz im Off-Label-Use:
Bei neuropathischen, entzündlichen, ischämischen und myofaszialen Schmerzen, die auf Standardtherapien nicht ansprechen

38. Lenalidomid

Pharmakologische Stoffgruppe:
Immunmodulator, Zytostatikum

Anwendung gemäß Roter Liste:
In Kombination mit Dexamethason für die Behandlung von Patienten mit multiplen Myelom (= Krebserkrankung des Knochenmarks), die mind. eine vorangegangene Therapie schon erhalten haben

Einsatz im Off-Label-Use:
- Bei Osteomyelofibrose (= fortschreitende Erkrankung des Knochenmarks)
- Bei Amyloidose (= Anreicherung von abnorm veränderten Proteinen im Interstitium, also zwischen den Zellen)

39. Levomepromazin

Pharmakologische Stoffgruppe:
Neuroleptikum (Phenothiazin)

Anwendung gemäß Roter Liste:
- Zur Dämpfung psychomotorischer Unruhe- und Erregungszustände im Rahmen psychotischer Syndrome
- Bei leichtem, akut psychotischem Syndrom mit Wahn, Halluzinationen, Denk- und Ich-Störungen
- Zur Kombinationstherapie bei der Behandlung von chronisch oder schweren Schmerzen

Einsatz im Off-Label-Use:
- Als Antiemetikum gegen Übelkeit und Erbrechen (z.B. 3x tgl. 3 Tropfen)
- Als Sedativum: abends ¼ Ampulle = 6,25 mg s.c.
- Sehr potent bei Patienten in der Terminalphase gegen Agitiertheit; dann s.c. höher dosiert

40. Levomethadon

Pharmakologische Stoffgruppe:
Narkoanalgetikum

Anwendung gemäß Roter Liste:
- Bei starken Schmerzen
- Im Rahmen eines integrierten Behandlungskonzepts in der Substitutionstherapie bei Opiat-/Opioidabhängigkeit

Einsatz im Off-Label-Use:
bei Husten

41. Lidocain

Pharmakologische Stoffgruppe:
Antiarrythmikum, Neuraltherapeutikum, Lokalanästhetikum

Anwendung gemäß Roter Liste:
- Zur Lokalanästhesie
- Zur lokalen und regionalen Nervenblockade in der Schmerztherapie
- Zur Behandlung von Schmerzen an der Mundschleimhaut, Zahnfleisch und der Lippen
- Zur Behandlung schwerwiegend symptomatischer, ventrikulär tachykarder Herzrhythmusstörungen, wenn diese lebensbedrohlich sind

Einsatz im Off-Label-Use:
Als Pflaster bei Postmastektomie-Schmerzen (1 Pflaster/12 h)

42. Loperamid

Pharmakologische Stoffgruppe:
Antidiarrhoikum

Anwendung gemäß Roter Liste:
Zur symptomatischen Behandlung einer akuten Diarrhoe

Einsatz im Off-Label-Use:
Bei Ileostomie (= die Ausleitung des Dünndarms an die Hautoberfläche) zur Verbesserung der Stuhlkonsistenz

43. Lorazepam

Pharmakologische Stoffgruppe:
Tranquilizer (Benzodiazepin)

Anwendung gemäß Roter Liste:
Zur symptomatischen Behandlung von akuten und chronischen Angst-, Spannungs-, und Erregungszuständen, wenn diese durch andere Maßnahmen nicht beeinflusst werden können

Einsatz im Off-Label-Use:
- Bei terminaler Unruhe, Angst und akuter Agitiertheit(Anxiolytikum)
- Gegen Übelkeit und Erbrechen (Antiemetikum)
- Zur Sedierung bei Atemnot

44. Magnesium

Pharmakologische Stoffgruppe:
Leichtmetall (Erdalkalimetall), Magnesium-Substitutionsmittel, Antacidum, Laxans

Anwendung gemäß Roter Liste:
- Bei nachgewiesenem Magnesiummangel, wenn er Ursache für eine Störung der Herz- und Muskeltätigkeit (Wadenkrämpfe, neuromuskuläre Störungen, KKH, Angina pectoris) ist
- Bei intrazellulären, durch Magnesiummangelzustände bedingte Calciumüberladungen, insbesondere der Herzzellen
- Bei einseitiger Ernährung
- Bei erhöhtem Bedarf durch die Einnahme von Kontrazeptiva, Diuretika, Laxanzien und Insulin, oder während der Schwangerschaft
- Zur symptomatischen Behandlung von Sodbrennen, säurebedingten Magenbeschwerden und Magen-und Zwölffingerdarmgeschwüren
- Bei akuter und chronischer Verstopfung

Einsatz im Off-Label-Use: Bei Arrhythmien, Asthma, Herzinfarkt

45. Methadon

Pharmakologische Stoffgruppe:
Opioid-Analgetikum, Entwöhnungsmittel

Anwendung gemäß Roter Liste:
Zur Substitutionstherapie bei Opiat-/Opioidabhängigkeit

Einsatz im Off-Label-Use: Zur Schmerzlinderung in der Palliativmedizin

46. Methylnaltrexon

Pharmakologische Stoffgruppe:
Peripherer Opioid-Rezeptor-Antagonist

Anwendung gemäß Roter Liste:
Zur Therapie von Opioid-induzierter Obstipation bei Patienten in fortgeschrittenen Krankheitsstadien, wenn das Ansprechen auf eine Therapie mit üblichen Laxanzien nicht mehr ausreichend ist

Einsatz im Off-Label-Use:
In der Palliativmedizin auch bei nicht opioidinduzierter Obstipation

47. Methylphenidat

Pharmakologische Stoffgruppe:
Psychoanaleptikum

Anwendung gemäß Roter Liste:
- Zur Behandlung der Aufmerksamkeitsdefizit-Hyperaktivitätsstörung (ADHS) bei Kindern ab 6 Jahren und Jugendlichen im Rahmen einer therapeutischen Gesamtstrategie, wenn sich andere therapeutische Maßnahmen sich als unzureichend erwiesen haben
- Zur Narkolepsie im Rahmen einer therapeutischen Gesamtstrategie

Einsatz im Off-Label-Use:
- Als Psychostimulans, wenn junge Patienten hohe Dosen Opioide zur Schmerzlinderung benötigen, davon jedoch sehr benommen werden
- Bei Depressionen

48. Mexiletin

Pharmakologische Stoffgruppe:
Antiarrythmikum der Klasse 1b (seit 01.11.2011 in Deutschland außer Handel!)

Einsatz im Off-Label-Use:
Bei neuropathischen Schmerzen

49. Midazolam

Pharmakologische Stoffgruppe:
Kurzhypnotikum (Benzodiazepin)

Anwendung gemäß Roter Liste:
- Zur Sedierung in der Prämedikation vor chirurgischen oder diagnostischen Eingriffen
- Als Prämedikation vor Narkoseeinleitung

Einsatz im Off-Label-Use:
- Bei therapieresistentem Schluckauf
- Zur palliativen Sedierung
- Bei Dyspnoe, wenn zusätzliche Sedierung erwünscht ist (ansonsten ist Morphin 1.Wahl)
- Wirkt s.c. sehr gut als Schmerzmittel mit zusätzlicher Sedierung, wenn man keinen anderen Zugang mehr findet

50. Mirtazapin

Pharmakologische Stoffgruppe:
Tetrazyklisches Antidepressivum

Anwendung gemäß Roter Liste:
Bei depressiven Erkrankungen (Episoden einer Major-Depression)

Einsatz im Off-Label-Use:
- Bei neuropathischen Schmerzen
- Bei therapieresistentem Juckreiz

5. Evaluierung der aktuellen Situation des Off-Label-Use und Auswertung der Daten

51. Modafinil

Pharmakologische Stoffgruppe:
Narkolepsie-Mittel, Psychostimulans

Anwendung gemäß Roter Liste:
- Bei mittelschwerem bis schwer obstruktivem Schlafapnoe-Syndrom mit exzessiver Tagesschläfrigkeit
- Bei Narkolepsie (= Schlafkrankheit) mit und ohne Kataplexie (= emotionsbedingt auftretender kurzzeitiger Verlust des Muskeltonus)
- Bei mittelschwerem bis schwer chronischem Schichtarbeitersyndrom mit exzessiver Schläfrigkeit bei Patienten mit Nachtschicht-Wechsel

Einsatz im Off-Label-Use:
Gegen Fatigue und Asthenie (Schwäche, Kraftlosigkeit, Erschöpfungssyndrom)

52. Morphin

Pharmakologische Stoffgruppe:
Narkoanalgetikum

Anwendung gemäß Roter Liste:
Bei starken bis stärksten Schmerzen (z.B. Tumorschmerzen)

Einsatz im Off-Label-Use:
- Bei Dyspnoe (Atemnot) und Husten
- Bei Diarrhoe

53. Naltrexon

Pharmakologische Stoffgruppe:
Opiat-Antagonist

Anwendung gemäß Roter Liste:
- Als Teil einer umfassenden Therapie gegen Alkoholabhängigkeit zur Reduktion des Rückfallrisikos, zur Minderung des Verlangens nach Alkohol
- Medikamentöse Unterstützung bei der psychotherapeutischen Entwöhnungstherapie ehemaliger Opiat-Abhängiger nach erfolgter Opiat-Entgiftung

Einsatz im Off-Label-Use:
Bei Pruritus (Juckreiz) und Cholestase (Gallenstauung)

54. Naproxen

Pharmakologische Stoffgruppe:
Nichtsteroidales Antirheumatikum

Anwendung gemäß Roter Liste:
- Bei leichten bis mäßig starken Schmerzen, wie Kopf-, Zahn- und Regelschmerzen, sowie bei Fieber
- Zur symptomatischen Behandlung von Schmerzen und Entzündungen bei akuten Arthritiden (einschließlich Gichtanfall), bei chronischen Arthritiden, insbesondere rheumatoider Arthritis/chronischer Polyarthritis
- Bei schmerzhaften Schwellungen oder Entzündungen nach Verletzungen

Einsatz im Off-Label-Use:
- Bei Tumorschmerzen
- Bei paraneoplastischem Fieber

55. Nifedipin

Pharmakologische Stoffgruppe:
Calciumantagonist

Anwendung gemäß Roter Liste:
- Bei essentieller Hypertonie
- Bei chronisch stabiler Angina pectoris und vasospastischer Angina pectoris
- Bei hypertensivem Notfall

Einsatz im Off-Label-Use:
- Bei therapieresistentem Schluckauf
- Bei starken Schmerzen ausgelöst durch Spasmen der glatten Muskulatur (insbesondere Ösophagus, Anus und Rektum)

56. Octreotid

Pharmakologische Stoffgruppe:
Regulatorisches Peptid (Somatostatin-Analogon)

Anwendung gemäß Roter Liste:
- Zur symptomatischen Behandlung endokrin aktiver Tumore des GIT
- Zur Prophylaxe postoperativer pankreatischer Komplikationen nach Pankreaschirurgie
- Zur Symptombehandlung und Senkung der Wachstumshormonplasmaspiegel bei Patienten mit Akromegalie (= endokrinologische Erkrankung, die durch eine Überproduktion des Wachstumshormons Somatotropin (STH) hervorgerufen wird, = eine ausgeprägte Vergrößerung der Körperendglieder (Akren))

Einsatz im Off-Label-Use:
- Bei chronisch intestinaler, inoperabler Darm-Obstruktion zur Sekretionshemmung bei Patienten mit verzögerter Magen-Darm-Passage verursacht durch Peritonialkarzinose, oder bei Darmverschluss (Ileus)
- Bei pankreatischen und enterokutanen Fisteln
- Bei therapieresistenter Diarrhoe durch Ileostomie mit hoher Ausscheidungsmenge
- Bei Aszites (= Bauchwassersucht, Flüssigkeitsansammlung im Bauchraum)
- Bei bukkalen Fisteln (=eine nicht natürlich vorbestehende, röhren- oder röhrennetzartige Verbindung zwischen einem inneren Hohlorgan und anderen Organen oder der Körperoberfläche)
- Bei terminaler Rasselatmung
- Bei hypertrophischer Osteoarthropathie (= seltene Erkrankung mit schmerzhaften Schwellungen vor allem im Bereich der Extremitäten und Verbreiterung der Finger und Zehen)

57. Olanzapin

Pharmakologische Stoffgruppe:
Dopaminantagonist

Anwendung gemäß Roter Liste:
- Zur Erhaltungstherapie bei Erwachsenen mit Schizophrenie
- Zur Phasenprophylaxe bei Patienten mit bipolaren Störungen, deren manische Phase auf Olanzapin angesprochen hat

Einsatz im Off-Label-Use:
- Bei Agitiertheit
- Bei Delir
- Als Antiemetikum
- Bei Arzneimittel-induzierter Bewegungsstörung bei Anwendung von Haloperidol

58. Orphenadrin

Pharmakologische Stoffgruppe:
Myotonolytikum

Anwendung gemäß Roter Liste:
Zur kurzfristigen symptomatischen Behandlung schmerzhafter Muskelverspannungen bei Erwachsenen

Einsatz im Off-Label-Use:
- Bei Sialorrhoe (= unbeabsichtigter Speichelfluss)
- Bei extrapyramidal dystonen Reaktionen

59. Oxybutynin

Pharmakologische Stoffgruppe:
Anticholinergikum, urologisches Spasmolytikum

Anwendung gemäß Roter Liste:
Zur Behandlung der Pollakisurie (= häufiges Wasserlassen in kleinen Mengen), Nykturie (= vermehrtes, nächtliches Wasserlassen), des imperativen Harndrangs (= plötzlich, unkontrollierbarer Harndrang) und der Harninkontinenz

Einsatz im Off-Label-Use:
Bei Blasenspasmen

60. Pamidronsäure

Pharmakologische Stoffgruppe:
Bisphosphonat

Anwendung gemäß Roter Liste:
- Bei tumorinduzierter Hyperkalzämie
- Zur Senkung der skelettbezogenen Morbiditätsrate bei Patientinnen mit vorwiegend osteolytischen Knochenmetastasen bei einem chemotherapeutisch oder mittels Hormontherapie vorbehandeltem Mammakarzinom
- Als Ergänzung zur chemotherapeutischen Basisbehandlung bei multiplem Myelom Stadium III mit osteolytischen Läsionen

Einsatz im Off-Label-Use:
Bei Knochenschmerzen zur Senkung des Ca-Spiegels bei Knochenmetastasen (z.B.: 40 mg als Infusion) und als Koanalgetikum

61. Pilocarpin

Pharmakologische Stoffgruppe:
Cholinergikum

Anwendung gemäß Roter Liste:
- Bei chronischem Offenwinkel- und Winkelblockglaukom, sowie bei akutem Glaukomanfall
- Zur Pupillenverengung nach Pupillenerweiterung durch Mydriatika bzw. nach Operationen
- Zur Behandlung von Mund- und Augentrockenheit bei Sjögren-Syndrom (= Autoimmunerkrankung aus der Gruppe der Kollagenosen, bei der die Immunzellen die Speicheldrüsen und Tränendrüsen angreifen)
- Zur Linderung von Xerostomie-Symptomen (= Trockenheit der Mundhöhle) infolge einer Speicheldrüsenunterfunktion nach Bestrahlung bei Krebserkrankungen im Bereich des Kopfes und Halses

Einsatz im Off-Label-Use:
Bei Arzneimittel-induzierter Mundtrockenheit

62. Pregabalin

Pharmakologische Stoffgruppe:
Neuropathiemittel, Antiepileptikum

Anwendung gemäß Roter Liste:
- Zur Behandlung von peripheren und zentralen neuropathischen Schmerzen im Erwachsenenalter
- Bei Epilepsie zur Zusatztherapie von partiellen Anfällen mit und ohne sekundärer Generalisation
- Zur Behandlung generalisierter Angststörungen bei Erwachsenen

Einsatz im Off-Label-Use:
Bei generalisierten Angststörungen

63. Promethazin

Pharmakologische Stoffgruppe:
Neuroleptikum (Phenothiazin)

Anwendung gemäß Roter Liste:
- Bei Unruhe- und Erregungszuständen im Rahmen psychiatrischer Grunderkrankungen
- Bei Übelkeit und Erbrechen
- Bei Schlafstörungen bei Erwachsenen

Einsatz im Off-Label-Use:
Gegen Unruhe und Angst bei Atemnot

64. Propofol

Pharmakologische Stoffgruppe:
Kurzhypnotikum

Anwendung gemäß Roter Liste:
Als i.v.-Anästhetikum zur Einleitung und Aufrechterhaltung der Narkose sowie zur Sedierung beatmeter Patienten im Rahmen der Intensivbehandlung

Einsatz im Off-Label-Use:
Bei agitierter Delir (= Verwirrtheitszustand), wenn es auf die üblichen Medikamente nicht anspricht

65. Risperidon

Pharmakologische Stoffgruppe:
Neuroleptikum

Anwendung gemäß Roter Liste:
- Zur Behandlung der Schizophrenie und mäßig bis schweren manischen Episoden assoziiert mit bipolaren Störungen
- Zur Kurzzeitbehandlung von anhaltender Aggressivität bei Patienten mit mäßig bis schwerer Alzheimer-Demenz
- Zur symptomatischen Kurzzeitbehandlung von anhaltender Aggressivität bei Verhaltensstörungen bei Kindern ab 5 Jahren

Einsatz im Off-Label-Use:
- Bei Delir
- Bei schlechtem Ansprechen auf Haloperidol oder bei Arzneimittel-induzierten Bewegungsstörungen durch Haloperidol

66. Rituximab

Pharmakologische Stoffgruppe:
Tumorimmuntherapeutikum

Anwendung gemäß Roter Liste:
- In Kombination mit einer Chemotherapie zur Erstbehandlung des follikulären Lymphoms (Stadium III und IV), bei nichtvorbehandelten Patienten und Patienten mit rezidivierender/refraktärer chronisch lymphatischer Leukämie
- In Kombination mit Methotrexat bei Patienten mit schwerer aktiver rheumatoider Arthritis

Einsatz im Off-Label-Use:
- Bei einer chronischen, inflammatorisch demyelinisierender Polyneuropathie
- Bei chronisch neuropathischen Schmerzen

- Bei therapieresistenter idiopathisch- thrombozytopenischen bzw. thrombotisch-thrombozytopenischen Purpura (= kleinfleckige Kapillarblutungen in der Haut oder den Schleimhäuten)

67. Sertralin

Pharmakologische Stoffgruppe:
Antidepressivum (SSRI)

Anwendung gemäß Roter Liste:
- Zur Behandlung und Rezidivprophylaxe von Episoden einer Major Depression
- Bei Panikstörungen mit und ohne Agoraphobie im Alter zwischen 6-17 Jahre
- Bei sozialen Angststörungen
- Bei posttraumatischen Belastungsstörungen

Einsatz im Off-Label-Use:
Bei neuropathischen Schmerzen

68. Thalidomid

Pharmakologische Stoffgruppe:
Immunsuppressives Mittel, antineoplastisches Mittel

Anwendung gemäß Roter Liste:
Als Kombinationstherapie für die Erstlinienbehandlung von Patienten mit unbehandeltem multiplen Myelom ab einem Alter von 65 Jahren bzw. für Patienten, für die eine Chemotherapie nicht in Frage kommt

Einsatz im Off-Label-Use:
- Bei paraneoplastischem Juckreiz
- Bei Kachexie im Rahmen einer Tumorerkrankung
- Bei therapieresistenter Irinotecan-induzierter Diarrhoe
- Lupus

69. Tranexamsäure

Pharmakologische Stoffgruppe:
Antifibrinolytikum

Anwendung gemäß Roter Liste:
- Prophylaxe und Therapie von Blutungen aufgrund einer generalisierten oder lokalen Hyperfibrinolyse bei größeren chirurgischen Eingriffen (z.B. bei kardiopulmonalen Bypass-Operationen)
- Bei Hämophilie A
- Bei der Behandlung eines Prostatakarzinoms mit paraneoplastisch induzierter Hyperfibrinolyse

Einsatz im Off-Label-Use:
Bei hereditärem Angioödem

70. Trimipramin

Pharmakologische Stoffgruppe:
Trizyklisches Antidepressivum

Anwendung gemäß Roter Liste:
Zur Behandlung von depressiven Erkrankungen (Episoden einer Major Depression) mit den Leitsymptomen Schlafstörungen, Angst und innere Unruhe

Einsatz im Off-Label-Use:
Zur Schlafförderung

71. Vancomycin

Pharmakologische Stoffgruppe:
Peptid-Antibiotikum

Anwendung gemäß Roter Liste:
- Bei einer antibiotikabedingten pseudomembranösen Enterokolitis
- Bei schweren Infektionen durch gegen andere Antibiotika resistente Erreger und bei Patienten mit Allergien gegen β-Lactam-Antibiotika
- Bei Endokarditis
- Bei Infektionen der Knochen (Osteitis) und der Gelenke

Einsatz im Off-Label-Use:
Als Laxans zur Behandlung der therapierefraktären Obstipation

72. Venlafaxin

Pharmakologische Stoffgruppe:
Serotonin-Noradrenalin-Wiederaufnahme-Hemmer (SNRI)

Anwendung gemäß Roter Liste:
- Zur Behandlung von Episoden einer Major Depression
- Zur Rezidivprophylaxe neuer depressiver Episoden
- Zur Behandlung der sozialen Angststörung

Einsatz im Off-Label-Use:
- Bei generalisierten Angststörungen
- Bei neuropathischen Schmerzen
- Bei Hitzewallungen

73. Vitamin K_1

Pharmakologische Stoffgruppe:
Phytomenadion, Antihämorrhagikum

Anwendung gemäß Roter Liste:
- Prophylaxe und Therapie von Vitamin-K_1-Magelzuständen und -blutungen
- Zur Vitamin-K_1-Prophylaxe bei Neugeborenen unmittelbar nach der Geburt

Einsatz im Off-Label-Use:
Bei Blutungsneigung bei Patienten mit Leberfunktionsstörungen bei fortgeschrittenen Tumoren

74. Zink

Pharmakologische Stoffgruppe:
Spurenelement

Anwendung gemäß Roter Liste:
Zur Behandlung von Zink-Mangelzuständen

Einsatz im Off-Label-Use:
Bei Appetitlosigkeit aufgrund von Geschmacksstörungen

75. Zolendronsäure

Pharmakologische Stoffgruppe:
Bisphosphonat

Anwendung gemäß Roter Liste:
- Zur Behandlung der Osteoporose bei postmenopausalen Frauen und bei Männern mit einem erhöhten Risiko für Frakturen
- Zur Prävention skelettbezogener Komplikationen bei Patienten mit fortgeschrittenem, auf das Skelett ausgedehnten Tumor

Einsatz im Off-Label-Use:
Bei Knochenschmerzen

5.2 Die Problematik des Off-Label-Use im Bereich der gesetzlichen Krankenversicherungen (GKV)

Der zulassungsüberschreitende Einsatz von Arzneimitteln stellt heutzutage keine Ausnahme mehr dar, sondern gehört vielmehr zur ärztlichen Routine.
Der Off-Label-Use ist dem Arzt nach dem Arzneimittelrecht unzweifelhaft gestattet. Grundsätzlich ist er auch nach den sozialrechtlichen Vorschriften erstattungsfähig. Ärzte sehen sich jedoch oft in ihren Behandlungsmöglichkeiten eingeschränkt, da einige Krankenkassen die Erstattungsfähigkeit von Arzneimitteln im Off-Label-Use ablehnen. Krankenkassen sind prinzipiell nicht dazu verpflichtet, Medikamente, die im Off-Label-Use eingesetzt werden oder bereits eingesetzt wurden, zu übernehmen.

Im **Dritten Kapitel des SGB V** werden die Leistungen genannt, u. a. auch die Versorgung mit Arzneimitteln, die die Krankenkassen den Versicherten, unter Beachtung des Wirtschaftlichkeitsgebots (§ 12 Abs. 1 S. 1 SGB V) zur Verfügung stellen. Demnach hat der einzelne Patient **keinen** durchsetzbaren Anspruch auf einzelne Leistungen. Die Leistungen müssen „*ausreichend, zweckmäßig und wirtschaftlich sein und dürfen das Maß des Notwendigen nicht überschreiten*".[276]

Erfüllt wird die Leistungsverpflichtung der GKV durch Verträge, die im **Vierten Kapitel des SGB V** festgesetzt wurden. In diesen wird das Rahmenrecht der Versicherten auf Behandlung festgelegt und konkretisiert. Zudem wird festgestellt, dass die eingesetzten Arzneimittel zum Leistungsspektrum der GKV gehören müssen („Sachleistungsprinzip").[277]

Für den Fall, dass eine Krankenkasse eine nicht aufzuschiebende Leistung nicht rechtzeitig erbringen konnte oder eine Leistung zu Unrecht abgelehnt hat, ist in **§ 13 Abs. 3 SGB V** ebenfalls geregelt, dass die für den Versicherten entstandenen Kosten zu erstatten sind, soweit diese Leistung notwendig war („Kostenerstattungsprinzip").
Gerade der Punkt der Kostenerstattung spielt aufgrund der großen Rechtsunsicherheit bei den therapierenden Ärzten hinsichtlich der Leistungspflicht der Krankenkassen im Bereich des Off-Label-Einsatzes eine wesentliche Rolle.

Neben Sachleistung und Kostenerstattung müssen nach § 2 Abs. 1 S. 3 SGB V Qualität und Wirksamkeit aller Leistungen dem allgemein anerkannten Stand der medizinischen Erkenntnisse entsprechen und den medizinischen Fortschritt berücksichtigen.

---

[276] SGB V, Drittes Kapitel/Zweiter Abschnitt, § 12
[277] Vgl. SGB V, Viertes Kapitel; BSG, NJW 1999, S. 1805-1807

5. Evaluierung der aktuellen Situation des Off-Label-Use und Auswertung der Daten

Mit der Neuregelung über die rechtlichen Grundsätze des Leistungsrechts der GKV (Gesundheitsreformgesetz (GRG) vom 20.12.1988)[278] wurde diese Forderung bzgl. der Bindung des Leistungsanspruchs eines Versicherten an den allgemein anerkannten Stand der medizinischen Erkenntnisse erstmals neu formuliert.
Während unter der bis dahin geltenden Reichsversicherungsordnung (RVO) die Krankenkassen auch dann zur Leistung verpflichtet waren, wenn für eine Krankheit unbekannter Genese eine allgemein anerkannte Therapiealternative nicht zur Verfügung stand, die beabsichtigte Methode jedoch im individuellen Fall zu einem Behandlungserfolg geführt hatte[279], heißt es in **§ 2 Abs. 1 S. 3 SGB V** neu:

"Der allgemein anerkannte Stand der medizinischen Erkenntnisse schließt Leistungen aus, die mit wissenschaftlich nicht anerkannten Methoden erbracht werden. Neue Verfahren, die nicht ausreichend erprobt sind, oder Außenseitermethoden, die zwar bekannt sind, aber sich nicht bewährt haben, lösen keine Leistungspflicht der Krankenkasse aus. Es ist nicht die Aufgabe der Krankenkassen, die medizinische Forschung zu finanzieren. Dies gilt auch dann, wenn neue Methoden im Einzelfall zu einer Heilung der Krankheit oder Linderung der Krankheitsbeschwerden führen."

Ein Arzt, der ein Arzneimittel im Off-Label einsetzen möchte, steht somit vor einem großen Problem, denn der Off-Label-Use entspricht in den allerwenigsten Fällen dem allgemein anerkannten Stand der medizinischen Erkenntnisse. Vielmehr findet er in der Regel im Rahmen eines **Heilversuchs** statt.
Mit dem Urteil vom 19.03.2002 („Sandoglobulin-Urteil") wurden erstmals Bedingungen formuliert, unter denen eine Off-Label-Verordnung zu Lasten der GKV erfolgen kann (siehe 4.1 und 4.2).

Der verfassungsrechtlichen Problematik des Off-Label-Use bzgl. der Verordnungs- und Erstattungsfähigkeit wurde schließlich in der sog. „Nikolausentscheidung" vom 06.12.2005 letztmalig Rechnung getragen. Darin wurden weitere Kriterien für den Einsatz eines Arzneimittels im Off-Label formuliert (siehe dazu 4.3).
In diesem Urteil wurde die enge Auslegung der Regelungen zur Erstattungspflicht durch die GKV bei neuen Untersuchungs- und Behandlungsmethoden vom Bundesverfassungsgericht stark kritisiert, worauf Versicherte in besonderen Ausnahmesituationen fortan das Recht haben sollten, auch mit nicht allgemein anerkannten Methoden auf Kosten der gesetzlichen Krankenversicherung ärztlich behandelt zu werden.

---

[278] Vgl. BGBl. I 1988, S. 2477
[279] Vgl. BSG, NJW 1989, S. 2349-2350

5. Evaluierung der aktuellen Situation des Off-Label-Use und Auswertung der Daten

5.2.1 Entwicklung eines Fragenkatalogs für Interviews mit den Krankenkassen

Um einen umfassenden Einblick in das Thema „Off-Label-Use" und den damit verbundenen Problemen für die verschiedenen Leistungserbringer zu erhalten, war es das Bestreben, zusätzlich zu den Informationen aus den Interviews mit therapierenden Palliativmedizinern, auch die führenden großen Krankenkassen in Deutschland dazu zu bewegen, über ihre Erfahrungen zum Thema Off-Label-Use zu berichten. Von den ca. zehn bekanntesten und größten Krankenkassen in Deutschland, die für diesen Zweck angeschrieben wurden, konnte lediglich die DAK und die Vereinigte IKK für ein Interview gewonnen werden.

Nachfolgend sind die für das Interview mit Vertretern verschiedener großen Krankenkassen in Deutschland formulierten Fragen aufgeführt:

1. Beschreiben Sie die Problematik des Off-Label-Use für die Krankenkassen im Allgemeinen und für den speziellen Fall der palliativmedizinischen Versorgung.

2. Wie häufig kommt diese Art der Verordnung vor?
   Gibt es darüber detaillierte Aufzeichnungen oder Statistiken?

3. Welche Arzneistoffe bzw. Arzneistoffgruppen werden von Ärzten im Off-Label verordnet?
   Gibt es Arzneistoffe, die besonders oft im Off-Label-Use verordnet werden?

4. Für welche Indikationen außerhalb der jeweiligen Zulassung werden diese Arzneistoffe eingesetzt?

5. Wird der Off-Label-Use für bestimmte Indikationen besonders häufig eingesetzt bzw. verordnet?

6. Welche Arztgruppen verschreiben besonders oft im Off-Label?

7. Wann kommt es zu Regressforderungen durch die Krankenkassen?
   ➤ Kam dies schon oft vor?
   ➤ Aufgrund welcher Verordnungen kam es zu Regressen?

8. Müssen schriftliche Vorabgenehmigungen durch die therapierenden Ärzte mit den Krankenkassen getroffen werden?
   ➤ Wie sehen solche aus?
   ➤ Gibt es dafür spezielle Antragsformulare?

5.2.2 Übersicht der recherchierten im Off-Label eingesetzten Arzneistoffe aus den Interviews mit Krankenkassen

Off-Label-Anträge werden in den jeweiligen Abrechnungszentren der Krankenkassen bearbeitet. In der Regel fallen jedoch die Anträge nach Auskunft der Krankenkassen nicht unbedingt in den Bereichen an, in denen man sie am ehesten erwartet, nämlich der Pädiatrie und Onkologie. Hier wird in der Tat sehr viel im Off-Label verordnet. Der Off-Label ist in diesen Spezialgebieten jedoch schon viel etablierter und braucht nicht mehr „abgesichert" zu werden. Der Arzt ist nicht verpflichtet, bei den Krankenkassen die Kostenübernahme für einen Off-Label-Use zu beantragen, sofern er der Meinung ist, dass die Kriterien des BSG für den Einsatz eines Arzneimittels außerhalb seiner Zulassung kumulativ erfüllt sind. Es besteht allerdings für den therapierenden Arzt die Gefahr, dass eine nachträgliche Prüfung durch die Krankenkasse zu einem anderen Ergebnis führt. Daher sollte ein Off-Label-Use stets vorab durch die jeweilige Krankenkasse genehmigt werden.

Da sich der Off-Label-Use immer nur auf die Behandlung eines individuellen Patienten bezieht, konnten auch die Krankenkassen keine verallgemeinernden Angaben dazu machen, in welcher Dosierung ein Wirkstoff im Off-Label-Use angewendet wird. Außerdem konnten die Krankenkassen bei der Bereitstellung von Informationen zum Thema „Off-Label-Use von Arzneimitteln in der Palliativmedizin" feststellen, dass der größte Teil der Off-Label-Use-Anträge auf den Bereich „Nichtpalliativ" entfällt. Dies ist vielleicht darauf zurückzuführen, dass es sich bei der Palliativmedizin um einen besonderen Bereich der Medizin handelt.

Dennoch konnten einige Arzneimittelverordnungen im Zusammenhang mit Palliativpatienten eruiert werden.

In den meisten Fällen wurden keine speziellen Forschungsergebnisse (z.B. publizierte Phase-III-Studien) den Anträgen mit beigefügt, die erwarten ließen, dass der Arzneistoff auch für die betreffende Indikation zugelassen werden kann.

1. Carboplatin

Anwendung gemäß Roter Liste:
- Allein oder in Kombination mit anderen antineoplastisch wirksamen Arzneimitteln zur Behandlung epithelialer Ovarialkarzinome, kleinzelligem Bronchialkarzinom, Karzinome des Kopf-Hals-Bereichs
- Zur palliativen Therapie von Zervixkarzinome bei Lokalrezidiven oder Fernmetastasierung

5. Evaluierung der aktuellen Situation des Off-Label-Use und Auswertung der Daten

Einsatz im Off-Label-Use:
Carboplatin wurde für die Dauer von drei Monaten zur Behandlung eines **nichtkleinzelligen** Bronchialkarzinoms mit dem Ziel der Verbesserung der Überlebensphase eingesetzt.
Zur Begründung wurde auf folgende Studie verwiesen:
- J Clin Oncol.2006 Mar 20; 24 (9):1443-8.: Phase II study of pemetrexed plus carboplatin in malignant pleural mesothelioma

2. Dimenhydrinat

Anwendung gemäß Roter Liste:
Zur Vorbeugung und Behandlung von Reisekrankheit, Schwindel, Übelkeit und Erbrechen (nicht bei Chemotherapie!)

Einsatz im Off-Label-Use:
Dimenhydrinat wurde bei Karzinomen im Bereich der Verdauungsorgane zur Reduktion des Erbrechens während der Strahlenbehandlung, zur Kräftigung des Organismus durch bessere Nährstoffverwertung und zur Stabilisierung des Kreislaufs eingesetzt.
Die Dauer der Behandlung entsprach der Dauer der Strahlentherapie. Es wurde morgens und abends mittels retardierter Formulierung verabreicht.

3. Gemcitabin-HCl

Anwendung gemäß Roter Liste:
- Bei lokal fortgeschrittenem oder metastasiertem Adenokarzinom des Pankreas
- In Kombination mit Cisplatin bei lokal fortgeschrittenem oder metastasiertem Harnblasenkarzinom und nichtkleinzelligem Bronchialkarzinom
- In Kombination mit Carboplatin bei lokal fortgeschrittenem oder metastasiertem **Ovarialkarzinom** bei Patientinnen mit einem Rezidiv 6 Monate oder später nach einer platinbasierten Erstlinientherapie
- In Kombination mit Paclitaxel bei Patientinnen mit nicht operablem, lokal rezidiviertem oder metastasiertem Brustkrebs

5. Evaluierung der aktuellen Situation des Off-Label-Use und Auswertung der Daten

Einsatz im Off-Label-Use:
Vor der Erweiterung der Zulassung wurde Gemcitabin bei einem Ovarialkarzinom im Off-Label eingesetzt.
Der Antimetabolit Gemcitabin wird anstelle des natürlichen DNA-Bausteins Cytidin in die Erbsubstanz einer Zelle eingebaut. In der Folge bricht der DNA-Strang auseinander, die Reparaturmechanismen der Zelle können den Fehler nicht erkennen und die Zelle wird teilungsunfähig. Dieser von anderen Substanzen stark differierende Wirkmechanismus ist verantwortlich für das hohe zytotoxische Potential von Gemcitabin. Aus diesem Grund war Gemcitabin immer wieder im Fokus zahlreicher Studien, u.a. wurde es im Rahmen einer randomisierten Phase-III-Studie der Gynecologic Cancer Intergroup von September 1999 bis April 2002 mit Blick auf die kombinierte Gabe mit Carboplatin bei rezidivierendem Ovarialkarzinom positiv beurteilt.

4. Oxaliplatin

Anwendung gemäß Roter Liste:
In Kombination mit 5-Fluorouracil und Folinsäure zur adjuvanten Behandlung eines Kolonkarzinoms, Stadium III, nach vollständigem Entfernen des Primärtumors und zur Behandlung des metastasierendem kolorektalem Karzinoms.

Einsatz im Off-Label-Use:
Oxaliplatin, eine antineoplastische Substanz aus der neuen Klasse von Platinkomplexen, wurde sowohl bei einem Bronchial- als auch Pankreaskarzinom eingesetzt. Nach erfolglosen Therapieversuchen mit Mitomycin konnte unter der Verabreichung von Oxaliplatin für eine Behandlungsdauer von ca. 4 Monaten eine Reduktion des Erbrechens während der Strahlenbehandlung sowie eine Kräftigung des Organismus durch bessere Nährstoffverwertung erreicht werden.
Der Einsatz von Oxaliplatin in einer die Zulassung überschreitenden Indikation wurde auf folgende Forschungsergebnisse gestützt:

- Ann Oncol.2004 15(3): 467-73.: Randomized phase II study evaluating oxaliplatin alone, oxaliplatin combined with infusional 5 FU, and infusional 5 FU alone in advanced pancreatic carcinoma patients
- J Clin Oncol.2005 23(15):3509-16.: Gemcitabin in combination with oxaliplatin compared with gemcitabin alone locally advanced or metastatic pancreatic cancer: results of a GERCOR and GISCAD phase III trial

5. Paclitaxel

Anwendung gemäß Roter Liste:
- Zur Behandlung von: Ovarial-, Mamma- und nicht kleinzelligem Bronchialkarzinom als Monotherapie oder in Kombination
- Zur Behandlung von AIDS-assoziiertem Kaposi-Sarkom

Einsatz im Off-Label-Use:
Paclitaxel wurde bei fortgeschrittenem ORL-Karzinom für eine Behandlungsdauer von 4 Monaten eingesetzt. ORL steht für Oto-Rhino-Laryngologie.

6. Pemetrexed

Anwendung gemäß Roter Liste:
In Kombination mit Cisplatin zur Behandlung von chemonaiven Patienten mit inoperablem malignen Pleuramesotheliom (= ein von Mesothelzellen ausgehender maligner Tumor des Brustfells) und zur Erstlinientherapie von Patienten mit lokal fortgeschrittenem oder metastasiertem nichtkleinzelligen Lungenkarzinom

Einsatz im Off-Label-Use:
Der Folsäureantagonist Pemetrexed wurde im Falle eines Melanoms im Stadium IV mit dem Therapieziel der Verbesserung der Überlebensphase verabreicht.

5.3 Befragung der pharmazeutischen Industrie

Beispiel: Ein therapierender Arzt kennt ein Arzneimittel, das seinem schwerkranken Patienten zur Verbesserung seiner Lebensqualität verhelfen könnte. Er hat jedoch ein Problem: Das Arzneimittel hat für die beabsichtigte Indikation keine Zulassung! Alle Fertigarzneimittel sind nach § 21 Abs. 1 AMG zulassungspflichtig. Einer solchen Zulassung gehen langjährige Forschungen und Studien voraus, in denen der Hersteller die Wirksamkeit und Sicherheit des neuen Arzneimittels nachzuweisen hat. In der Regel wird eine Zulassung nur streng anwendungsbezogen erteilt und beschränkt sich auf die vom Hersteller angegebenen Indikationsbereiche.

Im Laufe der Zeit kommt es allerdings im täglichen klinischen oder ambulanten Praxisalltag immer wieder vor, dass sich Hinweise dafür ergeben, dass ein Arzneimittel sich auch außerhalb seiner zugelassenen Indikation zur Therapie bestimmter Erkrankungen eignet.

Die erforderlichen klinischen Studien zur Indikationserweiterung bereits zugelassener Arzneimittel beanspruchen aber nicht weniger finanziellen und zeitlichen Aufwand als es für eine Erstzulassung nötig ist. Oft liegt er sogar noch etwas höher.

Die Kosten für die Entwicklung und Erforschung eines neuen Arzneistoffes lagen laut einer Studie über die Arzneimittelentwicklungskosten aus dem Jahr 2000 bei rund 800 Millionen US-Dollar (= Vollkosten; darin enthalten waren u.a. alle Opportunitätskosten[280], die aufgrund langer Entwicklungszeit entstanden sind sowie alle Kosten für fehlgeschlagene Entwicklungsprojekte).[281]

Eine Nichtzulassung oder ein Rückruf eines neuen Arzneimittels aufgrund unerwünschter Nebenwirkungen bedeuten also für jeden Hersteller großen wirtschaftlichen Schaden. Daher ist es nicht verwunderlich, dass sich ein pharmazeutischer Unternehmer bei der Zulassung nicht nur vom medizinischen Sachverhalt leiten lässt, sondern seine Zulassungsstrategien sich vor allem daran orientieren, dass die angestrebte Zulassung Erfolg hat und die Risiken weitestgehend minimiert werden.[282]

Neue Wirkstoffe werden aus wirtschaftlichem Interesse somit nur an großen Patientengruppen erprobt, während für Krankheiten, an die nur eine kleine Gruppe von Patienten leiden, weniger Forschung betrieben wird. Natürlich haben die pharmazeutischen Unternehmen – genau wie alle anderen Unternehmen auch -das Recht, bestrebt zu sein, Gewinn zu erzielen. Da sie sich jedoch *„in einem sehr sensiblen Bereich der Gesundheit*

---

[280] Vgl. http://www.wirtschaftslexikon24.net, zuletzt aufgerufen am: 18.04.2012: Unter Opportunitätskosten (auch Alternativkosten) versteht man einen in Geld oder Menge ausgedrückter entgangener Nutzen oder Ertrag, der durch eine alternative Verwendung eines eingesetzten Gutes (Güter) oder Produktionsfaktors erzielbar gewesen wäre.
[281] Vgl. DiMasi/Hansen/Grabowski (2003), in J HealthEcon, Jg. 22, S. 151-185
[282] Vgl. Freund, GGW 4/2006, 6.Jg, S. 2, http://www.wido.de/fileadmin/wido/downloads/pdf_ggw/wido_ggw_aufs3_1006.pdf, zuletzt aufgerufen am: 18.04.2012

5. Evaluierung der aktuellen Situation des Off-Label-Use und Auswertung der Daten

bzw. Krankheit von Menschen bewegen, unterliegen sie jedoch einer besonderen Verantwortung".[283]

Nachdem bei der Erarbeitung des Dissertationsthemas bereits Palliativmediziner und Krankenkassen zu ihren Erfahrungen im Bereich „Off-Label-Use" interviewt wurden, war es das Bestreben, durch die Befragung von Vertretern der pharmazeutischen Industrie auch deren Sichtweise zur Off-Label-Problematik zu erörtern.
Von ca. 50 verschiedenen Pharmaunternehmen aus ganz Deutschland, die im Zeitraum April 2009 – Juni 2009 entweder telefonisch kontaktiert oder durch E-Mail angesprochen wurden, konnten immerhin ca. 20 Unternehmen für eine kurze Stellungnahme gewonnen werden.
Viele konnten oder wollten zum dargestellten Thema keine Auskunft geben bzw. waren der Meinung, dass sie aufgrund ihrer Präparate nicht die geeigneten Ansprechpartner wären.
Im Nachfolgenden werden die Inhalte der Interviews zusammenfassend dargestellt.
Gezielte Anfragen von Ärzten zum Einsatz eines ihrer Produkte im Off-Label-Use sind nach Auskunft einiger Pharmaunternehmen im Generikabereich eher die Ausnahme (fünf Anfragen innerhalb von zehn Jahren; um welche fünf Arzneistoffe es sich hierbei handelte, konnte im Interview nicht in Erfahrung gebracht werden).
Ärzte, die den Einsatz eines Arzneimittels außerhalb der Zulassung beabsichtigen, wenden sich in der Regel an die Originalhersteller (?).
In den Abteilungen für medizinische Informationen zu Arzneimitteln vieler Originalhersteller sind gezielte Anfragen zum Off-Label-Use durch die Ärzte jedoch auch eher selten, aber sie kommen in der Tat vor. Es gibt durchaus den einen oder anderen Wirkstoff, von dem die Hersteller wissen, dass er im Off-Label eingesetzt wird. An dieser Stelle wurde jedoch darauf hingewiesen, dass keine Auskunft erteilt werden dürfe, um welche Arzneistoffe genau es sich dabei handelte. Nur eine Firma benannte ein **Cromoglicinsäure-Präparat**, welches **bei systemischer Mastozytose im Off-Label** eingesetzt wird. Cromoglicinsäure-haltige Arzneimittel sind bereits in Anlage VI zu Abschnitt K der Arzneimittel-Richtlinien über die Verordnungsfähigkeit von zugelassenen Arzneimitteln in einer nicht zugelassenen Anwendung in Teil A unter Punkt IV von den Expertengruppen aufgenommen worden. Ein weiteres Unternehmen wusste von einem **Mesalazin-Präparat** zu berichten, welches **bei der Divertikelkrankheit** eingesetzt wird, obwohl es dafür nicht zugelassen ist.
Ein Vertreter der pharmazeutischen Unternehmen hatte seinen Standpunkt zum Thema „Off-Label-Use" sehr deutlich zum Ausdruck gebracht. Aus arzneimittelrechtlichen Gründen gehe er davon aus, dass die Fach- und Gebrauchsinformationen in allen Aspekten berücksichtigt werden. Für die ständige Aktualisierung dieser Texte betreibe der

---

[283] http://www.medizinfo.de/arzneimittel/recht/arzneimittelpruefung.shtml, „Der Weg eines Arzneimittels von der Forschung bis zur Zulassung", zuletzt aufgerufen am: 18.04.2012

5. Evaluierung der aktuellen Situation des Off-Label-Use und Auswertung der Daten

Hersteller einen sehr großen Aufwand, sodass er davon überzeugt ist, dass jeder Arzt und jeder mündige Patient genau weiß, wie das Arzneimittel anzuwenden ist. Fragen von Ärzten, ob er den Off-Label-Use eines der Arzneimittel seines Unternehmens befürworten oder gar haftungsrechtlich unterstützen würde, würde er ausnahmslos verneinen. In verschiedenen Vorträgen und Artikeln kann man immer wieder lesen, dass der Off-Label-Use durchaus im Interesse der Pharmaindustrie vollzogen wird, denn Indikationsausweitungen ohne entsprechende Anträge auf Zulassungserweiterung steigern Umsatz und Gewinn. Die Diskussion über den Ruf der Pharmaindustrie, sie sei skrupellos und geldgierig, versucht er durch seine Haltung zum Off-Label-Use nicht noch mehr zu schüren bzw. zu beschädigen.

Bei konkret gestellten Anfragen zum Off-Label-Use durch Mediziner geben wiederum andere Pharmafirmen durchaus Auskunft, wenn sie über neueste Studien Bescheid wissen und verweisen auf einschlägige Literatur. Der pharmazeutische Hersteller ist jedoch dann stets dazu verpflichtet, auch darauf hinzuweisen, dass ein solcher Einsatz außerhalb der beantragten Zulassung ihres Präparats erfolgt und der Arzt sich nur auf sicherem Terrain bewegt, wenn er diesen Einsatz umfassend begründen kann.

Nach Auskunft der pharmazeutischen Hersteller ist es für sie auch oft nicht ersichtlich, ob ein Arzt einen Wirkstoff im Off-Label einsetzen will. Die Entscheidung, ob und für welche Indikation ein Arzt ein Medikament einsetzt, trifft letztendlich er eigenverantwortlich zusammen mit dem Patienten.

Des Weiteren wurde berichtet, dass Mediziner in der Regel nur Anfragen darüber stellen, ob zu einem bestimmten Arzneistoff neuere Studien, Erkenntnisse oder Untersuchungen in verschiedenen Gebieten zur Verfügung stehen. Genau Angaben, ob sie diese Informationen für einen Off-Label-Einsatz benötigen, erfahren die Hersteller meist nicht. Die meisten der Anfragen und auch der erteilten Antworten werden wohl in einigen Firmen zwar notiert, jedoch nicht spezifisch aufbereitet.

Für den pharmazeutischen Hersteller ist der Off-Label-Use genauso ein juristisches Problem wie z.B. für den Arzt. Deswegen versuchen viele der pharmazeutischen Unternehmen dieses Thema, soweit es geht, zu vermeiden.

In der Palliativmedizin sehen die Pharmafirmen die Off-Label-Problematik vor allem im Bereich der Zytostatika, denn diese lassen sich bzgl. ihrer Wirkweise grundsätzlich nicht nur auf eine Tumorart beschränken. Am Beispiel von **Topotecan**, einem Hemmstoff der DNA-Topoisomerase I, wird jedoch nochmal auf die Problematik der Zulassungserweiterung hingewiesen. In der Pädiatrie gab es demnach **verschiedene Studien, in denen für Topotecan eine positive Aktivität beim Neuroblastom beschrieben werden konnte.** Um den Arzneistoff jedoch für diese Indikation zur Zulassung zu bringen, bedarf es randomisierter Studien, die so komplex seien, dass sich die Pharmaindustrie, sowohl aus zeitlichen als auch aus materiellen Gründen, nicht daran wagt.

5. Evaluierung der aktuellen Situation des Off-Label-Use und Auswertung der Daten

Aus den Antworten der Interviewpartner wird deutlich, dass sich im Falle eines Off-Label-Use nicht nur der Arzt, sondern auch im gewissen Sinne die pharmazeutische Industrie in einem Dilemma befindet. Denn sobald ein pharmazeutischer Unternehmer weiß, dass eines seiner Präparate im Off-Label eingesetzt wird und diesen Einsatz duldet, kann er haftungsrechtlich in die Pflicht genommen werden.[284]

Juristisch betrachtet wird der Off-Label-Use dann zu einem sog. „bestimmungsgemäßen Gebrauch" und gemäß § 84 AMG kommt die Gefährdungshaftung für Arzneimittel (Herstellerhaftung) zum Tragen.[285]

Im **16.Abschnitt des AMG** (Haftung für Arzneimittelschäden) wird durch § 84 (Gefährdungshaftung) festgelegt, dass ein pharmazeutischer Unternehmer für Schäden eines Arzneimittels haftet, wenn *„das Arzneimittel bei bestimmungsgemäßen Gebrauch schädliche Wirkungen hat, die über ein nach den Erkenntnissen der medizinischen Wissenschaft vertretbares Maß hinausgehen"*.[286]

Demnach greift die Gefährdungshaftung, wenn Schäden durch ein Arzneimittel entstehen, das *„der Pflicht zur Zulassung unterliegt oder durch Rechtsverordnung von der Zulassung befreit ist"*.[287]

Die Arzneimittelzulassung und die vom Hersteller angegebenen Informationen in der Packungsbeilage und der Fachinformation sind entscheidend für die Beurteilung darüber, ob ein Arzneimittel bestimmungsgemäß gebraucht wurde. Durch Warnhinweise oder Angabe von Kontraindikationen können pharmazeutische Unternehmen den bestimmungsgemäßen Gebrauch einschränken, sodass sie, wenn ein Arzneimittel entgegen der veröffentlichten Hinweise eingesetzt wurde, aus der Haftung entlassen sind.

Wie aus **Axel Sanders** AMG-Kommentar zu entnehmen ist, zählt aber auch die *„Verwendung eines Arzneimittels, welche auf neuen medizinisch-wissenschaftlichen Erkenntnissen beruht und vom pharmazeutischen Unternehmen nicht ausgeschlossen wurde, obwohl er sie kannte oder hätte kennen müssen, zu einem bestimmungsgemäßen Gebrauch"*.

Das ist wiederum bei Off-Label-Verordnungen sehr oft der Fall, da so mancher Off-Label-Use aufgrund neuer Erfahrungen zur wissenschaftlich anerkannten, jedoch nicht zugelassenen Therapiegewohnheit geworden sein kann.

---

[284] Vgl. Strohmeyer (2008), in FORUM 5, S. 53
[285] Vgl. Kozianka/Hußmann, PharmR 2006, S. 487-488
[286] AMG, 16.Abschnitt, § 84 Gefährdungshaftung
[287] AMG, 16.Abschnitt, § 84 Gefährdungshaftung

5.4 Datenbankrecherche

Im Rahmen der Datenbankrecherche war es die Intention, für die in Punkt 5.1.2 der Gliederung aufgeführten Wirkstoffe, welche von den befragten Palliativmedizinern für einen Off-Label-Use eingesetzt wurden, geeignete Studien oder Daten zu sammeln, auf deren Grundlage der Einsatz im Off-Label gestützt werden kann.

5.4.1 Recherche in Medline und Embase

MEDLINE (Medical Literature Analysis and Retrieval System Online) beinhaltet Dokumentationseinheiten aus dem Index Medicus ab 1950 und umfasst ca. 19 Mio. Datensätze zu den Schwerpunkten Humanmedizin, Zahn- und Veterinärmedizinmedizin, Psychologie und des öffentlichen Gesundheitswesens. Es handelt sich dabei um eine der größten medizinischen Literaturdatenbanken, die auf ca. 4800 internationale Zeitschriften als Quellen zurückgreift.[288] MEDLINE besteht aus mehreren Datenbanken, u.a. der OLDMEDLINE (1955-1966), MEDLINE (ab 1966) und der MEDLINE In-Process (aktuellste Literatur mit täglicher Aktualisierung).[289]
In MEDLINE sind bibliografische Angaben, Deskriptoren (Englisch, Deutsch) und Abstracts (ca.54 %) zu finden.
Mittels PubMed, einem kostenfreien Angebot der U.S. National Library of Medicine (NLM), können Recherchen in Medline angestellt werden.

EMBASE (Excerpta Medica DataBASE) als weitere Literaturdatenbank enthält Nachweise der internationalen Literatur mit Schwerpunkt Europa aus der gesamten Humanmedizin und ihren Randgebieten im Zeitraum von 1947 bis heute. Diese Datenbank hat einen Umfang von ca. 23. Millionen indexierten Dokumenten. Einen besonderen Schwerpunkt bilden Arzneimittelforschung, Pharmakologie, Pharmazie, Pharmaökonomie, Toxikologie, biologische Grundlagenforschung, Gesundheitspolitik und -management, Gesundheitswesen, Arbeitsmedizin, Umweltmedizin und Drogenprobleme. Man findet hier alle Dokumente der Excerpta Medica, Referatezeitschriften sowie zusätzliche Literatur. Quellen sind ca. 7500 internationale Zeitschriften aus 70 Ländern. Darin sind bibliografische Angaben, Deskriptoren und Abstracts (80 %) zu finden.[290]

---

[288] http://www.dimdi.de/static/de/db/dbinfo/me66.htm_945116164.htm, zuletzt aufgerufen am: 19.04.2012
[289] Medline Datenbankbeschreibung, http://www.ub.rub.de/imperia/md/content/benutzung/db-infos/medline.pdf, Stand: März 2010, zuletzt aufgerufen am: 19.04.2012
[290] http://www.dimdi.de/static/de/db/dbinfo/em47.htm, zuletzt aufgerufen am: 19.04.2012

5. Evaluierung der aktuellen Situation des Off-Label-Use und Auswertung der Daten

Die Suche in beiden Datenbanken deckt somit einen Großteil der für diese Dissertation benötigten Literaturquellen ab, da beide Datenbanken gemäß ihrer internen Schwerpunkten als optimale Kombination gelten können.

Bei den zum Einsatz kommenden Suchtechniken wurde sowohl die Freitextsuche als auch die kontrollierte Suche herangezogen.

Unter Freitextsuche versteht man die Suche nach einzelnen Wörtern oder Wortstämmen. Die Verwendung von Trunkierungen (Openfront/Openend) sind bei der Freitextsuche möglich. Sie erfolgt automatisch und beliebig an irgendeiner Stelle im Text, Titel oder Abstract. Dabei können jedoch Probleme bzgl. der Wortendungen, Wortverknüpfungen, Wortsegmentierungen, Synonyme und Abkürzungen auftreten.

Die kontrollierte Suche basiert auf der Suche von Controlled Terms (CTs) im Schlagwortregister der jeweiligen Datenbank (in MEDLINE z.B. den MESH = Medical Subject Headings). Die inhaltliche Erschließung erfolgt durch das Vokabular aus dem MESH-Thesaurus und ist hierarchisch strukturiert. Die Schreibweise bei der Suche muss stimmen, und eine Trunkierung ist nicht möglich. Zum Einsatz kommen sogenannte Subheadings (= Qualifier zur Präzisierung von CTs) und logische Operatoren (and/or/not).

Aufgrund der Tatsache, dass es derzeit noch kein geeignetes Suchprofil im Bereich des Off-Label-Use existiert, wurde im Rahmen der Datenbankrecherche versucht, ein solches Suchprofil mit geeigneten Variablen zu entwickeln, um bei der Abfrage der in der Palliativmedizin eingesetzten Wirkstoffe Vollständigkeit zu erreichen.

Nachfolgend wird das Suchprofil abgebildet, das für die Recherche dieser Dissertation entwickelt und herangezogen wurde.

Entwicklung eines Suchprofils:

1. Zunächst wurde mittels einer Freitextsuche ermittelt, wie groß der Unterschied bei der Suche nach dem Begriff „Off-Label*" im Titel (ti), im Abstract (ab) und im Gesamttext (mp) ist. Dabei wurden die angegebenen Kürzel (z.B. .ti für Titel) dem Suchbegriff angehängt.
2. Die Ergebnisse für einen Suchbegriff wurden automatisch im Suchverlauf abgespeichert und konnten anschließend logisch miteinander verknüpft werden (Und- bzw. Oder-Suche). Dabei wurde festgestellt, dass die Oder-Kombination aus der Suche in .mp, .ti und .ab genauso viele Ergebnisse lieferte, wie die Verwendung des Kürzels .mp alleine.
3. Anschließend wurden die Suchbegriffe „Off-Label*" und „Off-Label-Use*" miteinander verglichen. Das Ergebnis war, dass der Begriff „Off-Label*" zu mehr Ergebnissen führte, als der Begriff „Off-Label-Use*".
4. Der Vollständigkeit wegen wurde auch getestet, ob der Begriff „Off Label*" zu anderen Ergebnissen führt, als „Off-Label*". Ein Unterschied konnte dabei allerdings nicht festgestellt werden.

5. Evaluierung der aktuellen Situation des Off-Label-Use und Auswertung der Daten

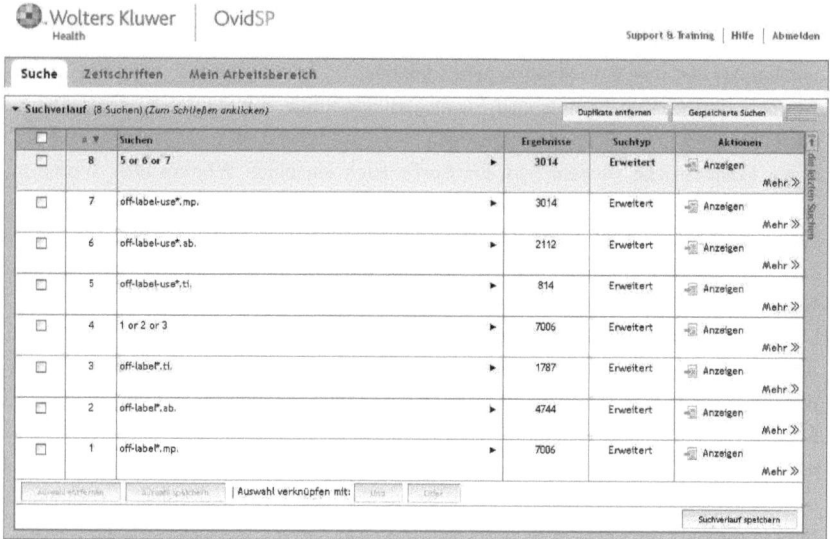

Abbildung 1: Screenshot zu Punkt 1 bis 3 der Entwicklung eines Suchprofils

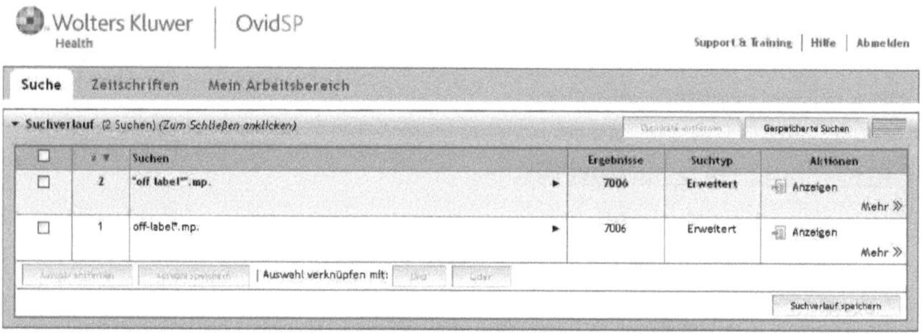

Abbildung 2: Screenshot zu Punkt 4 der Entwicklung eines Suchprofils

Die Kombination des Suchbegriffs „Off-Label*" mit einem Wirkstoff kann eine große Anzahl an Publikationen zu diversen Anwendungsbereichen liefern, was immer dann sinnvoll ist, wenn man sich ein Bild darüber machen will, in welchem Zusammenhang der Wirkstoff außerhalb seiner Zulassung eingesetzt wird.

Da sich der Fokus der Datenbankrecherche speziell auf die von den Palliativmedizinern angegebenen Indikationen beziehen sollte, wurde an dieser Stelle eine andere Suchstrategie verwendet. Statt der Nutzung des Begriffs „Off-Label*", wurde eine Kombination aus dem jeweiligen Wirkstoff und den von den Ärzten angegebenen Indikationen in die Suchmaske eingegeben.

5. Evaluierung der aktuellen Situation des Off-Label-Use und Auswertung der Daten

Allerdings kann hier die eventuell zu erwartende Ergebnismenge den Übersichtsrahmen sprengen, weshalb die Nutzung des .ti-Parameters anstelle des .mp-Parameters geeigneter schien. Im nachfolgenden Screenshot soll dies nochmals verdeutlicht werden.

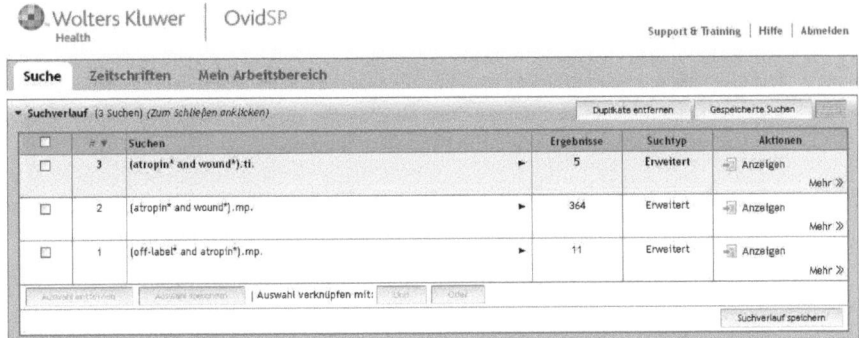

Abbildung 3: übersichtsrelevante Unterschiede zwischen den Suchparametern .ti und .mp

Erläuterung des Suchprofils:

Bei der Datenbankrecherche wurde deutlich, dass die meisten Autoren der Studien den Begriff „Off-Label-Use" nicht in ihre Texte mit einbeziehen, obwohl es inhaltlich genau darum geht. Manche erwähnen ihn zumindest noch in der Schlagwortsammlung, doch spätestens innerhalb der Texte taucht dieser Begriff nicht mehr auf, weshalb sich eine entsprechende Recherche zu Beginn als recht schwierig erwies. Daher wurde innerhalb der Suchmaske von Ovid auf den Zusatz „Off-Label" verzichtet, um nicht Ergebnisse, die relevant für die weitere Arbeit sind, auszuschließen. Stattdessen wurden die Indikationen genutzt, welche die Palliativmediziner genannt hatten und mit den entsprechenden Stoffen kombiniert. So ergaben sich rasch Erfolge in der Suche nach untermauernden Artikeln. Bei der Änderung der Vorgehensweise konnten einige praktische Erkenntnisse gewonnen werden, die zu folgender neuen Suchstrategie führten:

1. Präparate-Handelsnamen wurden mit Wirkstoffnamen kombiniert, um eine etwas höhere Trefferquote zu erhalten.

2. Es wurde – v.a. bei zu wenigen Ergebnissen – nach Synonymen für Wirkstoffe gesucht. Teilweise werden (v.a. in US-amerikanischen Artikeln) Begriffe verwendet, welche bei uns nicht geläufig oder bekannt sind. Interessanterweise hat sich die englische Seite von Wikipedia bei der Auffindung derartiger Begriffe mittels Eingabe von Präparate-Handelsnamen als sehr effektiv erwiesen.

5. Evaluierung der aktuellen Situation des Off-Label-Use und Auswertung der Daten

3. Auch ist eine Kombination von gekürzten deutschen und englischen Wirkstoffbezeichnungen hilfreich, da viele Publikationen zwar auf Englisch erschienen sind, jedoch von Nicht-US-Amerikanern bzw. -Briten geschrieben wurden, sodass auch uns bekannte Begriffe häufiger auftauchen, als zunächst zu erwarten war.

4. Indikationen wurden ebenfalls in gekürzter Schreibweise mit ausreichend Synonymen gesucht und eingegeben. Es gibt zahlreiche Artikel zu gleichen oder ähnlichen Themen, die nur deshalb nicht gleichzeitig aufgefunden werden, weil verschiedene Autoren unterschiedliche Schlagwörter für dieselbe Aussage benutzen. Daher wurden v.a. griechische und lateinische Begriffe mit einbezogen.

5. Auf Anführungszeichen wurde weitestgehend verzichtet. Sie grenzen die Ergebnisse extrem stark ein und sollten nur dann verwendet werden, wenn aufgrund der Nutzung einer ergebnisrelevanten Wortgruppe und ansonsten hoher Anzahl der Ergebnisse eine Einschränkung der Ergebnismenge sinnvoll bzw. vertretbar ist.

6. Eine Suche sollte zuerst nach Titeln beginnen, wobei Abstracts immer dabei sein sollten. Viele Artikel machen nur Angaben über Autor, Erscheinung und Titel, ohne Angaben zum Inhalt zu machen. Eine folgende, zeitaufwendige Intensivrecherche in der Fach-bibliothek führt so jedoch oft zu vermeidbarer Frustration, weil man sich anderen Inhalt erhofft hat als die Autoren produziert haben.

7. Ergeben sich insgesamt zu wenige Ergebnisse, kann man die Suche auf Schlagwörter innerhalb der Abstracts erweitern. Oft werden hier jedoch nur noch Wirkstoffe am Rande erwähnt. Die Quote der tatsächlich nutzbaren Ergebnisse fällt somit deutlich ab.

8. Sollte auch dies nicht zum Ziel führen, ist zwar die Verwendung des mp-Parameters indiziert, jedoch kann die Überprüfung der Ergebnisse extrem zeitaufwendig werden. Bevor man sich zu dieser Art der Recherche entschließt, sollte man vorher überprüfen, ob grundsätzlich bessere Suchbegriffe verwendet werden können.

9. Auch bei Ovid gilt die höhere Priorität dem Suchoperator „AND" statt „OR", sodass Klammersetzung nicht ignoriert werden darf.

10. Ergänzend sei noch erwähnt, dass es auch den sogenannten „NOT"-Parameter gibt, welcher Begriffe von den Suchergebnissen ausschließt. Dies ist vor allem dann sinnvoll, wenn sich zahlreiche Ergebnisse finden, die nicht den Anforderungen entsprechen, z.B. „rat" oder „mice" bei Tierversuchen, obwohl Studien am Menschen benötigt werden oder „chemo*" bei Anwendung eines Mittels bei nicht-chemotherapiebedingten Anwendungen.

5. Evaluierung der aktuellen Situation des Off-Label-Use und Auswertung der Daten

Beispiel:
Suche nach Butylscopolaminiumbromid in Zusammenhang mit Übelkeit und Erbrechen.

	#	Suchen		Ergebnisse	Suchtyp	Aktionen
☐	4	((Butylscopo* or Buscopan) and vomiting).ab.	►	8	Erweitert	Anzeigen Mehr »
☐	3	(Butylscopo* and vomiting).ab.	►	5	Erweitert	Anzeigen Mehr »

Erläuterung zu Punkt 1: Einbindung von Handelsnamen

	#	Suchen		Ergebnisse	Suchtyp	Aktionen
☐	2	((Butylscopo* or Buscopan) and vomiting).ti.	►	4	Erweitert	Anzeigen Mehr »
☐	1	((Butylscopo* or Hyoscine or Butylbromid* or Buscopan) and vomiting).ti.	►	33	Erweitert	Anzeigen Mehr »

Erläuterung zu Punkt 2 und 3: Unterschied unter Einbindung von Wirkstoff-Synonymen

	#	Suchen		Ergebnisse	Suchtyp	Aktionen
☐	2	((Butylscopo* or Hyoscine or Butylbromid* or Buscopan) and vomiting).ti.	►	33	Erweitert	Anzeigen Mehr »
☐	1	((Butylscopo* or Hyoscine or Butylbromid* or Buscopan) and (vomit* or emes* or nausea)).ti.	►	39	Erweitert	Anzeigen Mehr »

Erläuterung zu Punkt 4: mehr Ergebnisse durch Kürzungen und Synonyme bei Indikationen

	#	Suchen		Ergebnisse	Suchtyp	Aktionen
☐		((Butylscopo* or "Hyoscine Butyl*" or Butylbromid* or Buscopan) and (vomit* or emes* or nausea)).ti.	►	6	Erweitert	Anzeigen Mehr »
☐		((Butylscopo* or Hyoscine or Butylbromid* or Buscopan) and (vomit* or emes* or nausea)).ti.	►	39	Erweitert	Anzeigen Mehr »

Erläuterung zu Punkt 5: Einschränkungen durch Anführungszeichen

	#	Suchen		Ergebnisse	Suchtyp	Aktionen
☐	16	limit 15 to abstracts	►	19	Erweitert	Anzeigen Mehr »
☐	15	((Butylscopo* or Hyoscine or Butylbromid* or Buscopan) and (vomit* or emes* or nausea)).ti.	►	39	Erweitert	Anzeigen Mehr »

Erläuterung zu Punkt 6: Ausschluss Abstract-freier Artikel

	#	Suchen		Ergebnisse	Suchtyp	Aktionen
☐	17	((Butylscopo* or Hyoscine or Butylbromid* or Buscopan) and (vomit* or emes* or nausea)).ab.	►	128	Erweitert	Anzeigen Mehr »

Erläuterung zu Punkt 7: Erweiterung der Schlagwortsuche auf Abstracts

	#	Suchen		Ergebnisse	Suchtyp	Aktionen
☐	19	((Butylscopo* or Hyoscine or Butylbromid* or Buscopan) and (vomit* or emes* or nausea)).mp.	►	257	Erweitert	Anzeigen Mehr »

Erläuterung zu Punkt 8: Erhöhung der Ergebnismenge mittels mp-Parameter

5. Evaluierung der aktuellen Situation des Off-Label-Use und Auswertung der Daten

Datenbankrecherche für die Wirkstoffe aus 5.1.2:

- **Acetylsalicylsäure**
  King R.B.
  Topical aspirin in chloroform and the relief of pain due to herpes zoster and postherpetic neuralgia
  Ergebnis: effektiv, möglicherweise unter Einwirkung eines anderen Rezeptors als bei Entzündungen

- **Alfentanil**
  Fudin J.: Opioid pain management: Balancing risks and benefits.
  Ergebnis: bessere Verträglichkeit gegenüber anderen Opiatkategoriesubstanzen

  King S. Forbes K. Hanks G.W. Ferro C.J. Chambers E.J.:
  A systematic review of the use of opioid medication for those with moderate to severe cancer pain and renal impairment: A European Palliative Care Research Collaborative opioid guidelines project
  Ergebnis: gehört zu den vergleichsweise unproblematischsten Opioiden

  Sheils R. Simpson K.H.:
  Analgesic prescribing for palliative care patients with renal impairment.
  auf "http://issuu.com/zgdamir/docs/paineurope_2008", Issue 4, Seite 8-9
  Ergebnis: effektiv mit kurzer Dauer, v.a. sinnvoll bei niedriger GFR

- **Amidotrizoesäure**
  Mercadante S. Ferrera P. Casuccio A.: Effectiveness and tolerability of amidotrizoate for the treatment of constipation resistant to laxatives in advanced cancer patients.
  Ergebnis: effektives Mittel, wenn andere Laxanzien nicht wirken

- **Amitriptylin**[291]
  Mellink WA. Blijham GH. van Deyk WA.
  Amitriptyline plus fluphenazine to prevent chemotherapy-induced emesis in cancer patients: a double-blind randomized cross-over study.

---

[291] Vgl. Loughlin/Generali, et al. (2006), S. 648

Ergebnis: so effektiv wie Metoclopramid, jedoch besser verträglich
Clemons A. Vasiadi M. Kempuraj D. Kourelis T. Vandoros G. Theoharides TC.
Amitriptyline and prochlorperazine inhibit proinflammatory mediator release from human mast cells: possible relevance to chronic fatigue syndrome.
Ergebnis: Trizyklische Antidepressiva können gegen Fatigue helfen

- **Ascorbinsäure (Vitamin C)**
  Laxans
  Triantafyllou K. Vlachogiannakos J. Ladas S.D.: Gastrointestinal and liver side effects of drugs in elderly patients.

  Chronakos J. Nierman D.M.
  Managing pressure ulcers in critically ill patients.
  Ergebnis: v.a. in Kombination mit Zink hilfreich zur Verbesserung von einem Dekubitus

- **Atropin**
  Skorjanec S. Dolovski Z. Kocman I. Brcic L. Blagaic Boban A. Batelja L. Coric M. Sever M. Klicek R. Berkopic L. Radic B. Drmic D. Kolenc D. Ilic S. Cesarec V. Tonkic A. Zoricic I. Mise S. Staresinic M. Ivica M. Lovric Bencic M. Anic T. Seiwerth S. Sikiric P.:
  Therapy for unhealed gastrocutaneous fistulas in rats as a model for analogous healing of persistent skin wounds and persistent gastric ulcers: Stable gastric pentadecapeptide BPC 157, atropine, ranitidine, and omeprazole.
  Ergebnis: etwas besser wirksam im Vergleich zu anderen Standardmitteln

- **Baclofen[292]**
  Joyce A. Generali, RPh, MS, FASHP,p and Dennis J. Cada, PharmD, FASHP, FASCP†
  Off-Label Drug Uses
  Baclofen: Hiccups
  http://thomasland.metapress.com/content/x2687301ug761t85/fulltext.pdf
  Ergebnis: effektives Mittel, wenn andere Standardmittel versagen

---

[292] Vgl. Loughlin/Generali, et al. (2006), S. 669

5. Evaluierung der aktuellen Situation des Off-Label-Use und Auswertung der Daten

- **Bevacizumab**
  Kaloshi G. Rroji A. Bushati T. Lame A. Xhumari A. Seferi A. Petrela M.:
  Bevacizumab alone at 5 mg/kg in an every-3-week schedule for patients with recurrent glioblastomas – A single center experience.
  Ergebnis: sicher und wirksam

- **Butylscopolaminiumbromid**[293]
  Apfel C.C. Zhang K. George E. Shi S. Jalota L. Hornuss C. Fero K.E. Heidrich F. Pergolizzi J.V. Cakmakkaya O.S. Kranke P.
  Transdermal scopolamine for the prevention of postoperative nausea and vomiting: A systematic review and meta-analysis.
  Ergebnis: deutliche Besserung der Beschwerden

  Wildiers H. Dhaenekint C. Demeulenaere P. Clement P.M.J. Desmet M. Van Nuffelen R. Gielen J. Van Droogenbroeck E. Geurs F. Lobelle J.-P. Menten J.
  Atropine, Hyoscine Butylbromide, or Scopolamine Are Equally Effective for the Treatment of DeathRattle in Terminal Care.
  Ergebnis: Scopolamin genauso wirksam wie Atropin und Butylscopolaminiumbromid

  Gordon C. Ben-Aryeh H. Attias J.
  Effect of transdermal scopolamine on salivation.
  Ergebnis: Natrium, Kalium und Calcium wurden verstärkt zurückgehalten, somit weniger Speichel

  Ripamonti C. Mercadante S. Groff L. Zecca E. De Conno F. Casuccio A.
  Role of octreotide, scopolamine butylbromide, and hydration in symptom control of patients with inoperable bowel obstruction and nasogastric tubes: A prospective randomized trial.
  Ergebnis: Verbesserung der Beschwerden, jedoch schlechter als Octreoid

- **Carbamazepin**[294]
  Mallewa M. Appleton R. Aindow A.
  Long-term use of rectalcarbamazepine in a patient with intractable epilepsy.
  Ergebnis: rektale Anwendung möglich, jedoch nach zwei Monaten wegen einer Entzündung wieder abgesetzt

---

[293] Vgl. Loughlin/Generali, et al. (2006), S 1011
[294] Vgl. Loughlin/Generali, et al. (2006), S. 693

5. Evaluierung der aktuellen Situation des Off-Label-Use und Auswertung der Daten

- **Clonazepam**[295]

  Heino Hugel, MD, MRCP, John E Ellershaw, FRCP, Andrew Dickman, BsC (Hons), MSc, MRPharmS:
  Clonazepam as an adjuvant analgesic in patients with cancer-related neuropathic pain
  Ergebnis: effektiv zur Schmerzbekämpfung

  Nardi A.E. Mochcovitch M.D. Freire R.C. Amrein R. Versiani M.
  Treatment of the acute phase of panic disorder: An eight-week randomised, naturalistic trial with clonazepam and paroxetine.
  Ergebnis: besser wirksam als Paroxetin, jedoch beide gut wirksam

  Chouinard G. Annable L. Turnier L. Holobow N. Szkrumelak N.
  A double-blind randomized clinical trial of rapid transquilization with I.M. clonazepam and I.M. haloperidol in agitated psychotic patients with manic symptoms.
  Ergebnis: effektiv und sicher, jedoch langsamer wirksam als Haloperidol

  Shinno H. Oka Y. Otsuki M. Tsuchiya S. Mizuno S. Kawada S. Innami T. Sasaki A. Hineno T. Sakamoto T. Inami Y. Nakamura Y. Horiguchi J.
  Proposed dose equivalence between clonazepam and pramipexole in patients with restless legs syndrome.
  Ergebnis: früher effektiv, jedoch ist Pramipexol nun Goldstandard

- **Clonidin**[296]

  Campos Gallardo S. Alvarez Vega J.C.
  Evaluation of a single dose of epidural of morphine vs. Morphine plus clonidine for lower abdomen surgery.
  Ergebnis: kleinere Dosis von Morphin + Clonidin hat dieselbe Wirkung als höherer Dosis Morphin, jedoch mit weniger Nebenwirkungen

  Malinovsky J.-M. Malinge M. Lepage J.-Y. Pinaud M.
  Sedation caused by clonidine in patients with spinal cord injury.
  Ergebnis: effektiv zur Sedierung

---

[295] Vgl. Loughlin/Generali, et al. (2006), S. 726
[296] Vgl. Loughlin/Generali, et al. (2006), S. 727

Furlan R. Ardizzone S. Palazzolo L. Rimoldi A. Perego F. Barbic F. Bevilacqua M. Vago L. Porro G.B. Malliani A.
Sympathetic overactivity in active ulcerative colitis: Effects of clonidine.
Ergebnis: deutliche Verbesserung der durch einen überaktiven Sympathikus hervorgerufenen Beschwerden

Marin M. Porr P.J. Dejica D.
Effect of clonidine on diabetic diarrhea.
Ergebnis: wenn es vertragen wird, dann sehr effektiv zur Verringerung des Durchfalls

Rode G. Maupas E. Luaute J. Courtois-Jacquin S. Boisson D.
Medical treatment of spasticity.
Ergebnis: gehört zu den Hauptkategorien der spasmolytischen Mittel

- **Codeinphosphat**[297]
  Palmer K.R. Corbett C.L. Holdworth C.D.
  Double-blind cross-over study comparing loperamide codeine and diphenoxylate in the treatment of chronic diarrhea.
  Ergebnis: etwas mehr Nebenwirkungen als Loperamid, aber ähnlich effektiv

- **Corticosteroide (z.B. Prednison, Prednisolon)**[298]
  Parker R. Powell C.V.E. Kelly A.-M.
  How long does stridor at rest persist in croup after the administration of oral prednisolone?
  Ergebnis: sehr schnelle Besserung der Problematik

---

[297] Vgl. Loughlin/Generali, et al. (2006), S. 731
[298] Vgl. Loughlin/Generali, et al. (2006), S. 980

- **Cycliziniumhydrochlorid**
  A comparison of cyclizine and granisetron alone and in combination for the prevention of postoperative nausea and vomiting
  Ergebnis: Wirkstoff-Kombination ist mindestens genauso effektiv wie Monotherapie, jedoch mit weniger Nebenwirkungen verbunden

- **Danazol**[299]
  Fust G. Farkas H. Csuka D. Varga L. Bork K.
  Long-term efficacy of danazol treatment in hereditary angioedema.
  Ergebnis: Anzahl der Vorfälle pro Jahr sanken deutlich

  Craig T.J.
  Appraisal of danazol prophylaxis for hereditary angioedema.
  Ergebnis: hilfreich, aber starke Nebenwirkungen

  Berth-Jones J. Graham-Brown R.A.C.
  Cholinergic pruritus, erythema and urticaria: A disease spectrum responding to danazol.
  Ergebnis: Einzelfallstudie, sehr effektiv gegen die Beschwerden wirksam

- **Dexamethason**[300]
  Wong, Rebecca K.S.; Paul, Nancy; Ding, Keyue; Whitehead, Marlo; Brundage, Michael; Fyles, Anthony; Wilke, Derek; Nabid, Abdenour; Fortin, Andre; Wilson, Don; McKenzie, Michael; Ackerman, Ida; Souhami, Luis; Chabot, Pierre; Pater, Joseph:
  5-Hydroxytryptamine-3 Receptor Antagonist With or Without Short-Course Dexamethasone in the Prophylaxis of Radiation Induced Emesis: A Placebo-Controlled Randomized Trial of the National Cancer Institute of Canada Clinical Trials Group (SC19)
  Ergebnis: sinnvoll, da effektive Ergänzung zu Setronen, um deren Wirkung zu verstärken

  Sarcev T. Secen N. Sabo A. Povazan D.
  Influence of dexamethasone on appetite and body weight in lung cancer patients.
  Ergebnis: hilfreich, um Appetit zu steigern

---

[299] Vgl. Loughlin/Generali, et al. (2006), S. 745
[300] Vgl. Loughlin/Generali, et al. (2006), S. 751

5. Evaluierung der aktuellen Situation des Off-Label-Use und Auswertung der Daten

- **Diazepam**[301]

    Tong F.Z. Zhang J.Q. Qiao X.M. Mao Y.C. Meng F.Y. Liu H.J. Hui S. Zhu F.X. Shu W. Hong J.
    Effect of diazepam on delayed nausea and vomiting caused by anticancer agents.
    Ergebnis: v.a. als Zusatzmittel sehr effektiv

    Woodcock AA. Gross ER. Geddes DM.
    Drug treatment of breathlessness: contrasting effects of diazepam and promethazine in pink puffers.
    Ergebnis: Kontraindikation, keine Empfehlung von Diazepam bei Atemnot

- **Diclofenac**

    Rabon P.G. Murray K.M.
    Role of nonsteroidal antiinflammatory drugs in the differential diagnosis of neoplastic fevers versus fevers of infectious etiology.
    Ergebnis: Indometacin, Naproxen und Diclofenac zeigen ein gutes Ansprechen auf (para-)neoplastisches Fieber

- **Doxepin**[302]

- **Dronabinol**

    Parker L.A. Rock E.M. Limebeer C.L.
    Regulation of nausea and vomiting by cannabinoids
    Ergebnis: im Tierversuch wirksam, wahrscheinlich auf den Menschen übertragbar

    Chinuck, R. S.; Fortnum, H.; Baldwin, D. R.:
    Appetite stimulants in cystic fibrosis: a systematic review.
    Ergebnis: wahrscheinlich wirksam, größere Untersuchungen stehen noch aus

    Kahraman H. Stolyar A. Forester B. Frankel M. Harper D. Asayama K. Ellison J.M.:
    Dronabinol for the treatment of behavioral and mood disturbances in dementia.
    Ergebnis: effektiv, aber Nebenwirkungen beachten

---

[301] Vgl. Loughlin/Generali, et al. (2006), S. 752
[302] Vgl. Loughlin/Generali, et al. (2006), S. 763

5. Evaluierung der aktuellen Situation des Off-Label-Use und Auswertung der Daten

Pickering E.E. Semple S.J. Nazir M.S. Murphy K. Snow T.M. Cummin A.R. Moosavi S.H. Guz A. Holdcroft A.
Cannabinoid effects on ventilation and breathlessness: A pilot study of efficacy and safety.
Ergebnis: effektiv zur Bekämpfung von Atemnot

Peat S.
Using cannabinoids in pain and palliative care.
Ergebnis: Spasmolyse ist einer der weiteren Effekte, trotzdem nur als Adjuvans empfohlen

- **Epoetin alpha**[303]
  Dragomir M.D. Stanculeanu D. Radu C.
  Epoetin -Alpha increases hemoglobin and improves quality of life in anemic adolescents with cancer receiving aggressive chemotherapy.
  Ergebnis: Verbesserung der Lebensqualität

- **Erythromycin**[304]
  Mitolo Chieppa D. Mansi G. Rinaldi R. Serio M. Nacci C. Montagnani M. Potenza M.A. De Salvia M.A. Mitolo C.I. Rinaldi M. Altomare D.F.
  Effects of erythromycin on human colonic circular muscle in idiopathic chronic constipation.
  Ergebnis: gut wirksam

  Lightfoot A.J. Eno M. Kreder K.J. O'Donnell M.A. Rao S.S.C. Williams R.D.
  Treatment of Postoperative Ileus AfterBowel Surgery with Low-Dose Intravenous Erythromycin.
  Ergebnis: unwirksam

- **Fentanyl**
  Sitte T. Thns M.
  Relief of breathlessness with nasal fentanyl in palliative home care-relation of single dosage compared with the background opioid.
  Ergebnis: je höher die Dosis, desto besser der Effekt

---

[303] Vgl. Loughlin/Generali, et al. (2006), S. 775
[304] Vgl. Loughlin/Generali, et al. (2006), S. 776

Gauna A.A. Kang S.K. Triano M.L. Swatko E.R. Vanston V.J.
Oral transmucosal fentanyl citrate for dyspnea in terminally ill patients: An observational case series
Ergebnis: sicher und effektiv

- **Flecainid**

    Von Gunten C.F. Eappen S. Cleary J.F. Taylor IV S.G. Moots P. Regevik N. Cleeland C. Cella D.
    Flecainide for the treatment of chronic neuropathic pain: A phase II trial eastern cooperative oncology group study E1Z95.
    Ergebnis: hilft bei ca. 30 % der Patienten

- **Flunitrazepam**

    Aizawa K.-I. Kanai T. Saikawa Y. Takabayashi T. Kawano Y. Miyazawa N. Yamamoto T.
    A novel approach to the prevention of postoperative delirium in the elderly after gastrointestinal surgery.
    Ergebnis: i.v.-Anwendung gegen post-OP Delirium zur Rerhythmisierung des Schlafes

- **Furosemid**[305]

    Licata G. Tuttolomondo A. Licata A. Parrinello G. Di Raimondo D. Di Sciacca R. CammA C. CraxI A. Paterna S. Pinto A.
    Clinical Trial: High-dose furosemide plus small-volume hypertonic saline solutions vs. repeated paracentesis as treatment of refractory ascites.
    Ergebnis: sicher und effektiv

    Yamaguchi M. Eto Y. Matsuzaki G. Ishii A. Shoji S. Takizawa H. Takaishi T. Inoue T. Nagaoka S. Ito K.
    A case in which bronchorrhea was alleviated by oral erythromycin and inhalation of beclomethasone and furosemide.
    Ergebnis: in Kombination mit anderen Mitteln zur Veränderung der Lungenabsonderung und somit zur Verbesserung des Gesamtzustandes

---

[305] Vgl. Loughlin/Generali, et al. (2006), S. 803

- **Glyceroltrinitrat**
  Razi A. Zargoosh J.
  Effect of sublingual nitroglycerine on pain relief in renal and ureteral colic.
  Ergebnis: nicht effektiv

  Swamy N.
  Esophageal spasm: clinical and manometric response to nitroglycerine and long acting nitrites.
  Ergebnis: Nitrate im Allgemeinen durchaus wirksam gegen Spasmen

- **Glycopyrroniumbromid**[306]
  Bennett M. Lucas V. Brennan M. Hughes A. O'Donnell V. Wee B.
  Using anti-muscarinic drugs in the management of death rattle: Evidence-based guidelines for palliative care.
  Ergebnis: im Vergleich zu Butylscopolaminiumbromid gibt es sowohl Vorteile als auch Nachteile

  Davis M.P., Furste A.
  Glycopyrrolate: A useful drug in the palliation of mechanical bowel obstruction.
  Ergebnis: gegen Sialorrhoe und Verstopfung wirksam

- **Haloperidol**[307]
  Hardy J.R. O'Shea A. White C. Gilshenan K. Welch L. Douglas C.
  The efficacy of haloperidol in the management of nausea and vomiting in patients with cancer.
  Ergebnis: im palliativen Bereich eine sinnvolle Alternative zu Standardmitteln

  Boettger S. Breitbart W. Passik S.
  Haloperidol and risperidone in the treatment of delirium and its subtypes.
  Ergebnis: genauso hilfreich wie Risperidon, jedoch mehr Nebenwirkungen

  Ives T.J. Fleming M.F. Weart C.W. Bloch D.
  Treatment of intractable hiccups with intramuscular haloperidol.
  Ergebnis: Kleinfallstudie; hilfreiches Mittel gegen Schluckauf

---

[306] Vgl. Loughlin/Generali, et al. (2006), S. 810
[307] Vgl. Loughlin/Generali, et al. (2006), S. 813

- **HT₃-Antagonisten**
  Salvucci A.A. Squire B. Burdick M. Luoto M. Brazzel D. Vaezazizi R.
  Ondansetron is safe and effective for prehospital treatment of nausea and vomiting by paramedics.
  Ergebnis: wirkungsvoll, v.a. im Rettungsdienst eingesetzt

- **Hydromorphon**
  Clemens K.E. Klaschik E.
  Effect of hydromorphone on ventilation in palliative care patients with dyspnea
  Ergebnis: effektiv, sogar ohne Probleme einer Atemwegsdepression

- **Ibuprofen**
  Li H. Ge Y.-L. Ning Y. Shi J.
  Comparison of the efficacy of acetaminophen and ibuprofen-codeine tablets in treating cancer pain.
  Ergebnis: in Kombination mit Codein schneller und stärker wirksam als Paracetamol, jedoch kürzer wirksam

- **Ketamin**
  Tang M.Y. Goucke R. Schutze M.
  Sublingual ketamineinchronicpain management, five years' experience at a university hospital pain management centre.
  Ergebnis: kann eingesetzt werden, ist aber nicht über alle Zweifel erhaben

  Heike Rittner, Alexander Brack
  Der chronische Schmerzpatient als Notfall - Akutschmerztherapie bei opioidgewöhnten Patienten / Acute pain therapy for non opioid-naive patients
  Ergebnis: als Reservemittel brauchbar

- **Lenalidomid**
  Landsburg D.J. Stadtmauer E.A. Schuster S.J. Mangan P. Shelly B. Vogl D.T.
  Comparison of bortezomib- and lenalidomide-based therapies for the treatment of primary (AL) amyloidosis
  Ergebnis: besseres Nebenwirkungs-Profil

5. Evaluierung der aktuellen Situation des Off-Label-Use und Auswertung der Daten

- **Levomepromazin**

  Kennett A. Hardy J. Shah S. A'Hern R.
  An open study of methotrimeprazine in the management of nausea and vomiting in patients with advanced cancer.
  Ergebnis: bei 62 % der Patienten wirksam

  Petts H.V. Pleuvry B.J.
  Interactions of morphine and methotrimeprazine in mouse and man with respect to analgesia, respiration and sedation.
  Ergebnis: Sedierungseffekt deutlich vorhanden, keine Probleme mit Atmung (entsprechendes wurde für Morphin nachgewiesen)

  Maryniak O. Manchanda R. Velani A.
  Methotrimeprazine in the treatment of agitation in acquired brain injury patients.
  Ergebnis: auch wirkungsvoll bei nicht-neurologisch/psychiatrisch betroffenen Patienten

- **Levomethadon**

  Bennett M.
  Cough management in lung cancer.
  Ergebnis: Studienresultat war der Aufbau einer Hustenbehandlungsoptionspyramide, mit Methadon als Reservemittel

- **Lidocain**[308]

  Devers, Allison B.A; Galer, Bradley S. M.D:
  Topical Lidocaine Patch Relieves a Variety of Neuropathic Pain Conditions: An Open-Label Study
  Ergebnis: bei 81 % wirksam, ohne relevante Nebenwirkungen

- **Loperamid**

  Tytgat G.N.J. Hofer S. Hoek F.
  Pharmacokinetic and pharmacodynamic properties of loperamide oxide and loperamide in patients with an ileostomy
  Ergebnis: deutliche Stuhlvolumen- und Elektrolytverlustminderung

---

[308] Vgl. Loughlin/Generali, et al. (2006), S. 865

5. Evaluierung der aktuellen Situation des Off-Label-Use und Auswertung der Daten

- **Lorazepam**[309]

    Malik I.A., Khan W.A., Qazilbash M., Ata E., Butt A., Khan M.A.
    Clinical efficacy of lorazepam in prophylaxis of anticipatory, acute, and delayed nausea and vomiting induced by high doses of cisplatin: A prospective randomized trial.
    Ergebnis: Verbesserung der Beschwerden gegenüber Metoclopramid alleine

    Battaglia J. Moss S. Rush J. Kang J. Mendoza R. Leedom L. Dubin W. McGlynn C. Goodman L.
    Haloperidol, lorazepam, or both for psychotic agitation? A multicenter, prospective, double-blind, emergency department study.
    Ergebnis: Haloperidol + Lorazepam in Kombination effektiver als die einzelne bzw. getrennte Gabe beider Mittel

- **Magnesium**[310]

    Satake K. Lee J.-D. Shimizu H. Ueda T. Nakamura T.
    Relation between severity of magnesium deficiency and frequency of anginal attacks in men with variant angina.
    Ergebnis: direkter Zusammenhang zwischen Mg-Dosis im Blut und Angina pectoris/KHK-Attacken

    Hatipolu N. Hatipolu H. Erkal S. Trkmen S. Trel O. Aydomu C. Babayiit A. Engerek N. Kurt K. iraneci R.
    Magnesium levels in asthmatic children, Astimli cocuklarda magnezyum dzeyleri.
    Ergebnis: Reduzierung der Stärke der Asthmaattacken

    Najafi M. Haghighat B. Tafti H.A.
    Relationship between serum magnesium level and arrythmias following post-coronary artery bypass grafting.
    Ergebnis: es konnte kein Effekt zwischen Magnesiumspiegel und Arrhythmien festgestellt werden

---

[309] Vgl. Loughlin/Generali, et al. (2006), S. 868
[310] Vgl. Loughlin/Generali, et al. (2006), S. 872

- **Methadon**
  Laurent S. Brugirard M. Voisin-Saltiel S. Dauchy S.
  Clinical use, efficacy and side effects of methadone in cancer pain: IGR's pain unit experience in 2008.
  Ergebnis: effektiv, ein erfahrenes Behandlungsteam wird vorausgesetzt

- **Methylnaltrexon**
  Weinstock L.B., Chang A.C.
  Methylnaltrexone for treatment of acute colonic pseudo-obstruction.
  Ergebnis: grundsätzlich auch bei nicht-opiat-abhängiger Verstopfung wirksam

- **Methylphenidat**
  Centeno C. Sanz-Rubiales . Cuervo M.A. Ramos D.
  Multicenter randomized double-blinded placebo-controlled trial of methylphenidate for depressive symptoms in advanced cancer patients.
  Ergebnis: keine Besserung der depressiven Symptome

  Moraska A.R. Sood A. Dakhil S.R. Sloan J.A. Barton D. Atherton P.J. Suh J.J. Griffin P.C. Johnson D.B. Ali A. Silberstein P.T. Duane S.F. Loprinzi C.L.
  Phase III, randomized, double-blind, placebo-controlled study of long-acting methylphenidate for cancer-related fatigue: North Central Cancer Treatment Group NCCTG-N05c7 trial.
  Ergebnis: keine Besserung der Benommenheit bei Krebsbehandlung

  Yennurajalingam S. Palmer J.L. Li Z. Bruera E.
  Factors associated with response to methylphenidate in advanced cancer patients with cancer-related fatigue.
  Ergebnis: bei 77 % der Patienten wirksam

- **Mexiletin**[311]
  Carroll I.R. Kaplan K.M. Mackey S.C.
  Mexiletine Therapy for Chronic Pain: Survival Analysis Identifies Factors Predicting Clinical Success.
  Ergebnis: hilfreich, jedoch weniger Akzeptanz als i.v.-Lidocain

---

[311] Vgl. Loughlin/Generali, et al. (2006), S. 898

- **Midazolam**
  Perennes M. Trevidic J. Le Floch E. Grange R.
  Study of the use of midazolam in the palliative care unit of a french hospital.
  Ergebnis: diverse Anwendungsbereiche, inkl. (aber selten) Sedierung

  Wilcock A. Twycross R.
  Midazolam for intractable hiccup.
  Ergebnis: Fallstudie, zwei Krebskranke, terminales Stadium; wirksam gegen Schluckauf

  Dam A.K. Datta N. Mohanty U.
  Role of low-dose Ketamine and midazolam in palliation of dyspnea in lung cancer.
  Ergebnis: wirksam gegen Dyspnoe in Kombination mit Ketamin

- **Mirtazapin**[312]
  Sheen M.J. Ho S.-T. Lee C.-H. Tsung Y.-C. Chang F.-L. Huang S.-T.
  Prophylactic mirtazapine reduces intrathecal morphine-induced pruritus
  Ergebnis: deutliche Besserung der Beschwerden

  Kuiken T.A. Schechtman L. Harden R.N.
  Phantom limb pain treatment with mirtazapine: A case series.
  Ergebnis: hilfreich, verbessert auch das Schlafvermögen

- **Modafinil**[313]
  S. Wirz, J. Nadstawek, K.U. Kühn, S. Vater, U. Junker und H.C. Wartenberg
  Modafinil zur Behandlung der Tumorfatigue – Eine Interventionsstudie
  Ergebnis: verbesserte Reaktionen der Patienten

---

[312] Vgl. Loughlin/Generali, et al. (2006), S. 904
[313] Vgl. Loughlin/Generali, et al. (2006), S. 908

5. Evaluierung der aktuellen Situation des Off-Label-Use und Auswertung der Daten

- **Morphin**[314]
  Johnson M.J. McDonagh T.A. Harkness A. McKay S.E. Dargie H.J.
  Morphine for the relief of breathlessness in patients with chronic heart failure a pilot study
  Ergebnis: deutliche Verbesserung der Beschwerden

- **Naltrexon**[315]
  Malekzad F. Arbabi M. Mohtasham N. Toosi P. Jaberian M. Mohajer M. Mohammadi M. Roodsari M. Nasiri S.
  Efficacy of oral naltrexone on pruritus in atopic eczema: A double-blind, placebo-controlled study.
  Ergebnis: effektiv gegen Juckreiz, Empfehlung als wichtiges Adjuvans

  Rutherford R.M. Azher T. Gilmartin J.J.
  Dramatic response to nebulized morphine in an asthmatic patient with severe chronic cough.
  Ergebnis: deutliche Verbesserung der Beschwerden und der Lebensqualität

- **Naproxen**
  Bergmann J.-F. Chassany O. Gandiol J. Deblois P. Kanis J.A. Segrestaa J.-M. Caulin C. Dahan R.
  A randomized clinical trial of the effect of informed consent on the analgesic activity of placebo and naproxen in cancer pain.
  Ergebnis: grundsätzlich wirksam, jedoch noch unklar, wie groß der Unterschied zu Placebo ist

  Tsavaris N., Mylonakis N., Bacoyiannis Ch., Karvounis N., Kordossis T., Daliani D., Karabelis A., Kosmidis P.
  Use of naproxen in ameliorating induced paraneoplastic fever.
  Ergebnis: effektiv gegen (para-)neoplastisches Fieber bei 78 % der Patienten, weniger bis kein Effekt bei zusätzlichen Infektionen

---

[314] Vgl. Loughlin/Generali, et al. (2006), S. 910
[315] Vgl. Loughlin/Generali, et al. (2006), S. 920

5. Evaluierung der aktuellen Situation des Off-Label-Use und Auswertung der Daten

- **Nifedipin**[316]

  Lipps D.C. Jabbari B. Mitchell M.H. Daigh Jr. J.D.
  Nifedipine for intractable hiccups.
  Ergebnis: Kleinzahlfallstudie, wirksam bei ca. 70 % der Patienten

  Thomas E. Witt P. Willis M. Morse J.
  Nifedipine therapy for diffuse esophageal spasm.
  Ergebnis: grundsätzlich hilfreich, jedoch starke Nebenwirkungen; es werden kaum noch Untersuchungen zu Nifedipin gemacht

- **Octreotid**[317]

  Hisanaga, Takayuki 1; Shinjo, Takuya 2; Morita, Tatsuya 3; Nakajima, Nobuhisa 4; Ikenaga, Masayuki 5; Tanimizu, Masahito 6; Kizawa, Yoshiyuki 7; Maeno, Takami 7; Shima, Yasuo 1; Hyodo, Ichinosuke 7,*
  Multicenter Prospective Study on Efficacy and Safety of Octreotide for Inoperable Malignant Bowel Obstruction
  Ergebnis: v.a. effektiv bei Patienten in der Terminalphase

  Yoshioka S. Tsujie M. Ebisui C. Okubo K. Akitake H. Otsuka M. Maekawa T. Hama N. Kashiwazaki M. Taniguchi M. Konishi M. Fujimoto T.
  A case of successful treatment using octreotide acetate for occlusive ileus in terminal stage cancer.
  Ergebnis: effektiv, wenn nichts anderes mehr hilft

  Yildirim A.E., Altun R., Can S., Ocal S., Akbas E., Korkmaz M., Selcuk H., Yilmaz U.
  Idiopathic chylous ascites treated with total parenteral nutrition and octreotide. A case report and review of the literature.
  Ergebnis: hilfreich in Kombination mit absoluter parenteraler Ernährung

  Oms Bernad J.R. Mato Ruiz R. Balsach Sole A. Garrido Romero M. Campillo Alonso F. Sala Pedrs J.
  Successful octreotide treatment of chyle fistula following pancreatic disorders.
  Ergebnis: auch hier hilfreich in Kombination mit absoluter parenteraler Ernährung

---

[316] Vgl. Loughlin/Generali, et al. (2006), S. 926
[317] Vgl. Loughlin/Generali, et al. (2006), S. 940

Bartels M.C. Mergenhagen K.A.
Octreotide for Symptomatic Treatment of Diarrhea due to Cytomegalovirus Colitis.
Ergebnis: hilfreich, als Loperamid nicht mehr geholfen hat

Johnson S.A. Spiller P.A. Faull C.M.
Treatment of resistant pain in hypertrophic pulmonary osteoarthropathy with subcutaneous octreotide.
Ergebnis: Einzelfallstudie, hilfreiches Mittel

- Olanzapin

    Licup N. Baumrucker S.
    Olanzapine for nausea and vomiting
    Ergebnis: effektiv, als Reservemittel einsetzbar

    Grover S. Kumar V. Chakrabarti S.
    Comparative efficacy study of haloperidol, olanzapine and risperidone in delirium.
    Ergebnis: genauso effektiv wie Haloperidol

    Castle D.J. Udristoiu T. Kim C.Y. Sarosi A. Pidrman V. Omar A.N. Rosales J.I. Melamed Y. Isik T. Karagianis J. Treuer T.
    Intramuscular olanzapine versus short-acting typical intramuscular antipsychotics: comparison of real-life effectiveness in the treatment of agitation.
    Ergebnis: hilfreiches Mittel, besser wirksam als andere i.m.-applizierte Pharmaka

- Orphenadrin

    Capstick N. Pudney H.
    A comparative trial of orphenadrine and tofenacin in the control of depression and extrapyramidal side-effects associated with fluphenazine decanoate therapy.
    Ergebnis: Beruhigung extrapyramidaler (Parkinson ähnlicher) Störungen

- Oxybutynin

    Wein AJ. Hanno PM. Raezer DM. Benson GS.
    Effect of oxybutynin chloride on bladder spasm following transurethral surgery.
    Ergebnis: Kein Vorteil gegenüber Placebo

5. Evaluierung der aktuellen Situation des Off-Label-Use und Auswertung der Daten

- **Pamidronsäure**

  Mughal M.Z. Adams J.E. Clayton-Smith J. Freemont A.J.
  Cyclical intravenous pamidronate therapy improved symptoms of bone pain in a girl with geroderma osteodysplasticum
  Ergebnis: grundsätzliche Besserung, möglicherweise aber auch Folge der Pubertät

  Eric J. Small, Matthew R. Smith, John J. Seaman, Stephanie Petrone, Mildred Ortu Kowalski:
  Combined Analysis of Two Multicenter, Randomized, Placebo-Controlled Studies of Pamidronate Disodium for the Palliation of Bone Pain in Men With Metastatic Prostate Cancer
  Ergebnis: keine Besserung der Knochenschmerzen

  Robinson J.N. Sandom J. Chapman P.T.
  Efficacy of pamidronate in complex regional pain syndrome type I.
  Ergebnis: als Ergänzung zu anderen Schmerzmitteln wahrscheinlich effektiv

- **Pilocarpin**

  Ian N Olver, Chief Executive Officer, The Cancer Council Australia, Sydney
  Xerostomia: a common adverse effect of drugs and radiation
  http://www.australianprescriber.com/upload/pdf/articles/820.pdf
  Ergebnis: wird als verbreitetes Mittel bei (u.a. AM-induzierter) Mundtrockenheit angewandt

- **Pregabalin**[318]

  Mark J Boschen, PhD1
  A Meta-Analysis of the Efficacy of Pregabalin in the Treatment of Generalized Anxiety Disorder
  http://publications.cpa-apc.org/media.php?mid=1219
  Ergebnis: effektiv und sinnvoll gegen Angst und Verwirrtheit

---

[318] Vgl. Loughlin/Generali, et al. (2006), S. 982

- **Promethazin**
    Chan V.S.P.
    Dyspnoea in palliative medicine
    Ergebnis: einsetzbar, wenn Opioide nicht helfen

    Jalbout N. Karam AN. Karam E. Feghaly C. Khalaf H.
    Premedication with Midazolam (Dormicum) compared with Promethazine, Droperidol and placebo in relieving anxiety using Beck's anxiety inventory.
    Ergebnis: Midazolam ist besser, Promethazin jedoch trotzdem einsetzbar

- **Propofol**
    Propofol vs. midazolam: Treating delirium after major orthopedic surgeries in high-risk patients with chronic renal failure.
    Akin S., Ergenoglu P., Poyraz P., Aribogan A.
    Ergebnis: hilfreich bei Post-OP Delir

- **Risperidon**
    Grover S. Kumar V. Chakrabarti S.
    Comparative efficacy study of haloperidol, olanzapine and risperidone in delirium.
    Ergebnis: genauso effektiv wie Haloperidol

- **Rituximab**[319]

- **Sertralin**[320]
    Goodnick, Paul J. M.D. 1,2; Jimenez, Isabel M.D. 1; Kumar, Adarsh Ph.D 1
    Sertraline in Diabetic Neuropathy: Preliminary Results
    Ergebnis: deutliche Besserung der Beschwerden

---

[319] Vgl. Loughlin/Generali, et al. (2006), S. 1004
[320] Vgl. Loughlin/Generali, et al. (2006), S. 1013

- **Thalidomid**[321]

    Atkinson L. Felton J.R. Hextall J.
    Severe systemic lupus erythematosus manifesting as Degos-like disease after rituximab: Response to thalidomide.
    Ergebnis: effektiv, von der Haupt-Nebenwirkung abgesehen

    Cortes-Hernndez J. Torres-Salido M.T. Bujn S. Vilardell-Tarres M. Ordi-Ros J.
    Efficacy and safety of long-term use of thalidomide for refractory cutaneous lupus.
    Ergebnis: sehr effektiv

    Goncalves F.
    Thalidomide for the control of severe paraneoplastic pruritus associated with hodgkin's disease.
    Ergebnis: hilfreich, beseitigt den Juckreiz aber nicht komplett

    Gordon J.N. Trebble T.M. Ellis R.D. Duncan H.D. Johns T. Goggin P.M.
    Thalidomide in the treatment of cancer cachexia: A randomised placebo controlled trial.
    Ergebnis: hilft deutlich gegen kontinuierlichen Gewichtsverlust

    Tchekmedyian, N. Simon M.D.
    Thalidomide and Irinotecan-Associated Diarrhea
    Ergebnis: ermöglichte es dem Patienten, problemlos weitere Irinotecan-Dosen zu vertragen

- **Tranexamsäure**

    Bouillet L. Ponard D. Drouet C. Massot C.
    Non-histaminic angioedema management: Diagnostic and therapeutic interest of tranexamic acid.
    Ergebnis: effektiv, wenn andere Mittel versagen

---

[321] Vgl. Loughlin/Generali, et al. (2006), S. 1042

- **Trimipramin**
  Wolf R. Dykierek P. Gattaz W.F. Maras A. Kohnen R. Dittmann R.W. Geuppert M. Riemann D. Berger M.
  Differential effects of trimipramine and fluoxetine on sleep in geriatric depression.
  Ergebnis: deutliche Verbesserung der Schlafstörungen

- **Venlafaxin**[322]
  Janjic V. Ravanic D. Djukic Dejanovic S. Ignjatovic Ristic D. Bukumiric Z.
  Pregabalin, venlafaxine extended release or their combination in chronic neuropathic pain treatment.
  Ergebnis: effektiv in Kombination mit Pregabalin

  Boekhout A.H. Vincent A.D. Dalesio O.B. Van Den Bosch J. Foekema-Tons J.H. Adriaansz S. Sprangers S. Nuijen B. Beijnen J.H. Schellens J.H.M.
  Management of hotflashes in patients who have breast cancer with venlafaxine and clonidine: A randomized, double-blind, placebo-controlled trial.
  Ergebnis: hilft schneller als Clonidin, jedoch ist Clonidin auf Dauer langwirksamer

  Guest J.F. Russ J. Lenox-Smith A.
  Cost-effectiveness of venlafaxine XL compared with diazepam in the treatment of generalised anxiety disorder in the United Kingdom.
  Ergebnis: günstiger und effektiver gegen Ängste als Diazepam

- **Vitamin K_1**
  Nimptsch K. Rohrmann S. Kaaks R. Linseisen J.
  Dietary vitamin K intake in relation to cancer incidence and mortality: Results from the Heidelberg cohort of the European Prospective Investigation into Cancer and Nutrition (EPIC-Heidelberg).
  Ergebnis: Vitamin K_1-Mangel kann das Risiko von Tumorbildung erhöhen

---

[322] Vgl. Loughlin/Generali, et al. (2006), S. 1074

5. Evaluierung der aktuellen Situation des Off-Label-Use und Auswertung der Daten

- **Zink**

    Suzuki H. Asakawa A. Li JB. Tsai M. Amitani H. Ohinata K. Komai M. Inui A. Zinc as an appetite stimulator - the possible role of zinc in the progression of diseases such as cachexia and sarcopenia.

    Ergebnis: Tierversuch, effektiv zur Steigerung des Appetits

- **Zolendronsäure**

    Dekoninck J. Masfrancx D. Deprest Y. Devos V. Horlait M. Geurs F. Significant pain relief with loading dose zoledronic acid in bonemetastases, is only seen in patients with elevated initial serum C telopeptide (CTX).

    Ergebnis: sehr wirksam gegen Knochenschmerzen bei Knochenmetastasen

5.4.2 Recherche in AHFS – Drug Information mit einer Übersicht der recherchierten im Off-Label eingesetzten Arzneistoffe – Stand 2008

Die **AHFS-Drug Information** (American Hospital Formulary Service Drug Information) liefert seit 50 Jahren evidenzbasierte Informationen und anerkannte Grundlagen für eine sichere und wirksamen Arzneimitteltherapie. Sie beinhaltet qualifizierte Empfehlungen von ca. 5000 Ärzten, Apothekern und Pharmakologen. In 1200 Arzneistoffmonographien werden mit ca. 70000 Literaturverweisen detaillierte Auskunft zu Indikationen, Dosierungen, Risiken, Interaktionen, Stabilität und Kompatibilität erteilt. Neben den Standardtherapien finden sich hier auch Angaben zu Off-Label-Anwendungen. Im Zeitraum von Mai 2008 bis Juli 2008 wurde die AHFS - Drug Information nach Arzneistoffen untersucht, die im Off-Label eingesetzt werden.

In **AHFS-Drug Information** werden die Arzneistoffe, die außerhalb ihrer Zulassung eingesetzt werden als *„Use is not currently included in the labeling approved by the US Food and Drug Administration"* umschrieben.

Bei der Recherche der Wirkstoffe wurde stets ein Abgleich mit der **Roten Liste 2011** durchgeführt und nur die Wirkstoffe in die Liste aufgenommen, die eventuell auch in der Palliativmedizin zum Einsatz kommen könnten und die in Deutschland bereits auf dem Markt sind. Bei der Recherche in AHFS-Drug Information wurde schnell deutlich, dass viele Arzneistoffe, die dort als *„not currently included in the labeling approved by the US Food and Drug Administration"* betitelt werden, in Deutschland bereits für die dort angegebene Indikation zugelassen sind.

Die nachfolgende Liste soll einen Überblick über die recherchierten Arzneistoffe geben.

Wirkstoff/ Pharmakologische Stoffgruppe	Verwendung im Off-Label-Use mit Literaturangaben
Acetylcystein (Mucolytikum)	Zur **Vermeidung von Röntgenkontrastmittel-induzierter Nephropathie** Dosierung Erwachsene: 2 x 600mg p.o.; einen Tag vor der Behandlung und am Tag der Verabreichung des Röntgenkontrastmittels ➢ Das Risiko von Röntgenkontrastmittel assoziierten Erkrankungen scheint bei Patienten mit chronischen Nierenerkrankungen, Diabetes mellitus, höheren Alters, geringem Hämatokritwert oder hämodynamischer Instabilität erhöht zu sein.

5. Evaluierung der aktuellen Situation des Off-Label-Use und Auswertung der Daten

	Pannu N, Wiebe N, Tonelli M et al. Prophylaxis strategies for contrast-induced nephropathy. JAMA. 2006; 295:2765-79[PubMed 16788132]
	Coyle LC, Rodriguez A, Jeschke RE et al. Acetylcysteine In Diabetes (AID): a randomized study of acetylcysteine for the prevention of contrast nephropathy in diabetics. Am Heart J. 2006; 151:1032.e9-12
	Coyle LC, Rodriguez A, Jeschke RE et al. Acetylcysteine In Diabetes (AID): a randomized study of acetylcysteine for the prevention of contrast nephropathy in diabetics. Am Heart J. 2006; 151:1032.e9-12
Acetylsalicylsäure (Analgetikum, Antipyretikum, Antiphlogistikum, Thrombozytenaggregationshemmer)	Zur Behandlung des **rheumatischen Fiebers**
Acitetrin (Antipsoriatikum)	Zur Behandlung der **Lupus erythematodes**[323] *Jessop S, Whitelaw D, Jordaan F. Drugs for discoid lupus erythematosus. Cochrane Database Syst Rev. 2000; 2:CD002954* *Ruzicka T, Sommerburg C, Goerz G et al. Treatment of cutaneous lupus erythematosus with acitretin and hydroxychloroquine. Br J Dermatol. 1992; 127:513-8[PubMed 1467292]*
Aldesleukin (Immunstimulans)	Allein oder in Kombination mit anderen Arzneimitteln in der **palliativen Behandlung des metastasierten Melanoms**[324] *Anon. Drugs of choice for cancer. Treat Guidel Med Lett. 2003; 1:41-52. [PubMed 15529105]* *Melanoma. From: PDQ. Physician data query (database). Bethesda, MD: National Cancer Institute; 2008 May 22.*

---

[323] Pschyrembel: Unter Lupus erythematodes versteht man eine Autoimmunkrankheit mit unterschiedlicher Organmanifestation und Auslösemechanismen

[324] Pschyrembel: Ein Melanom ist ein an der Haut, seltener an der Schleimhaut vorkommender, von den Melanozyten ausgehender Tumor.

5. Evaluierung der aktuellen Situation des Off-Label-Use und Auswertung der Daten

Alemtuzumab (antineoplastisches Mittel, monoklonaler Antikörper)	Zur Therapie der **T-Prolymphozytenleukämie (T-PLL)** (= kleinzellige lymphatische Leukämien der T-Zell-Reihe) *Chronic lymphocytic leukemia. From: PDQ. Physician data query (database). Bethesda, MD: National Cancer Institute; 2008 May 16.* Bei einer begrenzten Anzahl von Patienten zeigte Alemtuzumab sowohl Aktivität, aber auch erhebliche hämatologische Toxizität und ernsthafte infektiöse Komplikationen bei der Behandlung des **Non-Hodgkin-Lymphoms**.[325] *Lundin J, Osterborg A, Brittinger G et al. CAMPATH-1H monoclonal antibody in therapy for previously treated low-grade non-Hodgkin's lymphomas: a phase II multicenter study. European Study Group of CAMPATH-1H Treatment in Low-Grade Non-Hodgkin's Lymphoma. J Clin Oncol. 1998; 16:3257-63. [IDIS 414051] [PubMed 9779699]* Zur Behandlung der **Multiplen Sklerose**[326] *Polman CH, Uitdehaag BM. New and emerging treatment options for multiple sclerosis. Lancet Neurol. 2003; 2:563-6. [PubMed 12941579]*
Alendronsäure (Bisphosphonat)	In Verbindung mit Calcium und Vitamin D zur Vermeidung und Behandlung einer **Corticosteroid-induzierten Osteoporose** bei Männern und Frauen *American College of Rheumatology Task Force on Osteoporosis Guidelines. Recommendations for the prevention and treatment of glucocorticoid-induced osteoporosis. Arthritis Rheumatism. 1996; 39:1791-801.Saag KG, Emkey R, Schnitzer TJ et al. Alendronate for the prevention and treatment of glucocorticoid-induced osteoporosis. New Engl J Med. 1998; 339:292-9. [IDIS 408606] [PubMed 9682041]*

---

[325] Pschyrembel: Ein Non-Hodgkin-Lymphom ist ein malignes Lymphom (Neoplasma), das vom lymphatischen Gewebe der Lymphknoten, Tonsillen, Milz o.a. Organe ausgeht.
[326] Pschyrembel: Multiple Sklerose ist eine primär entzündliche Erkrankung des ZNS mit herdförmiger Entmarkung; die Ätiologie ist unklar, vermutlich Autoimmunkrankheit gegen Markscheidenantigene, möglicherweise virale Einflüsse.

5. Evaluierung der aktuellen Situation des Off-Label-Use und Auswertung der Daten

Allopurinol	Polycythaemia rubra vera[327]
(Urikostatikum)	Sarkoidose[328]
Amantadin (Parkinsonmittel, Virustatikum)	Amantadin wurde bei der Behandlung der **spastischen Pseudosklerose (Creutzfeldt-Jakob)**[329] mit einigem Erfolg eingesetzt. Es gibt keine sicheren Beweise, dass der Wirkstoff bei der Behandlung von **Depressionen,** **Chorea Huntington**[330], **essentiellem Tremor**[331], **Spätdyskinesien** (= Erkrankung mit unwillkürlichen Bewegungen des Körpers von einem langsamen oder verspäteten Beginn), oder **neurologischen Erkrankungen** wirksam ist.

---

[327] Pschyrembel: Eine Polycythaemia rubra vera ist ein idiopathisch myeloproliferatives Syndrom mit Vermehrung der Erythro-, Thrombo- und Granulozytopoese bei hyperplastischem Knochenmark; Erkrankung der pluripotenten Stammzellen der Hämatopoese.

[328] Pschyrembel: Eine Sarkoidose ist eine system. granulomatöse Erkrankung unbekannter Ätiologie mit verstärkter zellulärer Immunaktivität in den betroffenen Organen; Manifestation in intrathorekalen Lymphknoten, zu 90 % auch in der Lunge; extrathorekal v.a. in der Leber, Milz, peripheren Lymphknoten, Augen, Haut, Herz, Knochen, Darm, Nieren und Nervensystem.

[329] Pschyrembel: Creutzfeldt-Jakob zählt zu den Prionkrankheiten; Untergang von Neuronen; Hypertrophie der Neuroglia; Inkubationszeit: 6 Monate-30 Jahre; Beginn mit Gedächtnis- und Konzentrationsstörungen, erhöhte Reizbarkeit, später progrediente Demenz, Tetraparesen mit Spastik und Rigor.

[330] Pschyrembel: Chorea Huntington ist ein extrapyramidales Syndrom mit Hyperkinesen und allg. Hypotonie der Muskulatur; autosomal-dominant erbliche Erkrankung; manifestiert sich zw. dem 30. und 50. Lbj. und ist mit progressiver Demenz verbunden.

[331] Pschyrembel: Tremor bedeutet Zittern; es handelt sich um unwillkürlich auftretende, weitgehend rhythmisch aufeinanderfolgende Kontraktionen antagonistisch wirkender Muskeln.

5. Evaluierung der aktuellen Situation des Off-Label-Use und Auswertung der Daten

4-Aminosalicylsäure (Tuberkulose-Therapeutikum)	Zur Behandlung einer mild bis mäßig starken **Colitis ulcerosa**[332] bei Patienten, die auf Sulfasalazin nicht ansprechen. Zur Behandlung von **Morbus Crohn**[333] *Food and Drug Administration. Orphan designations pursuant to Section 526 of the Federal Food and Cosmetic Act as amended by the Orphan Drug Act (P.L. 97-414), to June 28, 1996. Rockville, MD; 1996 Jul*
Amphotericin B (Antimykotikum, Peptid-Antibiotikum)	Zur Behandlung einer **akuten Blasenentzündung (Candida-Zystitis)** *Jacobs LG, Skidmore EA, Freeman K et al. Oral fluconazole compared with bladder irrigation with amphotericin B for treatment of fungal urinary tract infections in elderly patients. Clin Infect Dis. 1996; 22:30-5. [IDIS 360681] [PubMed 8824962]* Intrathekal oder intraventrikulär zur Behandlung von **Pilz-Infektionen des ZNS** (allein oder in Verbindung mit einer systemisch antimykotischen Therapie) *Glick JA, Graham RS, Voils SA. Candida meningitis post Gliadel wafer placement successfully treated with intrathecal and intravenous amphotericin B. Ann Pharmacother. 2010; 44:215-8. [PubMed 20028954]*
Asparaginase (antineoplastisches Mittel, Enzym)	In Verbindung mit einer Hoch-Dosis-Therapie Cytarabin zur intensiven Nachbehandlung von Kindern, die an einer **akuten myeloischen Leukämie (AML)**[334] erkrankt sind. *Childhood acute myeloid leukemia/other myeloid malignancies. From: PDQ. Physician data query (database). Bethesda, MD: National Cancer Institute; 2008 Aug 18.*

---

[332] Pschyrembel: Die Colitis ulcerosa ist eine chronische, meist in Schüben verlaufende Entzündung der Dickdarmschleimhaut, die sich vom Rektum ausgehend kontinuierlich nach proximal ausdehnt.
[333] Pschyrembel: Morbus Crohn oder Enteritis regionalis Crohn ist eine chronisch entzündliche, meist in Schüben verlaufende Erkrankung, die alle Abschnitte des Verdauungstraktes erfassen kann.
[334] Pschyrembel: Unter Leukämie versteht man die bösartige Erkrankung der weißen Blutkörperchen durch klonale Proliferation unreifer hämatopoetischer Stammzellen.

5. Evaluierung der aktuellen Situation des Off-Label-Use und Auswertung der Daten

	Wells RJ, Woods WG, Lampkin BC et al. Impact of high-dose cytarabine and asparaginase intensification on childhood acute myeloid leukemia: a report from the Childrens Cancer Group. J Clin Oncol. 1993; 11:538-45. [PubMed 8445429] Zur Behandlung von Patienten **ohne** geeigneten Spender für eine **allogene Knochenmarkstransplantation** (= eine Übertragung von Knochenmark von einem gesunden Spender auf einen erkrankten Empfänger) In Kombination mit anderen antineoplastischen Arzneimitteln zur Behandlung des **Non-Hodgkin-Lymphoms** (= darunter versteht man eine Vielzahl bösartiger Erkrankungen des lymphatischen Systems. Non-Hodgkin-Lymphome gehören zu den malignen Lymphomen (= bösartige Lymphknotengeschwulst))
Atenolol (selektiver β-Rezeptorenblocker)	Zur **Migräneprophylaxe** *US Headache Consortium. Evidence-based guidelines for migraine headache in the primary care setting: pharmacological management for prevention of migraine. St. Paul, Minnesota; December 10, 2001. From the American Academy of Neurology website*
Baclofen (Myotonolytikum)	Zur Reduzierung unfreiwilliger, schneller, ruckartiger Bewegungen bei Patienten mit **Chorea Huntington** Zur Reduzierung der Rigidität bei Patienten mit **Parkinson-Syndrom** Oral wurde Baclofen eingesetzt **zur Reduzierung der Spastik** bei Patienten mit **zerebrovaskulärerem Insult** In einer Studie konnte durch die orale Gabe das Verhalten von Patienten mit **Schizophrenie**[335] verbessert werden.

---

[335] Pschyrembel: Schizophrenie ist eine Form der körperlich nicht begründbaren Psychose, die durch ein Nebeneinander von gesunden und veränderten Erlebens- und Verhaltensweisen gekennzeichnet ist.

5. Evaluierung der aktuellen Situation des Off-Label-Use und Auswertung der Daten

	Oral zeigte Baclofen eine positive Wirkung bei der Behandlung der **Trigeminusneuralgie**.[336]
Beclometason (halogeniertes Glucocortikoid)	Oral als Lösung oder rektal als Suspension zur Behandlung von **entzündlichen Erkrankungen des Gastrointestinaltrakts** *Elkon KB, Sher R, Seftel HC. Immunological studies of eosinophilic gastroenteritis and treatment with disodium cromoglycate and beclomethasone dipropionate. S Afr Med J. 1977; 52:834-41*
	Zur Behandlung von Patienten mit **entzündlichen Darmerkrankungen** *Kumana CR, Meghji M, Seaton T et al. Beclomethasone dipropionate enemas for treating inflammatory bowel disease without producing Cushing's syndrome or hypothalamic-pituitary-adrenal suppression. Lancet. 1982; 1:579-83. [IDIS 146782] [PubMed 6121181]*
Bethanecholchlorid (direktes Parasympathomimetikum)	In einigen Fällen wurde Bethanecholchlorid zur Behandlung einer **postoperativen Magenatonie**[337] oder einer **Magenretention** (= unvollständige Magenentleerung) eingesetzt. Zur Behandlung eines **adynamischen Ileus** (= Darmverschluss), ausgelöst durch Traumen, Infektionen, Giftstoffen oder psychischen Gründen Zur Behandlung **postoperativer Bauchblähungen** Zur Behandlung eines **angeborenem Megakolon**[338] Zum Diagnosetest auf **frühkindliche Zystische Fibrose**[339]

---

[336] Pschyrembel: Unter Trigeminusneuralgie versteht man anfallartig, meist einseitig auftretende Schmerzen im Versorgungsbereich des N. trigeminus, evtl. mit Kontraktionen der mimischen Muskulatur, Rötung des Gesichts; Tränen- und Schweißsekretion;

[337] Pschyrembel: Magenatonie, syn. Magenlähmung; Lähmung der Magenmotilität mit Entleerungsstörungen.

[338] Pschyrembel: Ein Megakolon ist eine mit chronischer Verstopfung einhergehende Dilatation des Dickdarms.

[339] Pschyrembel: Unter zystischer Fibrose, syn. Mukoviszidose, versteht man eine autosomal-rezessiv erbl. Stoffwechselstörung mit einem genetischen Defekt am Chromosom 7 und generalisierter Dysfunktion exokriner Drüsen; durch vermehrte Produktion und erhöhte Viskosität des Sekrets kann es zu schweren Atemwegsproblemen kommen.

5. Evaluierung der aktuellen Situation des Off-Label-Use und Auswertung der Daten

Bleomycin (Zytostatikum, zytotoxisches Antibiotikum)	Zur Behandlung eines **chronisch-gastroösophagealen Refluxes** (Sodbrennen) in einer Dosierung von 25 mg 4x tgl. Im Rahmen einer Kombinationschemotherapie **zur palliativen Behandlung** des mit AIDS verbundenen **Kaposi Sarkoms**[340] *Laubenstein LJ, Krigel RL, Odajnyk CM et al. Treatment of epidemic Kaposi's sarcoma with etoposide or a combination of doxorubicin, bleomycin, and vinblastine. J Clin Oncol. 1984; 2:1115-20. [PubMed 6208343]* *Gill PS, Rarick M, McCutchan JA et al. Systemic treatment of AIDS-related Kaposi's sarcoma: results of a randomized trial. Am J Med. 1991; 90:427-33. [IDIS 280110] [PubMed 1707230]*
Buprenorphin (Opioid-Analgetikum)	Zur Einleitung einer **präoperativen Sedation** und zur **Analgesie** Die Verabreichung einer Sublingual-Tablette für einige Tage zeigte bei einigen Patienten mit **refraktärer, endogener Depression** eine deutliche Verbesserung *Emrich HM, Vogt P, Herz A. Possible antidepressive effects of opioids: action of buprenorphine. Ann NY Acad Sci. 1982; 398:108-12. [PubMed 6760767]* *Emrich HM, Vogt P, Herz A. A possible role of opioids in depression: significant improvement after buprenorphine. Biol Psychiatr. 1981; 5:380-5* *Emrich HM, Vogt P, Herz A et al. Antidepressant effects of buprenorphine. Lancet. 1982; 2:709. [IDIS 157385] [PubMed 6126640]*

---

[340] Pschyrembel: Das Kaposi-Sarkom zeigt sich meist durch symmetrische, anfangs v.a. an den unteren Extremitäten auftretende, bräunlich-livide, noduläre bis plaqueartige Effloreszenzen im Bereich der Haut und des subkutanen Bindegewebes; später Beteiligung von Schleimhäuten und inneren Organen (Leber, Milz, Knochen, Gehirn).

5. Evaluierung der aktuellen Situation des Off-Label-Use und Auswertung der Daten

Buspiron (Anxiolytikum)	Die Ergebnisse einer unkontrollierten Studie zeigte, dass relativ hohe Dosen von Buspiron (> 90 mg /Tag) zu einer **Reduktion der depressiven Symptome** bei Patienten mit einer **Major Depression** führen können. *Schweizer EE, Amsterdam J, Rickels K et al. Open trial of buspirone in the treatment of major depressive disorder. Psychopharmacol Bull. 1986; 22:183-5.* [IDIS 222146] [PubMed 2873610]
Calcium-Salze	Als Zusatztherapie **zur Reduzierung renaler, biliärer und intestinaler Spasmen** Zur Herabsetzung der Kapillarpermeabilität im Rahmen einer **Urtikaria**[341] oder eines **Angioödems**[342] Bei **Heuschnupfen und Asthma** als Zusatztherapie
Carbamazepin (Antiepileptikum)	Zur symptomatischen **Behandlung der Akutphase einer Schizophrenie** als Zusatzmittel zu anderen antipsychotischen Arzneimitteln *American Psychiatric Association. Practice guideline for the treatment of patients with schizophrenia, second edition. Am J Psychiatry. 2004; 161(2 Suppl):1-56*
Carboplatin (Zytostatikum)	Als Komponente im Rahmen einer Kombinationstherapie des **Neuroblastoms**[343] *Neuroblastoma. From: PDQ. Physician data query (database). Bethesda, MD: National Cancer Institute; 2004 Apr 21.* *Anon. Drugs of choice for cancer. Treat Guidel Med Lett. 2003; 1:41-52.* [PubMed 15529105] Als weniger toxische Alternative zu Cisplatin in der Kombinationschemotherapie zur Behandlung eines **fortgeschrittenen Blasenkarzinoms**

---

[341] Pschyrembel: Urtikaria, sog. Nesselsucht, ist eine flüchtige, stark juckende, schubweise aufschießende Quaddeleruption, die sich ringförmig, blasig, großflächig, flächenhaft teigig darstellen kann.
[342] Pschyrembel: Ein Angioödem oder Quincke-Ödem ist eine schmerzhafte, mehrere Tage anhaltende subkutane Schwellung von Haut und Schleimhaut.
[343] Pschyrembel: Das Neoblastom ist ein hochmaligner, vom sympathischen Nervengewebe ausgehender Tumor v.a. bei Kleinkindern.

	Petrioli R, Frediani B, Manganelli A et al. Comparison between a cisplatin-containing regimen and a carboplatin-containing regimen for recurrent or metastatic bladder cancerpatients: a randomized phase II study. Cancer. 1996; 77:344-51. [IDIS 361715] [PubMed 8625244]
	Zur Behandlung eines **Mammakarzinoms** (= Brustkrebs) *Robert N, Leyland-Jones B, Asmar L et al. Randomized phase III study of trastuzumab, paclitaxel, and carboplatin compared with trastuzumab and paclitaxel in women with HER-2-overexpressing metastatic breast cancer. J Clin Oncol. 2006; 24:2786-92. [PubMed 16782917]*
	Es gibt Studien zum Einsatz von Carboplatin beim **Endometriumkarzinom** (= Krebserkrankung der Gebärmutterschleimhaut) *Miller D, protocol chair. Phase III randomized study of doxorubicin, cisplatin, paclitaxel, and filgrastim (G-CSF) versus carboplatin and paclitaxel in patients with stage III or IV or recurrent endometrial cancer. Protocol ID: GOG-0209. Last modified: 5/19/2006. National Cancer Institute: Clinical Trials (database)*
	In Kombination mit Etoposid bei einer begrenzten Anzahl von Kindern mit **wiederkehrendem oder fortschreitendem Retinoblastom**[344] *Doz F, Neuenschwander S, Plantaz D et al. Etoposide and carboplatin in extraocular retinoblastoma: a study by the Societe Francaise d'Oncologie Pediatrique. J Clin Oncol. 1995; 13:902-9. [IDIS 344865] [PubMed 7707117]*
Carmustin (Zytostatikum)	Allein oder in Kombination **zur palliativen Behandlung** eines **metastasierten Melanoms** *Rosenberg SA, Yang JC, Schwartzentruber DJ et al. Prospective randomized trial of the treatment of pa-*

---

[344] Pschyrembel: Das Retinoblastom ist ein im Kindes- u. (seltener) Jugendalter auftretender maligner Netzhauttumor.

5. Evaluierung der aktuellen Situation des Off-Label-Use und Auswertung der Daten

	tients with metastatic melanoma using chemotherapy with cisplatin, dacarbazine, and tamoxifen alone or in combination with interleukin-2 and interferon alfa-2b. J Clin Oncol. 1999; 17:968-75. [IDIS 425420] [PubMed 10071291]
Celecoxib (Nichtsteroidales Antiphlogistikum, COX-2-Inhibitor, antineoplastisches Mittel)	Zur **Vermeidung von adenomatösen kolorektalen Polypen** (kolorektales Adenom) **bei Patienten ohne FAP** (= familiäre adenomatöse Polyposis, gekennzeichnet durch die Entwicklung von Hunderten bis Tausenden Adenomen im Rektum und Kolon) in der Vorgeschichte *Bertagnolli MM, Eagle CJ, Zauber A et al., for the APC study investigators. Celecoxib for the prevention of sporadic colorectal adenomas. N Eng J Med. 2006; 355:873-84. [PubMed 16943400]* *Arber N, Eagle CJ, Spicak J, et al., for the PreSAP trial investigators. Celecoxib for the prevention of colorectal adenomatous polyps. N Engl J Med. 2006; 355; 885-95. [PubMed 16943401]*
Cellulose (Hämostyptikum)	Als Zusatztherapie bei der Behandlung einer **Hyperkalzämie** z.B. bei Patienten, die an einem **Nebenschilddrüsenkarzinom oder einer Sarkoidose** erkrankt sind *Pak CY, Wortsman J, Bennett JE et al. Control of hypercalcemia with cellulose phosphate. J Clin Endocrinol Metab. 1968; 28:1829-32*
Cetuximab (antineoplastisches Mittel, monoklonaler, chimärer Antikörper)	In Kombination mit verschiedenen Chemotherapie-Regimes zur First-Line-Therapie eines **metastasierten NSCLC Stadium IIIB** mit malignem Pleuraerguss (= Nicht-kleinzelliges Bronchialkarzinom) *Pirker R, Pereira JR, Szczesna A et al. Cetuximab plus chemotherapy in patients with advanced non-small-cell lung cancer (FLEX): an open-label randomised phase III trial. Lynch T, Patel T, Dreisbach L et al. A randomized multicenter phase III study of cetuximab (Erbitux) in combination with taxane/carboplatin versus taxane/carboplatin alone as first-line treatment for patients with advanced/metastatic non-small cell lung cancer (NSCLC): BMS 099. Presented at the 12th World Congress on lung cancer. 2007 Sept 2-6. Seoul, Ko-*

5. Evaluierung der aktuellen Situation des Off-Label-Use und Auswertung der Daten

	rea. Abstract No. B3-03. Lancet. 2009; 373:1525-31. [PubMed 19410716]
Chlorambucil (Zytostatikum)	Allein oder in Kombination mit Steroiden in der Behandlung der **Lupus glomerulonephritis** (= chronisch entzündliche Erkrankung der Nierenkörperchen)
	In Kombination mit Steroiden zur Behandlung von Erwachsenen mit **membranöser Glomerulonephritis**[345] und **nephrotischem Syndrom** (= medizinischer Sammelbegriff für mehrere Symptome, welche bei verschiedenen Erkrankungen des Glomerulums (Nierenkörperchen) auftreten; Leitsymptome sind: große Proteinurie, Hypoproteinämie, periphere Ödeme durch eine Hypoalbuminämie, Hyperlipoproteinämie) *Ponticelli C, Zucchelli P, Passerini P et al. A randomized trial of methylprednisolone and chlorambucil in idiopathic membranous nephropathy. N Engl J Med. 1989; 320:8-13.* [IDIS 249967] [PubMed 2642605]
	Zur Behandlung einer hartnäckigen **idiopathischen Uveitis** (= Entzündung der Gefäßhaut im Auge) Zur Behandlung einer **Autoimmunhämolytischen Anämie** (= eine Anämie, die durch Autoantikörper, d.h. durch Antikörper, die gegen eigene Antigene gerichtet sind, verursacht wird. Diese Antikörper heften sich an die Erythrozyten und können zu deren Zerstörung führen) Zur Behandlung eines **systemischen Lupus erythematodes**[346]

---

[345] Pschyrembel: Die Glomerulonephritis ist eine entzündliche Unterform der Glomerulopathie (= Sammelbezeichnung für eine Vielzahl von Nierenerkrankungen unterschiedlicher Ursache) mit Infiltration von Entzündungszellen.

[346] Pschyrembel: Der systemische Lupus erythematodes (SLE) ist eine generalisierte Autoimmunkrankheit ungeklärter Ätiologie mit Bildung zahlreicher Autoantikörper, Immunkomplexe und Veränderungen im Komplementsystem; eine genetische Prädisposition sowie exogene und endogene Faktoren können Auslöser sein.

5. Evaluierung der aktuellen Situation des Off-Label-Use und Auswertung der Daten

	Zur Behandlung einer **schweren, chronisch rheumatoiden Arthritis**[347] Zur Behandlung einer **Mycosis fungoides**[348] und einer **Sarkoidose**
Cisplatin (Zytostatikum)	Als intraarterielle Infusion zur Behandlung regional begrenzter Metastasen im Rahmen eines **malignen Melanoms** *Calvo DB III, Patt YZ, Wallace S et al. Phase I-II trial of percutaneous intra-arterial cis-diamminedichloroplatinum(II) for regionally confined malignancy. Cancer. 1980; 45:1278-83. [IDIS 112161] [PubMed 7188880]* Als adjuvante und/oder neoadjuvante Therapie in Verbindung mit einer Bestrahlung zur Behandlung eines **hochgradigen Glioms**[349] *Galanis E, Buckner J. Chemotherapy for high-grade gliomas. Br J Cancer. 2000; 82:1371-80. [PubMed 10780513]*
Clonidin (Antihypertonikum, Glaukom-Mittel, α_2-Rezeptor-Agonist)	Zur Behandlung einer **Diarrhoe**
Cyclophosphamid (Zytostatikum)	Als Ergänzung zur Operation und Bestrahlung in der Behandlung des **Rhabdomyosarkoms**[350] Zur Behandlung eines **Gehirntumors**, eines **Chorionepithelioms**[351]

---

[347] Pschyrembel: Die rheumatoide Arthritis (Abk. RA, syn. Chronische Polyarthritis (cP)) ist eine entzündliche Allgemeinerkrankung mesenchymaler Gewebe; bisher ungeklärter Ätiologie; unvorhersehbarer, meist chronisch-progredienter Verlauf.

[348] Pschyrembel: Mycosis fungoides ist eine v.a. bei Männern auftretendes kutanes T-Zell-Lymphom unbekannter Ätiologie mit chronisch-progressivem Verlauf.

[349] Pschyrembel: Gliom ist die Sammelbezeichnung für alle von der Neuroglia ausgehenden v.a. im Gehirn lokalisierten echten Tumoren des ZNS unterschiedlicher Differenzierung.

[350] Pschyrembel: Ein Rhabdomyosarkom ist ein seltenes, von der quergestreiften Muskulatur ausgehendes Weichteilsarkom.

[351] Pschyrembel: Ein Chorionepitheliom, syn. Chorionkarzinom, ist eine sehr bösartige Form der Trophoblasttumoren aus extraembryonalen fetalen Zellen; wächst invasiv und destruierend in das Myometrium ein; Lokalisation v.a. im Uterus nach Geburten und Aborten.

5. Evaluierung der aktuellen Situation des Off-Label-Use und Auswertung der Daten

	eines **Wilms Tumors**[352]
Cyproheptadin (Antihistaminikum, Serotonin-Antagonist)	Zur Behandlung des **Cushing Syndroms**[353] *Krieger DT, Amorosa L, Linick F. Cyproheptadine-induced remission of Cushing's disease. N Engl J Med. 1975; 293:893-6.* [IDIS 55425] [PubMed 1177986] Zur Behandlung der **Anorexia nervosa** (= Magersucht) *Halmi KA, Eckert E, Falk JR. Cyproheptadine for anorexia nerovsa. Lancet. 1982; 1:1357-8.* [IDIS 151434] [PubMed 6123657] Zur Behandlung von **vaskulären Kopfschmerzen** *Curran DA, Lance JW. Clinical trial of methysergide and other preparations in the management of migraine. J Neurol Neurosurg Psychiatry. 1964; 27:463-9.* [PubMed 14213477]
Doxepin (trizyklisches Antidepressivum)	Zur Behandlung der **chronischen idiopathischen Urtikaria** *Goldsobel AB, Rohr AS, Siegel SC et al. Efficacy of doxepin in the treatment of chronic idiopathic urticaria. J Allergy Clin Immunol. 1986; 78:867-73.* [PubMed 3782654] *Ormerod AD. Urticaria: recognition, causes and treatment. Drugs. 1994; 48:717-30.* [IDIS 359176] [PubMed 7530629]
Doxorubicin (Zytostatikum, zytotoxisches Antibiotikum)	Zur Kombinationstherapie des **refraktären Multiplen Myeloms** *Barlogie B, Smith L, Alexanian R. Effective treatment of advanced multiple myeloma refractory to alkylating agents. N Engl J Med. 1984; 310:1353-6.* [IDIS

---

[352] Pschyrembel: Ein Wilms Tumor, syn. Nephroblastom, ist ein meist einseitig auftretender, zunächst verdrängend wachsender, maligner Mischtumor der kindlichen Niere; Metastasierung meist hämatogen in Lunge, Leber, Gehirn und regionale Lymphknoten.

[353] Pschyrembel: Krankheitsbild des Cushing Syndroms ist gekennzeichnet durch erhöhte Konzentration von Cortisol im Plasma; Vollmondgesicht, Stammfettsucht, Hypertonie und sog. Büffelhöcker des Nackens sind einige der klinischen Symptome.

5. Evaluierung der aktuellen Situation des Off-Label-Use und Auswertung der Daten

	185486] [PubMed 6546971] *Anon. Drugs of choice for cancer. Treat Guidel Med Lett. 2003; 1:41-52. [PubMed 15529105]* Zur Behandlung von: **Leberkrebs,** **chronisch lymphatischer Leukämie,** **Mesotheliom**[354] **Nebennierenrindenkarzinom,** **Tumoren des neuroendokrinen Systems** und **Gebärmutterschleimhautkrebs**
Droperidol (Neuroleptikum, Dopamin-Antagonist)	Allein oder in Kombination eines antiemetischen Behandlungskonzeptes **zur Vermeidung und/oder Reduzierung einer/eines Chemotherapie-induzierten Übelkeit/Erbrechens** *Jacobs AJ, Deppe G, Cohen CJ. A comparison of the antiemetic effects of droperidol and prochlorperazine in chemotherapy with cis-platinum. Gynecol Oncol. 1980; 10:55-7. [PubMed 7190532]* *Mason BA, Dambra J, Grossman B et al. Effective control of cisplatin-induced nausea using high-dose steroids and droperidol. Cancer Treat Rep. 1982; 66:243-5. [IDIS 145462] [PubMed 7198937]*
Etidronsäure (Bisphosphonat)	Zur **Vorbeugung und/oder Behandlung von Knochenmetastasen** bei verschiedenen Tumorarten *Garattini S, Guaitani A, Mantovani A. Effect of etidronate disodium on the interactions between malignancy and bone. Am J Med. 1987; 82(Suppl 2A):29-33. [IDIS 227713] [PubMed 3103435]*
Etoposid (Zytostatikum)	Zur Behandlung des **Kaposi Sarkoms** bei Patienten mit AIDS *Laubenstein LJ, Krigel RL, Odajnyk CM et al. Treatment of epidemic Kaposi's sarcoma with etoposide or a combination of doxorubicin, bleomycin, and vinblastine. J Clin Oncol. 1984; 2:1115-20. [PubMed 6208343]*

---

[354] Pschyrembel: Das Mesotheliom ist ein maligner Tumor an Pleura, Perikard oder Peritoneum, entwickelt aus den Mesothelzellen, meist mit bindegewebigem Anteil.

5. Evaluierung der aktuellen Situation des Off-Label-Use und Auswertung der Daten

Fluorouracil (Zytostatikum)	Zur Behandlung von: **Tumoren des neuroendokrinen Systems** **Tumoren der Leber und des Gallentraktes**
Foscarnet-Natrium (Virustatikum)	Zur Behandlung von **Varicella-Zoster-Infektionen** bei Patienten mit AIDS Dosierung: 40 mg/kg i.v. alle 8h für 10-21 Tage oder bis zur vollständigen Genesung Höhere Dosierungen wurden ebenfalls bereits getestet, z.B.: 60 mg/kg i.v. alle 8h oder 100 mg/kg alle 12h *Safrin S, Berger TG, Gilson I et al. Foscarnet therapy in five patients with AIDS and acyclovir-resistant varicella-zoster virus infection. Ann Intern Med. 1991; 115:19-21. [IDIS 282473] [PubMed 1646585] Breton G, Fillet AM, Katlama C et al. Acyclovir-resistant herpes zoster in human immunodeficiency virus-infected patients: results of foscarnet therapy. Clin Infect Dis. 1998; 27:1525-7. [IDIS 418661] [PubMed 9868672]*
Gabapentin (Antiepileptikum, Analgetikum)	Zur Kontrolle paroxysmaler Symptome bei der **Multiplen Sklerose** *Solaro C, Lunardi GL, Capello E et al. An open-label trial of gabapentin treatment of paroxysmal symptoms in multiple sclerosis patients. Neurology. 1998; 51:609-11. [PubMed 9710049]*
Griseofulvin (Antimykotikum, Antibiotikum)	Aufgrund der vasodilatorischen Aktivität wurde Griseofulvin bei einigen Patienten mit **Raynaud-Syndrom**[355] eingesetzt oder bei **Angina pectoris**
Ibuprofen (Nichtsteroidales Antirheumatikum, Prostaglandinsynthese-Hemmer)	Oral zur Behandlung einer **Perikarditis** (= Entzündung des Herzbeutels) *Ryan TJ, Antman EM, Brooks NH et al. ACC/AHA guidelines for the management of patients with acute myocardial infarction: 1999 update: a report of the American College of Cardiology/American Heart Association Task Force on Practice Guidelines*

---

[355] Pschyrembel: Das Raynaud-Syndrom sind durch Vasokonstriktion (Gefäßkrämpfe) bedingte, anfallsweise auftretende Ischämiezustände meist an den Arterien der Finger; gekennzeichnet ist der Anfall durch Ischämie (Blässe), dann Zyanose und schmerzhafte Hyperämie.

5. Evaluierung der aktuellen Situation des Off-Label-Use und Auswertung der Daten

	(Committee on Management of Acute Myocardial Infarction). Circulation. 1999 Aug 31; 100(9):1016-30. [PubMed 10468535]
Idarubicin (Zytostatikum)	Zur Behandlung der **akuten lymphatischen Leukämie** *Hollingshead LM, Faulds D. Idarubicin: a review of its pharmacodynamic and pharmacokinetic properties, and therapeutic potential in the chemotherapy of cancer. Drugs. 1991; 42:690-719. [PubMed 1723369]*
Indometacin (Nichtsteroidales Antirheumatikum)	Zur Reduzierung von **Schmerzen, Fieber und Entzündungsherden im Rahmen einer Perikarditis** Erfolgreich eingesetzt **zur Behandlung einer idiopathischen Perikarditis** bei Kindern zwischen 11-15 Jahren
Infliximab Immunsuppressivum bei Morbus Crohn)	Bei einer begrenzten Anzahl an Patienten mit einem sog. **Behcet Syndrom**[356] *Robertson LP, Hickling P. Treatment of recalcitrant orogenital ulceration of Behcet's syndrome with infliximab. Rheumatology. 2001; 40:473-4. [PubMed 11312390]*
Irinotecan (Topoisomerasehemmer)	In Kombination mit Cisplatin zur Initialbehandlung des **ausgedehnten kleinzelligen Lungenkarzinoms** *Small cell lung cancer. From: PDQ. Physician data query (database). Bethesda, MD: National Cancer Institute; 2005 Jul 15.* Zur Behandlung eines **metastasierten oder wiederkehrenden Zervixkarzinoms** (= Gebärmutterhalskrebs) *Look KY, Blessing JA, Levenback C et al. A phase II trial of CPT-11 in recurrent squamous carcinoma of the cervix: a gynecologic oncology group study. Gynecol Oncol. 1998; 70:334-8. [PubMed 9790784 Verschraegen CF, Levy T, Kudelka AP et al. Phase II study of irinotecan in prior chemotherapy-treated*

---

[356] Pschyrembel: Das Behcet Syndrom ist eine chronisch-rezidivierende, androtrope Erkrankung, gekennzeichnet durch ulzeröse Veränderungen an Mund- und Genitalschleimhaut, langsam zur Erblindung führende Augenveränderungen, multiforme und nodöse Erytheme, Gelenkschwellungen.

5. Evaluierung der aktuellen Situation des Off-Label-Use und Auswertung der Daten

	squamous cell carcinoma of the cervix. J Clin Oncol. 1997; 15:625-31. [PubMed 9053486]
Kanamycin (Aminoglykosid-Antibiotikum)	In Kombination mit anderen Antituberkulose-Arzneimitteln zur Behandlung einer **klinischen Tuberkulose** *Centers for Disease Control and Prevention. Treatment of tuberculosis, American Thoracic Society, CDC, and Infectious Diseases Society of America. MMWR Morb Mortal Wkly Rep. 2003; 52(No. RR-11):1-77*
Ketoconazol (Antimykotikum)	Oral zur Behandlung einer **vulvovaginalen Candidiasis** (VVC = genitale Pilzinfektion bei Frauen) Zur Behandlung bestimmter **Protozoen-Infektionen**, einschließlich **kutaner** (Hautleishmaniose) **oder viszeraler** (innere) **Leishmaniose** (= eine weltweit bei Mensch und Tier vorkommende Infektionserkrankung, die durch intra-zelluläreprotozoische Parasiten der Gattung *Leishmania* hervorgerufen wird. Die Übertragung erfolgt durch die Sandmücke.) *Weinrauch L, Livshin R, Even-Paz Z et al. Efficacy of ketoconazole in cutaneous leishmaniasis. Arch Dermatol Res. 1983; 275:353-4. [PubMed 6318670]* *Urcuyo FG, Zaias N. Oral ketoconazole in the treatment of leishmaniasis. Int J Dermatol. 1982; 21:414-6.*
Lacosamid (Antiepileptikum)	Oral zur Behandlung von **Schmerzen im Rahmen der diabetischen peripheren Neuropathie** *Biton V. Lacosamide for the treatment of diabetic neuropathic pain. Expert Rev Neurother. 2008; 8:1649-60. [PubMed 18986235]* *Wymer JP, Simpson J, Sen D et al. Efficacy and safety of lacosamide in diabetic neuropathic pain: an 18-week double-blind placebo-controlled trial of fixed-dose regimens. Clin J Pain. 2009; 25:376-85. [PubMed 19454870]*

5. Evaluierung der aktuellen Situation des Off-Label-Use und Auswertung der Daten

Leflunomid (Immunsuppressivum bei rheumatoider Arthritis)	Eingesetzt **bei Patienten mit soliden Tumoren** (solide Tumore können gut-oder bösartig sein) *Eckhardt SG, Rizzo J, Sweeney KR et al. Phase I and pharmacologic study of the tyrosine kinase inhibitor SU101 in patients with advanced solid tumors. J Clin Oncol. 1999; 17:1095-104. [IDIS 425769] [PubMed 10561166]* *Rosen L, Lopez AM, Mulay M et al. A phase I/II study of SU101 in patients with ovarian, prostate, and non-small cell lung cancers. Proceedings of ASCO Denver 1997. Abstract No. 739.*
Lidocain (Antiarrhythmikum, Neuraltherapeutikum, Lokalanästhetikum)	Zur Behandlung des **Status epilepticus**
Lithium-Salze (Psychopharmakon, Antidepressivum)	Zur Behandlung einer **Neutropenie**[357] oder **Anämie**[358] *Nur bei Patienten mit einer durch antineoplastischen Arzneimittel-induzierten Neutropenie konnte über kontrollierte Studien einer Lithium-Therapie berichtet werden.*
Lorazepam (Tranquilizer)	Zur Behandlung von **Übelkeit und Erbrechen** im Rahmen einer Krebstherapie Zur Behandlung eines **Deliriums**
Mecasermin (Wachstumsfaktor)	Bei einigen wenigen Patienten zur Behandlung der **amyotrophen Lateralsklerose (ALS)** (= Lou-Gehrig-Syndrom, eine degenerative Erkrankung des motorischen Nervensystem; dabei kommt es zu einer fortschreitenden und irreversiblen Schädigung oder Degeneration von Neuronen, die für die Muskelbewegungen verantwortlich sind.)

---

[357] Pschyrembel: Neutropenie ist eine relative oder absolute Verminderung der neutrophilen Granulozyten im Blut.
[358] Pschyrembel: Anämie bedeutet Blutarmut; es handelt sich um eine Verminderung der Erythrozytenzahl, Hämoglobinkonzentration u./od. Hämatokrit unter die altersentsprechenden Referenzwerte.

5. Evaluierung der aktuellen Situation des Off-Label-Use und Auswertung der Daten

	Department of Health and Human Services, Food and Drug Administration. FDA summary of controlled clinical data for human IGF-1 in treatment of patients with amyotrophic lateral sclerosis. 2009 Mar 10. Available from FDA website. Accessed 2009 Mar 27.
Megestrolacetat (Gestagen)	Zur **Appetitanregung und Gewichtszunahme bei Patienten mit einer Kachexie**, die durch die Behandlung mit antineoplastischen Mitteln verursacht wurde
	Tchekmedyian NS, Tait N, Moody M et al. Appetite stimulation with megestrol acetate in cachectic cancer patients. Semin Oncol. 1986; 13(4 Suppl 4):37-43. [PubMed 3798127]
	Tchekmedyian NS, Tait N, Moody M et al. High-dose megestrol acetate: a possible treatment for cachexia. JAMA. 1987; 257:1195-8. [IDIS 225863] [PubMed 3806918]
	Bruera E, Macmillan K, Kuehn N et al. A controlled trial of megestrol acetate on appetite, caloric intake, nutritional status, and other symptoms in patients with advanced cancer. Cancer. 1990; 66:1279-82. [IDIS 273026] [PubMed 2205358]
Melphalan (Zytostatikum)	Allein oder zusammen mit anderen antineoplastischen Mitteln als Ergänzung zur Operation bei der Behandlung des **Mammakarzinoms**
	Zur Behandlung der **Polycythemia rubra vera**
	Zusammen mit Prednison zur Behandlung der **Amyloidose**[359]
	Zur Behandlung von: **Skleromyxödem** (= sehr seltene Dermatose mit einer flächenhaften Pachydermie der Haut sowie darauf stehenden disseminierten Papeln)

---

[359] Pschyrembel: Eine Amyloidose ist eine bindegewebige und perivaskuläre Ablagerung von fibrillären Proteinen und nachfolgende Störung des Stoffaustauschs an einer oder mehreren Körperstellen; die betroffenen Organe sind vergrößert und hart.

5. Evaluierung der aktuellen Situation des Off-Label-Use und Auswertung der Daten

Mercaptopurin (Zytostatikum)	**Chronisch myeloische Leukämie (CML)** **Osteosarkom**[360], **Fortgeschrittenem Prostatakarzinom**, und **Hodenkrebs** Zur Behandlung eines mäßig bis schweren oder chronisch aktiven **Morbus Crohn** *Present DH, Korelitz BI, Wisch N et al. Treatment of Crohn's disease with 6-mercaptopurine: a long-term, randomized, double-blind study. N Engl J Med. 1980; 302:981-7. [IDIS 113855] [PubMed 6102739]* *Korelitz BI, Adler DJ, Mendelsohn RA et al. Long-term experience with 6-mercaptopurine in the treatment of Crohn's disease. Am J Gastroenterol. 1993; 88:1198-205. [IDIS 318335] [PubMed 8338087]* In Kombination mit anderen Behandlungsstrategien zur Erhaltungstherapie beim **lymphoblastischen Lymphom**[361] *Anon. Drugs of choice for cancer. Treat Guidel Med Lett. 2003; 1:41-52.*
Methotrexat (Zytostatikum)	Bei Patienten mit einer chronischen progressiven **Multiplen Sklerose** *Goodkin DE, Rudick RA, VanderBrug Medendorp S et al. Low-dose (7.5 mg) oral methotrexate reduces the rate of progression in chronic progressive multiple sclerosis. Ann Neurol. 1995; 37:30-40. [IDIS 341503] [PubMed 7818255]*
Metronidazol (Antibiotikum, Antiinfektivum)	Topisch zur Behandlung eines infizierten **Dekubitus**[362] *Pierleoni EE. Topical metronidazole therapy for infected decubitus ulcers. J Am Geriatr Soc. 1984; 32:775. [IDIS 191331] [PubMed 6481058]*

---

[360] Pschyrembel: Ein Osteosarkom ist ein zu den malignen Knochentumoren gehörender primär osteogener Tumor.

[361] Pschyrembel: das lymphoblastische Lymphom gehört zu den Non-Hodgkin-Lymphomen, ein malignes Lymphom von hohem Malignitätsgrad.

[362] Pschyrembel: Dekubitus ist eine Schädigung der Haut und des darunterliegenden Gewebes in Folge von Druck oder Wundliegen

5. Evaluierung der aktuellen Situation des Off-Label-Use und Auswertung der Daten

Montelukast (Antiasthmatikum)	Zur Behandlung einer **Urtikaria** *Bensch G, Borish L. Leukotriene modifiers in chronic urticaria. Ann Allergy Asthma Immunol. 1999; 83:348.* [IDIS 438080] [PubMed 10541429]
Mycophenolsäure (selektives Immunsuppressivum)	Zur Behandlung eines **Morbus Crohn** *Wenzl HH, Hinterleitner TA, Aichbichler BW et al. Mycophenolate mofetil for Crohn's disease: short-term efficacy and long-term outcome. Aliment Pharmacol Ther. 2004; 19:427-34.* [PubMed 14871282]
Nalbuphin (Opioid-Analgetikum, Opioid-Rezeptor-Antagonist)	Zur **Vermeidung und Behandlung einer postoperativen Atemdepression** ausgelöst durch Opiat-Agonisten *Hammond JE. Reversal of opioid-associated late-onset respiratory depression by nalbuphine hydrochloride. Lancet. 1984; 2:1208.* [IDIS 192992] [PubMed 6150248] *Jaffe RS, Moldenhauer CC, Hug CC Jr et al. Nalbuphine antagonism of fentanyl-induced ventilatory depression: a randomized trial. Anesthesiology. 1988; 68:254-60.* [IDIS 310419] [PubMed 3277486]
Naloxon (Opioid-Antagonist)	Zur Behandlung von: **Kardiogenem Schock,** **Höhenlungenödem,** **Akutem Atemnotsyndrom,** **Altersdemenz,** und **Ischämisch neurologischen Defiziten**
Natamycin (Antimykotikum)	Zur Behandlung einer **oralen, kutanen oder vaginalen Candidose** **Intravaginal zur Behandlung einer Trichomoniasis** (= sexuell übertragbare Erkrankung; von einem Geißeltierchen, *Trichomonas vaginalis* ausgehend) **Inhalativ zur Behandlung einer pulmonalen Aspergillose** (= eine Infektion durch Schimmelpilze der Schlauchpilz-Gattung *Aspergillus*)

Neomycin (Aminoglykosid- Antibiotikum)	Zur Behandlung der **Hypercholesterinämie** *Hritcko P, Kapadia VK, Folstad J. Treatment of hypercholesterolemia with oral neomycin. AJHP. 1999; 56:2227-9. [PubMed 10565703]* Zur Behandlung von **bakteriellen gastrointestinalen Infektionen** einschließlich einer **Diarrhoe**, ausgelöst durch enteropathogenen E. coli, als Ergänzung zur Elektrolytlösung *Kucers A, Crowe S, Grayson ML et al, eds. The use of antibiotics. A clinical review of antibacterial, antifungal, and antiviral drugs. 5th ed. Jordan Hill, Oxford: Butterworth-Heinemann; 1997: 533-41*
Nicotin (Entwöhnungsmittel)	Zur vorübergehenden Aufhebung/Verbesserung einer **Hemidystonie** (= Symptome äußern sich immer nur auf einer Körperseite – von Kopf bis Fuß – und sind nicht nur auf einen eng umschriebenen Ort begrenzt. Sie können unterschiedlich schwer, arm- und/ oder beinbetont sein) bei Patienten mit schwerer Dystonie der linken Hand und einer Athetose beider Beine *Lees AJ. Hemidystonia relieved by nicotine. Lancet. 1984; 2:871. [IDIS 191364] [PubMed 6148600]* **Transdermal** zur Behandlung der **Colitis ulcerosa** *Sandborn WJ, Tremaine WJ, Offord KP et al. Transdermal nicotine for mildly to moderately active ulcerative colitis:* *a randomized, double-blind, placebo-controlled trial. Ann Intern Med. 1997; 126:364-71. [IDIS 380435] [PubMed 9054280]* *Bonapace CR, Mays DA. The effect of mesalamine and nicotine in the treatment of inflammatory bowel disease. Ann Pharmacother. 1997; 31:907-12. [IDIS 389360] [PubMed 9220055]*
Norepinephrin (α-Sympathomimetikum)	Intraperitoneal oder mit Hilfe einer Nasen-Magen-Intubation bei Patienten mit **schweren gastrointestinalen Blutungen**

5. Evaluierung der aktuellen Situation des Off-Label-Use und Auswertung der Daten

Oxcarbazepin (Antiepileptikum)	Allein oder in Kombination mit anderen antipsychotischen Arzneistoffen zur **Behandlung oder Vermeidung einer akuten Manie oder gemischten Episoden bei Patienten mit bipolaren Störungen** *American Psychiatric Association. Practice guideline for the treatment of patients with bipolar disorder (revision). Am J Psychiatry. 2002; 159(Suppl):1-50*
Paclitaxel (Zytostatikum)	Allein oder in Kombination zur Behandlung des **Ösophaguskarzinoms** (= Speiseröhrenkrebs) *Ajani JA, Ilson DH, Daugherty K et al. Activity of Taxol in patients with squamous cell carcinoma and adenocarcinoma of the esophagus. J Natl Cancer Inst. 1994; 86:1086- 91. [IDIS 332458] [PubMed 7912736]* Zur Behandlung eines **Blasenkarzinoms** *Roth BJ, Dreicer R, Einhorn LH et al. Significant activity of paclitaxel in advanced transitional-cell carcinoma of the urothelium: a phase II trial of the Eastern Cooperative Oncology Group. J Clin Oncol. 1994; 12:2264-70. [IDIS 338058] [PubMed 7525883]* *Bladder cancer. From: PDQ. Physician data query (database). Bethesda, MD: National Cancer Institute; 2006 Apr 12.* Zur Behandlung von **Kopf-und Halstumoren** *Mendenhall WM, Riggs Jr CE, Cassisi NJ. Chapter 26: Cancer of the Head and Neck: Section 2: Treatment of Head and Neck Cancers. In: DeVita VT Jr, Hellman S, Rosenberg SA eds. Cancer: principles and practice of oncology. 7th ed. Philadelphia: Lippincott Williams & Wilkins; 2005.* Zur Behandlung des **Magenkarzinoms** *Anon. Drugs of choice for cancer. Treat Guidel Med Lett. 2003; 1:41-52. [PubMed 15529105]* Zur Behandlung eines rezidivierenden oder refraktären **Hodenkarzinoms**

5. Evaluierung der aktuellen Situation des Off-Label-Use und Auswertung der Daten

Paroxetin (Antidepressivum, SSRI)	Zur Behandlung der **diabetischen Neuropathie** *Holliday SM, Plosker GL. Paroxetine. A review of its pharmacology, therapeutic use in depression and therapeutic potential in diabetic neuropathy. Drugs Aging. 1993; 3:278-99. [PubMed 8324301]* Zur Behandlung von **chronischen Kopfschmerzen** *Langemark M, Olesen J. Sulpiride and paroxetine in the treatment of chronic tension-type headache. An explanatory double-blind trial. Headache. 1994; 34:20-4. [PubMed 8132436]* *Foster CA, Bafaloukos J. Paroxetine in the treatment of chronic daily headache. Headache. 1994; 10:587-9.*
Pentostatin (antineoplastisches Mittel, Adenosin-Deaminase-(ADA)-Inhibitor)	Allein oder in Kombination mit anderen Arzneimitteln zur Behandlung der **chronisch lymphatischen Leukämie** *Chronic lymphocytic leukemia. From: PDQ. Physician data query (database). Bethesda, MD: National Cancer Institute; 2008 Feb 25* Zur Behandlung des **kutanen T-Zell Lymphoms** *Anon. Drugs of choice for cancer. Treat Guidel Med Lett. 2003; 1:41-52*
Pentoxifyllin (Durchblutungsförderndes Mittel, Hämorheologikum)	Zur Behandlung der **Sichelzellanämie** (= eine erbliche Erkrankung der roten Blutkörperchen) *Seiffge D, Berthold R, Berthold F. Effect of pentoxifylline on sickle cell thalassaemia: haemorheological and clinical results. Klin Wochenschr. 1983; 60:1159-60*
Phenytoin (Antiepileptikum)	i.v. Zur Behandlung einer: **supraventrikulären Tachykardie** (= Gruppe verschiedener Herzrhythmusstörungen; Gemeinsam ist ihnen: 1. ein unangemessen schneller Puls von mehr als 100 Schlägen/Minute und 2. der Ursprung der Rhythmusstörung, nämlich oberhalb der Herzkammern) **Trigeminusneuralgie**

5. Evaluierung der aktuellen Situation des Off-Label-Use und Auswertung der Daten

Physostigmin (Cholinesterase-Hemmer, Antidot)	Allein oder in Kombination mit Lecithin mit unterschiedlichen Ergebnissen **bei Patienten mit einer Demenz des Alzheimer Typs** Mohs RC, Davis BM, Johns CA et al. Oral physostigmine treatment of patients with Alzheimer's disease. Am J Psychiatry. 1985; 142:28-33. [IDIS 194743] [PubMed 3881051] Beller SA, Overall JE, Swann AC. Efficacy of oral physostigmine in primary degenerative dementia: a double-blind study of response to different dose level. Psychopharmacology. 1985; 87:147-51. [PubMed 3931138]
Procarbazin (Zytostatikum)	Mittel zur Behandlung von **Gehirntumoren** Green SB, Byar DP, Walker MD et al. Comparisons of carmustine, procarbazine, and high-dose methylprednisolone as additions to surgery and radiotherapy for the treatment of malignant glioma. Cancer Treat Rep. 1983; 67:121-32. [IDIS 168449] [PubMed 6337710]
Propofol (Kurzhypnotikum)	Zur Behandlung eines refraktären **Status epilepticus** Brown LA and Levin GM. Role of propofol in refractory status epilepticus. Ann Pharmacother. 1998; 32:1053-59. [IDIS 412851] [PubMed 9793598] Chapman MG, Smith M, Hirsch NP. Status epilepticus. Anaesthesia. 2001; 56:648-59. [IDIS 467143] [PubMed 11437765] Zur Behandlung einer/eines **postoperativen oder Chemotherapie induzierten Übelkeit und Erbrechens** Borgeat A, Wilder-Smith OH, Forni M et al. Adjuvant propofol enables better control of nausea and emesis secondary to chemotherapy for breast cancer. Can J Anaesth. 1994; 11:1117-9
Scopolamin-HBr (Mydriatikum, Anticholinergikum)	**Transdermal** zeigte Scopolamin-HBr **antiemetische Aktivität gegen Chemotherapie-induziertem Erbrechen**

Sertralin (Antidepressivum, SSRI)	Eingesetzt bei einer **chronisch idiopathischen Urtikaria** verbunden mit Panikstörungen Bei **verschiedenen Kopfschmerztypen** *Solomon GD, Pearson E. Sertraline in the management of headache. Clin Pharmacol Ther. 1994; 55:130*
Tamoxifen (Zytostatikum)	Zur Behandlung von **Brustkrebs bei Männern** mit positiven axillären Lymphknoten *Ribeiro G, Swindell R. Adjuvant tamoxifen for male breast cancer (MBC). Br J Cancer. 1992; 65:252-4. [PubMed 1739625]*
Thalidomid (immunsuppressives Mittel, antineoplatisches Mittel)	Zur Behandlung der ungewollten Gewichtsabnahme im Rahmen einer HIV-Infektion Zur **Vermeidung und Behandlung einer Graft-versus-host-Reaktion** bei Patienten, die eine Knochenmarkstransplantation erhielten. Zur Behandlung des **Morbus Crohn** Zur Behandlung von **primären Gehirntumoren** Bei Patienten mit **Behcet-Syndrom** *Hamuryudan V, Mat C, Saip S et al. Thalidomide in the treatment of the mucocutaneous lesions of the Behcet syndrome. Ann Intern Med. 1998; 128:443-50. [IDIS 401948] [PubMed 9499327]* Bei **HIV-assoziierter Diarrhoe** und **beim Kaposi Sarkom** Zur Behandlung verschiedener **maligner, fortgeschrittener oder metastasierter Mammakarzinome** *Baidas SM, Isaacs C, Crawford J et al. A phase II evaluationof thalidomide in patients with metastatic breast cancer. Proceedings of ASCO Atlanta, CA 1999. Abstract No. 475*

5. Evaluierung der aktuellen Situation des Off-Label-Use und Auswertung der Daten

	Zur Behandlung: eines **Melanoms**, eines **Ovarialkarzinoms** (= Eierstockkrebs), des **Myelodysplastischen Syndroms** (MDS)[363] eines **fortgeschrittenen Pankreaskarzinoms**, eines **Androgen-unabhängigen Prostatakarzinoms**, eines **Nierenkarzinoms**, der refraktären **Spondylitis ankylosans** (= Morbus Bechterew, eine chronisch entzündliche rheumatische Erkrankung mit Schmerzen und Versteifung von Gelenken), *Breban M, Gombert B, Amor B et al. Efficacy of thalidomide in the treatment of refractory ankylosing spondylitis. Arthritis Rheumatism. 1999; 42:580-1.* *[IDIS 425670] [PubMed 10088786]* und der **refraktären rheumatoiden Arthritis**, *Huizinga TWJ, Dijkmans BAC, van der Velde E et al. An open study of pentoxyfylline and thalidomide as adjuvant therapy in the treatment of rheumatoid arthritis. Ann Rheum Dis. 1996; 55:833-6. [IDIS 377804] [PubMed 8976641]*
Timolol (β-Rezeptorenblocker)	Zur Behandlung **einer Hypertension oder einer chronisch stabilen Angina pectoris** bei Patienten mit einer COPD oder Typ I Diabetes
Toremifen (Zytostatikum)	Als Präventivmaßnahme **beim Prostatakarzinom** in der Erprobung *Price D, Stein B, Sieber P et al. Toremifene for the prevention of prostate cancer in men with high grade prostatic intraepithelial neoplasia: results of a double-blind, placebo controlled, phase IIB clinical trial. J Urol. 2006; 176:965-71. [PubMed 16890670]*

---

[363] Pschyrembel: Das Myelodysplastische Syndrom ist eine potentiell maligne Veränderung der Blutbildung mit Knochenmarkhyperplasie und morphologischen Veränderungen von einer, zwei oder drei Zellreihen.

5. Evaluierung der aktuellen Situation des Off-Label-Use und Auswertung der Daten

Venlafaxin (Serotonin-Noradrenalin-Wiederaufnahme-Hemmer, SNRI)	Zur Behandlung von **vasomotorischen Symptomen** (Hitzewallungen, Nachtschweiß) **bei Frauen mit Brustkrebs** *van Gool AR, Bannick M, Botenbol M et al. Clinical experience with venlafaxine in the treatment of hot flushes in women with a history of breast cancer. Neth J Med. 2005; 63:175-8. [PubMed 15952486]*
Vinblastin (Zytostatikum)	In Kombination mit Cisplatin und Methotrexat, mit oder ohne Doxorubicin, zur Behandlung **eines invasiven oder fortschreitenden Blasenkarzinoms** *Scher HI, Shipley WU, Herr HW. Cancer of the bladder. In: DeVita VT Jr, Hellman S, Rosenberg SA eds. Cancer: principles and practice of oncology. 5th ed. Philadelphia: Lippincott-Raven Publishers; 1997:1300-22* In Kombination mit Cisplatin und Mitomycin als Alternative zur Behandlung des **nichtkleinzelligen Lungenkarzinoms** *Non-small cell lung cancer. From: PDQ. Physician data query (database). Bethesda, MD: National Cancer Institute; 2007 May 1.* In Kombination (z.B. mit Cisplatin und Dacarbazin, mit oder ohne Interferon alfa und Aldesleukin) zur Behandlung des **metastasierten Melanoms** *Legha SS, Ring S, Eton O et al. Development of a biochemotherapy regimen with concurrent administration of cisplatin, vinblastine, dacarbazine, interferon alfa, and interleukin-2 for patients with metastatic melanoma. J Clin Oncol. 1998; 16:1752-9. [IDIS 406116] [PubMed 9586888]*
Vincristin (Zytostatikum)	In der **palliativen Behandlung von verschiedenen primären Gehirntumoren** In einer Kombinationschemotherapie **zur palliativen Behandlung des durch AIDS verursachten Kaposi Sarkoms**

5. Evaluierung der aktuellen Situation des Off-Label-Use und Auswertung der Daten

	Kaplan L, Abrams D, Volberding P. *Treatment of Kaposi's sarcoma in acquired immunodeficiency syndrome with an alternating vincristine-vinblastine regimen. Cancer Treat Rep. 1986; 70:1121-2. [IDIS 222400] [PubMed 3742492]* **Zur Behandlung des Multiplen Myeloms** In Kombination mit Cyclophosphamid und Prednison, mit oder ohne Doxorubicin, zur Behandlung der **Chronisch lymphatischen Leukämie (CLL)** In Kombination mit Cisplatin und Fluorouracil zur Behandlung des **Hepatoblastoms**[364] In Kombination Cyclophosphamid und Dacarbazin zur Behandlung des **Phäochromozytoms**[365] Zur Behandlung der **Autoimmun-Hämolytischen Anämie** (= **AIHA**; Anämie, die durch Autoantikörper, d.h. durch Antikörper, die gegen eigene Antigene gerichtet sind, verursacht wird.) *Ahn YS, Harrington WJ, Byrnes JJ et al. Treatment of autoimmune hemolytic anemia with vinca-loaded platelets. JAMA. 1983; 249:2189-94. [PubMed 6834615]* Zur Behandlung der **idiopathisch thrombozytopenischen Purpura** (= eine Autoimmunkrankheit, die die Thrombozyten betrifft.) *Cines DB, Blanchette VS. Immune thrombocytopenic purpura. N Engl J Med. 2002; 346:995-1008. [IDIS 478287]*

---

[364] Pschyrembel: Ein Hepatoblastom ist ein seltener maligner, embryonaler Mischtumor im Lebergewebe, bestehend aus unreifem Lebergewebe, Osteoid und Knochen.

[365] Pschyrembel: Ein Phäochromozytom ist ein seltener, katecholaminproduzierender, in ca. 10 % der Fälle maligner Tumor des chromaffinen Gewebes, die Symptome sind u.a. Hypertonie, Tachykardie, Kopfschmerzen, Schweißausbrüche, Zittern.

5. Evaluierung der aktuellen Situation des Off-Label-Use und Auswertung der Daten

Vinorelbin (Zytostatikum)	Zur Behandlung des **metastasierten oder rezidivierenden Zervixkarzinoms** (= Gebärmutterhalskrebs) *Morris M, Brader KR, Levenback C et al. Phase II study of vinorelbine in advanced and recurrent squamous cell carcinoma of the cervix. J Clin Oncol. 1998; 16:1094-8. [IDIS 402280] [PubMed 9508195]* *Pignata S, Silvestro G, Ferrari E et al. Phase II study of cisplatin and vinorelbine as first-line chemotherapy in patients with carcinoma of the uterine cervix. J Clin Oncol. 1999; 17:756-60. [IDIS 425397] [PubMed 10071263]* Zur Behandlung des **Weichteilsarkoms** bei Erwachsenen und des **Speiseröhrenkrebses**
Zolendronsäure (Bisphosponat)	Zur **Vermeidung einer Osteoporose** im Rahmen einer Therapie mit Aromatase-Inhibitoren **bei postmenopausalen Frauen in einem frühen Stadium des Brustkrebses** *Brufsky A, Harker WG, Beck JT et al. Zoledronic acid inhibits adjuvant letrozole-induced bone loss in postmenopausal women with early breast cancer. J Clin Oncol. 2007; 25: 829-36. [PubMed 17159193]* *Brufsky A, Lund K, Cobb P et al. Twenty-four month follow-up of the effect of zoledronic acid on aromatase inhibitor-associated bone loss in postmenopausal women with early breast cancer receiving adjuvant letrozole. Poster presented at Annual San Antonio Breast Cancer Symposium. San Antonio, TX: 2006 Dec 16. Abstract 5060. Accessed from website on 4/29/2008*

6. Zusammenfassung und Schlussbetrachtung

6.1 Zusammenfassung wichtiger Fakten, die sich daraus ergebenden Erkenntnisse und mögliche Lösungsansätze für den Off-Label-Use

6.1.1 Über die Notwendigkeit der Zulassungspflicht

Wie wichtig die Einführung der Zulassungspflicht und die damit verbundene intensive Prüfung eines Arzneimittels auf Wirksamkeit und Unbedenklichkeit im Jahr 1979 war, zeigte der „Contergan®-Skandal" aus den 60er Jahren, einer der aufsehenerregendsten Arzneimittelskandale in Deutschland.

Contergan® (Wirkstoff: Thalidomid) wurde unter anderem gegen die typische, morgendliche Übelkeit in der frühen Schwangerschaftsphase und als Beruhigungs- und Schlafmittel für Schwangere empfohlen. In der Folge kam es jedoch zu einer Häufung von schweren Dysmelien (= Fehlbildungen) und sogar zu Aplasien (= Fehlen von Gliedmaßen und Organen) bei Neugeborenen, die auf das Arzneimittel zurückzuführen waren.

Seither darf ein Arzneimittel in Deutschland nur dann in den Verkehr gebracht werden, wenn es ein sehr umfangreiches, aber auch zeit- und kostenintensives Zulassungsverfahren durchlaufen haben, in welchem die Art und Weise seiner Wirksamkeit, Unbedenklichkeit und Qualität insbesondere auch durch klinische Studien am Menschen nachgewiesen werden muss.

Das Arzneimittel darf dann nach erfolgreicher Zulassung nur gemäß den in den Zulassungspapieren untersuchten Indikationsgebieten eingesetzt werden.

Aufgrund der Tatsache, dass sich die medizinischen Erkenntnisse über Krankheiten und deren medikamentöse Behandlungsoptionen mit enormer Geschwindigkeit entwickeln, kommt es aber immer häufiger vor, dass die Inhalte der Zulassungspapiere nicht mehr in Korrelation zum aktuellen Kenntnisstand der Medizin stehen. Vielmehr stellt sich nämlich im täglichen Umgang und dem Bestreben nach bestmöglicher Therapie von schwerstkranken Patienten heraus, dass ein Arzneistoff bzw. ein Arzneimittel auch bei anderen Indikationen mit Erfolg eingesetzt werden kann.

Für diese neu entdeckten Anwendungen müsste der Hersteller allerdings eine neue Zulassung beantragen. In Anbetracht der enormen Anforderungen, die an eine Zulassung gestellt werden und den damit verbundenen Kosten, die sich zwangsläufig aus den erforderlichen Studien für eine Zulassungserweiterung ergeben, ist es auf der einen Seite den pharmazeutischen Herstellern nicht zu verdenken, dass sie aus rein wirtschaftlichen Gründen zunächst versuchen, neue Wirkstoffe an einem großen Patientenkollektiv und für häufige Erkrankungen zu erproben.

Andererseits wäre es jedoch entgegen dem wirtschaftlichen Denken der Hersteller wünschenswert, darauf hinzuwirken, dass die rein wissenschaftliche, nicht kommerziell orientierte Versorgungsforschung in allen Bereichen der Medizin in Deutschland noch mehr gestärkt und auch durch die Bundesregierung noch besser unterstützt wird.

An dieser Stelle soll auch der bereits von **Engelmann, Meurer und Verhasselt** vorgeschlagene *„arzneimittelrechtliche Lösungsansatz bezüglich der Einführung eines vereinfachten Zulassungserweiterungsverfahrens mit Anreizen für den pharmazeutischen Unternehmer"* erwähnt werden. Nicht nur die Reduzierung oder der Erlass der Zulassungsgebühren, ein verlängerter Patentschutz, sondern auch die Errichtung von Forschungsfonds, die Gewährung eines befristeten Alleinvermarktungsrechts für das entsprechend neue Anwendungsgebiet oder auch eine gewisse finanzielle Unterstützung für die durchzuführenden Studien könnten solche Anreize darstellen.[366]

Die Tatsache, dass es für bestimmte Erkrankungen zu wenige Patienten gibt und der pharmazeutische Hersteller sich wegen mangelndem Absatzmarkt gegen eine weitere Zulassung für eines seiner Arzneimittel entscheidet, sollte nicht der Grund dafür sein, dass Patienten mit schweren und seltenen Erkrankungen deshalb das Nachsehen haben und nicht ausreichend therapiert werden können.

---

[366] Engelmann/Meurer/Verhasselt, NZS 2003, Heft 2; Vgl. Schwee (2008), S. 166

6.1.2 Die Kriterien des BSG und das „Versorgungsdilemma" für therapierende Ärzte

Im Rahmen der Recherchearbeit konnte eindeutig erkannt werden, dass der sogenannte Off-Label-Use nicht etwa eine *„geheime Leistungsausweitung durch die Ärzte"*[367] ist, sondern dass es sich hierbei vielmehr um die Versorgungsnormalität nicht nur im onkologischen Bereich handelt. Bei vielen Erkrankungen haben die therapierenden Ärzte gar keine anderen Möglichkeiten und müssen auf ein Arzneimittel außerhalb der Zulassung setzen, um ihre Patienten nach bestem Gewissen und nach dem aktuellen medizinischen Wissensstand zu behandeln.

Genau an diesem Punkt beginnt aber das Dilemma für den therapierenden Arzt.

Weder im Arzneimittelgesetz (AMG) noch im Sozialgesetzbuch (SGB V) existiert eine gesetzliche Grundlage für den Off-Label-Use. Aufgrund der gesetzlich garantierten Therapiefreiheit ist es dem Arzt prinzipiell nicht verboten, Arzneimittel außerhalb ihrer Zulassung einzusetzen. Vielmehr ist er sogar nach dem Sozialgesetzbuch zu einer Behandlung entsprechend dem Stand des medizinischen Wissens und unter Berücksichtigung des medizinischen Fortschrittes dazu verpflichtet.

Die Entscheidung für eine Behandlungsmethode ist also primär die Sache des Arztes. Entscheidet sich ein Arzt für eine Therapie im Off-Label-Use, so ist er zu einer umfangreichen Aufklärung seines Patienten und einer sorgfältigen Dokumentation des Off-Label-Use in der Patientenakte verpflichtet. Natürlich muss dem therapierenden Arzt dabei auch bewusst sein, dass er im Falle von schwerwiegenden oder sogar tödlich verlaufenden Nebenwirkungen als Folge des Einsatzes eines Arzneimittels im Off-Label, in Abhängigkeit der individuellen Versicherungsvereinbarungen zwischen ihm und seiner Haftpflichtversicherung, unter Umständen haftungsrechtlich zur Verantwortung gezogen werden kann.

Letztendlich ist es der Patient, der nach ausführlicher Aufklärung durch seinen therapierenden Arzt und durch den Gebrauch seines gesetzlich geschützten Selbstbestimmungsrechtes die Zustimmung zu einer Therapie mit einem Arzneimittel im Off-Label geben kann.

Keinesfalls darf die Therapiefreiheit des Arztes hier als ärztliche Willkür interpretiert werden. Er muss sich bei seiner Therapiewahl stets nach sorgfältiger Nutzen-Risiko-Abwägung durchaus innerhalb eines vertretbaren Rahmens bewegen.

Im Falle eines zulassungsüberschreitenden Einsatzes eines Arzneimittels sollte dies ja eigentlich gegeben sein, wenn der Arzt sich an die kumulativ zu erfüllenden Kriterien des BSG hält [siehe 4.2]. Doch gerade diese Kriterien bergen weitere Probleme für die Begründung des Einsatzes eines Arzneimittels im Off-Label.

---

[367] Schmitz, im Rahmen des deutschen Krebskongresses 2002 in Berlin (11.02.2002)

Allein für das erste Kriterium (Vorhandensein einer schwerwiegenden, lebensbedrohlichen oder die Lebensqualität auf Dauer beeinträchtigenden Erkrankung) ist es schwer, in der deutschen Literatur oder auch aus der Befragung der Palliativmediziner, eine allgemeingültige Definition zu finden. Ob ein Patient schwer oder lebensbedrohlich erkrankt ist, ist Auslegungssache. Die Schwere einer Krankheit lässt sich nicht verallgemeinern. Eine Erkrankung muss vom therapierenden Arzt stets mit Blick auf den individuellen Einzelfall betrachtet werden.

Auch beim zweiten Kriterium (keine anderen Therapiealternativen verfügbar) sollte man sich mehr am Praxisalltag orientieren und sich auf den individuellen Behandlungsfall beziehen. Denn nicht jede noch verfügbare Therapieoption muss für den einzelnen Patienten auch zumutbar sein. So können schwerwiegende Nebenwirkungen auftreten oder Kontraindikationen bestehen, die den Einsatz dieser Alternativen eben nicht erlauben.[368]

Das dritte Kriterium (Wirksamkeitsnachweis) ist mitunter das am schwersten zu erfüllende Kriterium (ausführliche Erläuterung siehe 4.2.3).

Hier wäre es vielleicht zu überdenken, ob die vom BSG geforderten klinischen Studien, die außerhalb eines Zulassungsverfahren durchgeführt werden müssen, immer die höchsten Evidenzgrade z.B. **1** (= **mehrere randomisierte klinische Einzelstudien, Metaanalysen** (= statistisches Verfahren, bei dem die Ergebnisse mehrerer Studien in einer Übersichtsarbeit zusammengefasst und ausgewertet werden)) und **2** (**mindestens eine randomisierte klinische Studie, Fallkontrolle** (= Studie, bei der retrospektiv eine Gruppe von Kranken mit einer Gruppe von Nicht-Erkrankten unter einem bestimmten Risikofaktor verglichen wird), **Kohortenstudien** (= Studie, bei der retrospektiv oder prospektiv einer unter bestimmten Kriterien ausgewählte Population auf das Eintreten definierter Ereignisse untersucht wird), oder **systematische Reviews**)) aufweisen müssen. Vielleicht könnten auch Studien mit niedriger Evidenzstufe, d.h. nicht-experimentelle Studien zum Beispiel basierend auf der Grundlage von Einzelfallberichten oder Fallserien (Evidenzgrad 3) sowie Berichte und Erfahrungen von Experten (Evidenzgrad 4) den Einsatz eines Arzneimittels im Off-Label-Use ausreichend rechtfertigen?[369]

Dies darf natürlich den Sinn und Zweck intensiver Zulassungsstudien auf keinen Fall untergraben und darf auch nicht als Freifahrtschein für die pharmazeutische Industrie missverstanden werden, die durch den Einsatz ihrer Arzneimittel im Off-Label-Use ohne aufwendige und intensive Zulassungsstudien an einer weiteren Patientengruppe wirtschaftlich profitieren könnten.

Aber in Anbetracht der prekären Situation auf onkologischen Stationen bzw. auf Palliativstationen, wo schwerstkranken Patienten in der Regel nicht mehr so viel Zeit bleibt,

---

[368] Vgl. VfA (2010), „Zulassungsüberschreitender Einsatz von Medikamenten, http://www.vfa.de, zuletzt aufgerufen am: 19.04.2012
[369] Vgl. VfA (2010), „Zulassungsüberschreitender Einsatz von Medikamenten, http://www.vfa.de, zuletzt aufgerufen am: 19.04.2012

6. Zusammenfassung

das Ergebnis langjähriger Studien abzuwarten, wäre es vielleicht doch sinnvoll, bei der Auslegung dieses Kriteriums sowohl Gutachten und Stellungnahmen von Fachkreisen, Metaanalysen, im Konsens entwickelte Leitlinien von Fachgesellschaften und erfolgversprechende Zwischenergebnisse aus klinischen Studien einerseits, als auch die langjährige Erfahrung und Kompetenz des behandelnden Arztes andererseits mit einzubeziehen und diese, wenn sie schlüssig dokumentiert werden können, als ausreichenden Nachweis im jeweiligen individuellen Einzelfall gelten zu lassen.

Gerade weil beim Off-Label-Use die beabsichtigte Therapie noch nicht in den Zulassungspapieren des jeweiligen Präparats mit aufgeführt ist, ist es die Pflicht des therapierenden Arztes, eine sorgfältige Nutzen-Risiko-Abwägung und ausführliche Bewertung vorliegender Daten im Hinblick auf den aktuellen Stand von Wissenschaft und Medizin vorzunehmen.

Letztendlich kann nur er, nach Aufklärung seines Patienten, entscheiden, ob er den Einsatz des Arzneimittels im Off-Label verantworten kann.

Verletzt ein Arzt seine Sorgfaltspflicht und kommt es durch die Pflichtwidrigkeit des Arztes, die sich nach dem medizinischen Standard bemisst, zum Tod oder zu einer Verschlechterung des Gesundheitszustandes des Patienten, so haftet er strafrechtlich gleichermaßen für den Off-Label-Use eines Arzneimittels wie für den In-Label-Use.[370]

6.1.3 Die Rolle der pharmazeutischen Hersteller, der Krankenkassen und der therapierenden Ärzte im Rahmen der „Off-Label-Use-Problematik"

Auch der pharmazeutische Hersteller wird haftungsrechtlich in die Pflicht genommen, wenn er vom Einsatz seines Präparates im Off-Label weiß und diesen Einsatz wissentlich billigt. Juristisch betrachtet handelt es sich dann beim Off-Label-Use um einen „bestimmungsgemäßen Gebrauch" und die nach § 84 AMG beschriebene verschuldensunabhängige arzneimittelrechtliche Gefährdungshaftung des pharmazeutischen Unternehmens kommt zum Tragen.

Während die rechtlichen Konsequenzen für den therapierenden Arzt und auch für den pharmazeutischen Hersteller nahezu schlüssig und ausführlich in der Literatur beschrieben werden, kommt es im Hinblick auf die Verordnungs- bzw. Erstattungsfähigkeit durch die gesetzlichen Krankenversicherungen (GKV) beim zulassungsüberschreitenden Einsatz eines Arzneimittels immer wieder zu großen Schwierigkeiten bezüglich deren restriktiven Interpretationen im Falle eines Off-Label-Use.

---

[370] Vgl. Strohmeyer in Forum 2008, Band 23, Heft 5, S. 53

6. Zusammenfassung

Nach § 2 SGB V sind die Krankenkassen gegenüber ihren Versicherten unter Einhaltung des Wirtschaftlichkeitsgebots zu Leistungen, die im Dritten Kapitel (siehe Anhang IV) näher ausgeführt werden, verpflichtet. Auch Versicherte mit einer lebensbedrohlichen oder tödlich verlaufenden Erkrankung werden explizit erwähnt und haben nach **SGB V § 2 Abs. 1a** *„Anspruch auf abweichende Leistungen, sofern andere dem medizinischen Standard entsprechende Leistungen nicht zur Verfügung stehen und wenn eine nicht ganz entfernte Aussicht auf Heilung oder eine spürbare positive Entwicklung auf den Krankheitsverlauf mit dieser abweichenden Leistung erzielt werden kann".*[371]
Demnach könnte man dann davon ausgehen, dass kein Ausschluss eines Off-Label-Use aus der Leistungspflicht besteht.

Für preiswerte generische Arzneimittel scheint der Off-Label-Use auch nicht das große Problem darzustellen. Mit Regressanträgen muss der niedergelassene Arzt vor allem bei hochpreisigen und hochwirksamen Arzneimitteln mit Zulassungen auf enge Indikationsspektren rechnen.[372]

Für die Behandlung schwerwiegender Erkrankungen, z.B. auf onkologischen Stationen, bedarf es aber den allermeisten Fällen des Einsatzes sehr teurer Arzneistoffe.

Auffallend ist in diesem Zusammenhang ebenfalls, dass sich die Aktivitäten der Krankenkassen hauptsächlich gegen niedergelassene Ärzte richten. Wie auch aus den Interviews mit den Palliativmedizinern zu erfahren war, bereitet der Einsatz von Arzneimitteln im Off-Label für Klinikärzte keine größeren Probleme. Schwierig wird es dann nur für den Hausarzt, eine im Krankenhaus erfolgreich begonnene Therapie im Off-Label in seiner Praxis weiterzuführen.

In Ausübung seiner beruflichen Pflichten wird der therapierende Arzt hier mit einer erheblichen Rechtsunsicherheit konfrontiert, welche mit einem für ihn nicht unerheblichen wirtschaftlichen Risiko einhergeht. Denn sollte eine Krankenkasse mit einem Regressantrag erfolgreich sein, so müsste er für die Kosten seiner eingesetzten Arzneimittel selbst aufkommen. Lässt ein Arzt sich also auf einen Off-Label-Use ein, so trägt er nicht nur ein haftungsrechtliches, sondern auch ein wirtschaftliches Risiko.

Da verwundert es nicht, dass ein vorsichtiger Mediziner solche unter Umständen sehr kostenintensiven Therapieoptionen seinem Patienten verschweigt.

Dieses Verhalten kann einen Arzt allerdings gleichermaßen in Schwierigkeiten bringen, indem ihm ein Unterlassen des Einsatzes eines Arzneimittels außerhalb der Zulassung als grober Behandlungsfehler ausgelegt wird und er sich dem Straftatbestand der „unterlassenen Hilfeleistung" schuldig macht. Im schlimmsten Fall muss er sogar mit zivilrechtlichen Schadenersatzansprüchen des Patienten oder seiner Angehörigen rechnen.

Über die Anforderungen an den Einsatz neuer Therapiemethoden und an das wissenschaftliche Erkenntnismaterial im Rahmen der Leistungspflicht der gesetzlichen Krankenkassen findet man in der Rechtsprechung zahlreiche Urteile. Hinsichtlich der Frage,

---

[371] SGB V, § 2
[372] Vgl. Hessisches Ärzteblatt 6/2002

6. Zusammenfassung

welche Voraussetzungen ein Arzneimittel im Off-Label-Use erfüllen muss, um als medizinischer Standard zu gelten bzw. ob und unter welchen konkreten Bedingungen ein Arzt sogar die Verpflichtung zum Off-Label-Use eines Arzneimittels hat, besteht, wie auch die „Aciclovir-Entscheidung" [siehe Anlage VI] des OLG Köln zeigt, keine einheitliche Linie.[373]

Natürlich wird den Ärzten geraten, vor einer Verordnung außerhalb der dafür vorgesehenen Indikation eine schriftliche Kostenzusage vor allem für hochpreisige Arzneimittel oder für einen Off-Label-Einsatz, der nicht auf der Grundlage wissenschaftlicher Erkenntnisse erfolgt, bei der jeweiligen Krankenkasse einzuholen. In der Regel dauert die Bearbeitung dieser Anträge jedoch sehr lange und sollte der Antrag erstmals abgelehnt werden, ist es nicht selten, dass die anschließenden Verfahren über mehrere Instanzen gehen, bis eine endgültige Entscheidung getroffen wird. Den betroffenen schwerstkranken Patienten steht aber meist nicht mehr so viel Zeit zur Verfügung, sodass ihnen nur eine schnelle Klärung des Sachverhalts hilft.

Alles in allem besteht aufgrund des Fehlens klarer rechtsverbindlicher Handlungsanweisungen vor allem für den Kassenarzt eine unzumutbare Überforderung. Klare Formulierungen und eine genaue Regelung durch den Gesetzgeber sind hier zu fordern. Sollte der Gesetzgeber einen Off-Label-Einsatz als nicht erstattungsfähig im System der GKV halten, so sollte er dies auch eindeutig im Sozialgesetzbuch festsetzen. Damit wäre zumindest die notwendige Rechtssicherheit gewährt, auch wenn dies eine erhebliche Versorgungseinschränkung für viele schwerkranke Patienten zur Folge hätte.

„Es gibt da vielleicht noch eine Möglichkeit, die bei Ihnen helfen könnte, aber es kann sein, dass ihre Krankenkasse die Kosten für diese Therapie nicht übernimmt." Solche Aussagen sind in Gesprächen zwischen therapierendem Arzt und schwerstkranken Kassenpatienten nicht selten. Worauf Kassenpatienten in ausweglosen Situationen ihre Hoffnung stützen, wird von ihrer Krankenkasse aufgrund der enormen Kosten oftmals abgelehnt. Während Kassenpatienten auf erfolgversprechende Therapien verzichten sollen, gibt es bei Privatpatienten bezüglich der Kostenübernahme offensichtlich keine größeren Probleme. Nach § 1 Abs. 2 MB/KK 94 müssen private Krankenversicherungen das bezahlen, was medizinisch notwendig ist. Dazu gehören auch Medikamente im Off-Label-Use.[374] Weder in der Literatur noch in der Rechtsprechung findet der Off-Label-Use im Bereich der privaten Krankenversicherung besondere Beachtung. Anders verhält es sich im Gegensatz dazu bei den gesetzlichen Krankenversicherungen. Erfreulich ist jedoch, dass mit einem Beschluss des Bundesverfassungsgerichts am 06.12.2005 die Rechte auch von schwerkranken Kassenpatienten gestärkt wurden (siehe dazu Anhang [VII/ Markierung]).

Danach dürfen sich Krankenkassen bei Krankheiten ohne erprobte Behandlungsmethode nicht mehr nur einfach mit einer formaljuristischen engen Auslegung des Kranken-

---

[373] Vgl. Müller (2009), S.85,86
[374] Vgl. von Schönfels (2003), „Aschenputtel der Sozialversicherung",
www.kommposition.de/PDF/OffLabelUse_Recherche_Fundus.pdf, zuletzt aufgerufen am: 19.04.2012

versicherungsrechts herausreden.[375] Der Beschluss zeigt aber auch wieder einmal mehr, dass die Interpretation im Falle eines Off-Label-Use von Gericht zu Gericht unterschiedlich sein kann. Vielleicht auch ein Appell an die Patienten, nicht gleich beim ersten negativen Bescheid aus erster Instanz aufzugeben, sondern weiter für ihr Recht zu kämpfen.

6.2 Schlussbetrachtung

Die Problematik des Off-Label-Use ist im Behandlungsalltag nach wie vor nicht eindeutig gelöst. Die Regressängste der therapierenden Ärzte, die Nöte der pharmazeutischen Industrie, aber auch die Vorgehensweise der Krankenkassen bei der Entscheidung über eine Kostenübernahme scheinen nicht miteinander vereinbar zu sein.
Der zulassungsüberschreitende Einsatz von Arzneimitteln stellt heutzutage keine Ausnahme mehr dar, sondern ist für einige Patientengruppen integraler Bestandteil der Therapie.
Grundvoraussetzung für die Verordnung eines Arzneimittels muss nach wie vor die Zulassung bleiben. Dennoch kann es manchmal für Patienten mit seltenen oder schwerwiegenden Erkrankungen erforderlich sein, nach dem aktuellen Stand der medizinischen Wissenschaft unter Umständen auch Arzneimittel im Off-Label einzusetzen. Damit der Off-Label nicht mehr als Problem, sondern als Chance betrachtet wird, müssen klare und gangbare Wege für alle Betroffenen geschaffen werden. Die Auffasung des **Verbandes forschender Arzneimittelhersteller** (vfa) aufgreifend, dürfen *„Regelungslücken im Sozial- und Arzneimittelrecht nicht dazu führen, dass schwerstkranken Patienten wirksame Therapieoptionen vorenthalten werden".*[376]
Im Rahmen der Recherchearbeiten zu dieser Dissertation wurde versucht, einen möglichst großen Einblick in den täglichen Praxisalltag erfahrener Palliativmediziner und ihren Umgang beim Einsatz von Arzneimitteln außerhalb ihrer Zulassung zu erlangen. Die recherchierten Arzneistoffe stellen vermutlich bei weitem nicht alle die von Ärzten tatsächlich eingesetzten Arzneistoffe im Off-Label dar.
Damit bei neuen Patienten dieselben Therapieansätze nicht immer wieder neu „ausgetestet" werden müssen, wäre es deshalb vielleicht auch denkbar, ein zentrales Off-Label-Use-Register, z.B. beim BfArM oder anderer geeigneter Stelle, einzurichten, in welches erfahrene niedergelassene Ärzte und auch Klinikärzte ihren zulassungsüberschreitenden Einsatz von Arzneimitteln eintragen und dokumentieren können. Damit wäre es möglich, vorhandenes Wissen zu vermehren und Wissensbruchstücke zum Nutzen der Patienten zu verknüpfen. Durch diesen aktiven Erfahrungsaustausch der

---

[375] Vgl. von Schönfels (2003), „Aschenputtel der Sozialversicherung",
www.kommposition.de/PDF/OffLabelUse_Recherche_Fundus.pdf, zuletzt aufgerufen am: 19.04.2012
[376] http://www.vfa.de/de/wirtschaft-politik/positionen/pos-off-label-use.html

6. Zusammenfassung

Mediziner könnten dann vielleicht auch die mit dem Einsatz eines Arzneimittels im Off-Label verbundenen Gefahren minimiert werden. Natürlich muss der Off-Label-Use immer stets auf den individuellen Patienten bezogen bleiben und darf nicht verallgemeinert werden. Dosierung und Therapieschema müssen bei jedem Patienten unter größter Sorgfalt neu aufgestellt werden. Aber durch ein solches Register hätten therapierende Ärzte zumindest einen Anhaltspunkt, wie sie ihre Patienten in schwierigen Krankheitssituationen noch weiter therapieren können, um deren Lebensqualität möglichst lange aufrechtzuerhalten.

Dass der Off-Label-Use in verschiedenen Rechtsbereichen immer noch große Probleme aufwirft, ist eindeutig. Dies liegt mitunter an einer großen Differenz zwischen Arzneimittelrecht, ärztlicher Verpflichtung und dem Recht der gesetzlichen Krankenversicherungen.

Im Interesse der Patienten und der damit verbundenen Arzneimittelsicherheit bleibt also noch ein großer Handlungsbedarf bestehen. Denn obwohl der Off-Label-Use aus einigen Bereichen der Medizin nicht mehr wegzudenken ist, besteht dennoch stets die Gefahr im Hinblick auf die Arzneimittelsicherheit für den Patienten, der mitunter auch mit schwerwiegenden Nebenwirkungen beim Off-Label-Use rechnen muss.

Eindeutige Regelungen und klare Formulierungen sind sowohl im Arzneimittelrecht, im SGB V als auch im AMG und bei den gesetzlichen Krankenversicherungen in Form von Reformen und Umgestaltungen für die Zukunft anzustreben.

„Oft denk ich an den Tod, den herben,
und wie am End ich`s ausmach.
Ganz sanft im Schlafe möchte ich sterben,
und tot sein, wenn ich aufwach!"[377]

So schrieb der **Apotheker und Maler Carl Spitzweg** Mitte des 19.Jahrhunderts und bis heute hat sich bei den Menschen bezüglich dieser Hoffnung auf ein schnelles und schmerzloses Sterben nichts geändert. Die Realität, so zu sterben, ist jedoch eine andere. Der Großteil der Menschen stirbt nicht zu Hause in vertrauter Umgebung, sondern in Kliniken.

Als gesunder Mensch macht man sich i.d.R. keine Gedanken über den Tod oder das Sterben an sich. Man steht vielmehr mitten im Leben und ist abgelenkt durch das Alltagsgeschehen.

---

[377] www.ethikrat.org/dateien/pdf/Wortprotokoll_Aug_2004-03-31.pdf, zuletzt aufgerufen am: 03.07.2012

6. Zusammenfassung

Das Thema dieser Dissertation, das gleich zwei Schwerpunkte in sich vereint – nämlich die „Palliativmedizin" und den „Off-Label-Use" – führte an Orte, wo Ärzte, Pflegepersonal und auch Geistliche, also ein multiprofessionelles Team, sich jeden Tag um sterbenskranke Menschen kümmern und versuchen, deren Lebensqualität mit allen ihnen zur Verfügung stehenden Mitteln so gut es geht aufrechtzuerhalten oder sogar zu verbessern.

Die Arbeit, die diese Personen u.a. auf Palliativstationen, aber auch in onkologischen Praxen leisten, ist enorm und verdient besondere Anerkennung.

Erfahrungsgemäß klammern sich schwerkranke Menschen an nur jede erdenkliche Hoffnung, um ihr Leiden einigermaßen erträglich zu machen und stehen neuen Therapieoptionen, wenn sie auch nur eine kleine Chance auf Verbesserung ihrer Krankheitssituation haben, aufgeschlossen gegenüber.

In der Regel wird in einer solchen Krise der Einsatz eines Arzneimittels im Off-Label von den Betroffenen nicht abgelehnt.

7. Dokumentations- und Aufklärungsbogen für den Einsatz von Arzneimitteln im Off-Label

Der im Folgenden entwickelte Dokumentations-und Aufklärungsbogen soll therapierenden Ärzten als Orientierung und Nachweisprotokoll dienen, falls sie Arzneimittel außerhalb ihrer zugelassenen Indikation einsetzen müssen oder wollen. Gerade Palliativmediziner stoßen bei der Behandlung ihrer Patienten immer wieder an Grenzen, an denen sie mit zugelassenen Arzneimitteln stark belastende Symptome nicht mehr ausreichend behandeln und somit die Lebensqualität ihrer Patienten nicht weiter aufrechterhalten können.

Es ist durchaus nachvollziehbar, dass im klinischen Alltag oder auch in der Praxis niedergelassener Ärzte, wo Stress und Hektik zur Tagesordnung gehören und der formale Aufwand per se schon enorm ist, ein solcher Fragebogen eine zusätzliche kostbare Zeit in Anspruch nimmt.

Mit einem derartigen Dokumentationsbogen, vorausgesetzt jeder therapierende Arzt füllt ihn mit Sorgfalt aus und klärt seine Patienten ausführlich über die beabsichtigte Therapie auf, könnte sich nicht nur der Arzt durch die Unterschrift und Einverständniserklärung des Patienten selbst absichern, sondern auch der Patient könnte durch die umfassende Aufklärung beruhigter der bevorstehenden „neuen" Therapieoption entgegensehen.

Zudem kann diese Dokumentation – schon mal etwas weiter gedacht – auch als eine Art Erfahrungsbericht für andere therapierende Ärzte fungieren. Einmal gemachte Erfahrungen würden somit nicht wieder vergessen oder beim einzelnen Arzt verbleiben, sondern könnten – natürlich in anonymisierter Form – nach Erkrankung geordnet, jedem Arzt in digitaler oder anderer Form zugänglich gemacht werden.

7. Dokumentations-und Aufklärungsbogen für den Einsatz von AM im Off-Label

**Dokumentations-und Aufklärungsbogen
für den Einsatz von Arzneimitteln
im Off-Label-Use**

Ort der Behandlung: _____   Datum: _____

_____

Patient: _____   Krankenkasse:

Geboren am: _____   _____

Versicherungsnummer: _____

Behandelnder Arzt: _____

1. Folgendes Arzneimittel, das für die geplante Anwendung **nicht** zugelassen ist, wird eingesetzt:

   - Wirkstoff:

   - Dosis:

   - Darreichungsform:

   - Applikationsart:

   - Dosierungsschema:

   - Voraussichtliche Dauer der Behandlung:

7. Dokumentations-und Aufklärungsbogen für den Einsatz von AM im Off-Label

2. Folgende schwerwiegende, lebensbedrohliche oder die Lebensqualität auf Dauer beeinträchtigende Erkrankung liegt vor:
   (kurze Schilderung der Krankengeschichte mit Befunden und Krankenhausberichten)

3. Folgende Behandlungsversuche wurden bisher mit mäßig oder schlechtem Erfolg eingesetzt:

4. Folgende Studien/Publikationen/Erfahrungen stützen den Einsatz des Arzneistoffs im Off-Label:

7. Dokumentations-und Aufklärungsbogen für den Einsatz von AM im Off-Label

5. Folgendes Therapieziel wird mit dem Einsatz des Arzneimittels im Off-Label angestrebt:

Einwilligungserklärung:

Über die geplante medikamentöse Behandlung mit

_____

wurde(n) ich (wir) in einem Aufklärungsgespräch mit Frau/Herr ___

_____

ausführlich informiert. Dabei wurde(n) ich (wir) über die Art und Bedeutung der Arzneimittelanwendung sowie über spezielle Risiken und mögliche Komplikationen beim Einsatz des Arzneimittels außerhalb der zugelassenen Indikation in Kenntnis gesetzt. Ich (Wir) habe(n) dieses Aufklärungsblatt gelesen und verstanden. Ich (Wir) habe(n) keine weiteren Fragen, fühle(n) mich (uns) genügend informiert und aufgeklärt und willige(n) mit meiner (unserer) Unterschrift und nach ausreichender Bedenkzeit in die geplante medikamentöse Therapie ein.

_____   _____
(Ort, Datum)   (Unterschrift)

8. Wirkstoffverzeichnis

A

Acetylcystein	187
Acetylsalicylsäure	112, 164, 188
Acitetrin	188
Aldesleukin	188
Alemtuzumab	189
Alendronsäure	189
Alfentanil	113, 164
Allopurinol	190
Amantadin	190
Amidotrizoesäure	94, 113, 164
4-Aminosalicylsäure	191
Amitriptylin	114, 164
Amphotericin B	191
Ascorbinsäure	96, 114 165
Asparaginase	191
Atenolol	192
Atropin	115, 165

B

Baclofen	115, 165, 92
Beclometason	193
Bethanecholchorid	193
Bevacizumab	116, 166
Bleomycin	194
Buprenorphin	194
Buspiron	195
Butylscopolaminiumbromid	97, 116, 166

C

Calcium-Salze	195
Cannabinoide	98,
Carbamazepin	117, 166, 195
Carboplatin	150, 195
Carmustin	196
Celecoxib	197
Cellulose	197
Cetuximab	197
Chlorambucil	198
Cisplatin	199
Clonazepam	117, 167
Clonidin	118, 167, 199
Codeinphosphat	118, 168
Corticosteroide (z.B. Hydrocortison, Prednison)	119, 168
Cyclizinumhydrochlorid	120, 169
Cyclophosphamid	199
Cyproheptadin	200

D

Danazol	120, 169
Dexamethason	120, 169
Diazepam	121, 170
Diclofenac	122, 170
Dimenhydrinat	151
Distigminbromid	99
Dimeticon	122
Doxepin	123, 170, 200
Dronabinol	123, 170
Doxorubicin	200
Droperidol	201

E

Epinephrinhydrochlorid	124
Epoetin alpha	124 171
Erythromycin	99, 125, 171
Etidronsäue	201
Etoposid	201
Etoricoxib	125

8. Wirkstoffverzeichnis

F

Fentanyl	126, 171
Flecainid	126, 172
Flunitrazepam	127, 172
Fluorouracil	202
Foscarnet-Natrium	202
Furosemid	127, 172

G

Gabapentin	202
Gemcitabin-HCl	151
Glyceroltrinitrat	128, 173
Glycopyrromiumbromid	101, 128, 173
Griseofulvin	202

H

Haloperidol	102, 129 173
HT_3 – Antagonisten	129, 174
Hydromorphon	129, 174

I

Ibuprofen	130, 174 202
Idarubicin	203
Indometacin	203
Infliximab	203
Irinotecan	203

K

Kanamycin	204
Ketamin	130, 174
Ketoconazol	204

L

Lacosamid	204
Leflunomid	205
Lenalidomid	131, 174
Levomepromazin	103, 131, 175
Levomethadon	132, 175
Lidocain	132, 175, 205
Lithium-Salze	205
Loperamid	132, 175
Lorazepam	133, 176, 205

M

Magnesium	133, 176
Mecasermin	205
Megestrolacetat	206
Melphalan	206
Mercaptopurin	207
Methadon	134, 177
Methotrexat	207
Methylnaltrexon	134, 177
Methylphenidat	134, 177
Metronidazol	207
Mexiletin	135, 177
Midazolam	135, 178
Mirtazapin	135, 178
Modafinil	104, 136, 178
Montelukast	208
Morphin	136, 179
Mycophenolsäure	208

N

Nalbuphin	208
Naloxon	208
Naltrexon	136, 179
Naproxen	137, 179
Natamycin	208
Neomycin	209
Nicotin	209

8. Wirkstoffverzeichnis

Nifedipin	137, 180
Norepinephrin	209

O

Octreotid	138, 180
Olanzapin	138, 181
Orphenadrin	139, 181
Oxaliplatin	152
Oxcarbazepin	210
Oxybutynin	139, 181

P

Paclitaxel	153, 210
Pamidronsäure	140, 182
Paroxetin	211
Pemetrexed	153
Pentostatin	211
Pentoxifyllin	211
Phenytoin	211
Physostigmin	212
Pilocarpin	140, 182
Pregabalin	141, 182
Procarbazin	212
Promethazin	141, 183
Propofol	141, 183, 212

R

Risperidon	142, 183
Rituximab	142, 183

S

Scopolamin-HBr	212
Sertralin	143, 183, 213

T

Tamoxifen	213
Thalidomid	143, 184, 213
Timolol	214
Toremifen	214
Tranexamsäure	144, 184
Trimipramin	144, 185

V

Vancomycin	144
Venlafaxin	145, 185, 215
Vinblastin	215
Vincristin	215
Vinorelbin	217
Vitamin K_1	145, 185

Z

Zink	146, 186
Zolendronsäure	146, 186, 217

9. Literaturverzeichnis

[1] *Benrath, Justus; Fresenius, Michael; Hatzenbühler, Michael; Heck, Michael;*
„Repetitorium Schmerztherapie", 2. Auflage, 2007, Springer Medizin Verlag Heidelberg, S. 173

[2] *Pörksen, Britta;*
„...und Sterben hat seine Zeit – Wie geht das in Würde?", Vortrag in der Seminar-Reihe„ und vor allem Gesundheit" der evang. Kirchengemeinde Jöllenbeck, 09.02.2011, S. 3

[3] *Lübbe, Andreas; Klaschik, Eberhard, Beckmann, Isabell-Annett;*
„Die blauen Ratgeber", Palliativmedizin, Nr. 57, Ausgabe 3, 2005, Hrsg. Deutsche Krebshilfe e. V, S. 13
Bausewein, Claudia; Roller Susanne; Voltz, Raymond;
„Leitfaden Palliativmedizin – Palliative Care", 3. Auflage, 2007, Urban & Fischer Verlag/Elsevier GmbH München, S. 2

[4] „Virtueller Runder Tisch", Schwerpunkt: Off-Label-Use, Off-Label-Use in der Onkologie, Hintergrundinformationen: „Was ist Off-Label-Use?", www.rundertisch.net, zuletzt aufgerufen am: 10.04.2012

[5] *Tuma, Axel;*
„Endbericht zur sozialmedizinischen Erhebung zum Thema Schmerz-und Palliativmedizin", im Auftrag des beta Instituts, Universität Augsburg, S. 4

[6] Grundsätze der Bundesärztekammer (BÄK) zur ärztlichen Sterbebegleitung, http://www.bundesaerztekammer.de, unter: Medizin & Ethik, Sterbebegleitung, 17.02.2011, zuletzt aufgerufen am: 10.04.2012

[7]   *Lübbe, Andreas; Klaschik, Eberhard, Beckmann, Isabell-Annett;*
„Die blauen Ratgeber", Palliativmedizin, Nr. 57, Ausgabe 3, 2005,
Hrsg. Deutsche Krebshilfe e. V, S. 7

[8]   *Bausewein, Claudia; Roller Susanne; Voltz, Raymond;*
„Leitfaden Palliativmedizin – Palliative Care", 3. Auflage, 2007, Urban & Fischer Verlag/Elsevier GmbH München, S. 3
www.ukb.uni-bonn.de, in: „Palliativmedizin", zuletzt aufgerufen am: 10.04.2012

[9]   *Lübbe, Andreas; Klaschik, Eberhard, Beckmann, Isabell-Annett;*
„Die blauen Ratgeber", Palliativmedizin, Nr. 57, Ausgabe 3, 2005,
Hrsg. Deutsche Krebshilfe e. V, S.7
Bausewein, Claudia; Roller Susanne; Voltz, Raymond;
„Leitfaden Palliativmedizin – Palliative Care", 3. Auflage, 2007,
Urban & Fischer Verlag/Elsevier GmbH München, S. 3

[10] Hausärztliche Leitlinie – Palliativversorgung, Leitliniengruppe Hessen, Version 1.08 vom 23.01.2008, S. 5
Bausewein, Claudia; Roller Susanne; Voltz, Raymond;
„Leitfaden Palliativmedizin – Palliative Care", 3. Auflage, 2007,
Urban & Fischer Verlag/Elsevier GmbH München, S. 3

[11] *Radbruch, Lukas; Nauck, Friedemann; Sabatowski, Rainer;*
„Was ist Palliativmedizin?", unter: www.wegweiser-hospiz-palliativmedizin.de,
Texte zur Hospizarbeit und Palliativmedizin, Texte 2006/2007,
zuletzt aufgerufen am: 10.04.2012

[12] *Höfling, Wolfram; Brysch Eugen;*
„Recht und Ethik der Palliativmedizin", 2007, Lit Verlag Dr. W. Hopf Berlin,
von *Voltz, Raymond*: „Stand und Perspektiven in Deutschland aus palliativmedizinischer Sicht", S. 6

[13] *Eckart, Wolfgang U.; Bardenheuer, Hubert J.; Anderheiden, Michael;*
„Ambulante Palliativmedizin als Bedingung einer ars morendi", 2009, Mohr Siebeck Verlag Tübingen, 1. Auflage, von *Bardenheuer, Hubert J.*: „Das Heidelberger Konzept einer multiprofessionellen, integrierten ambulanten und stationären Palliativmedizin", S. 85

[14] *Feyer, Petra; Ortner, Petra;*
„Supportivtherapie in der Onkologie", 2009, Urban & Vogel Verlag München,
von *Lübbe, Andreas S.*, Kapitel 20 „Palliativmedizin", S. 230

9. Literaturverzeichnis

[15]   *Dörmann, Helmut;*
"Anwendung des Integralen auf die Hospizbewegung", in: "integral informiert",
Online Journal der Integralen Bibliothek, Nr. 21, Nov/Dez 2009, S. 51,
http://www.integrale-bibliothek.net/downloads/0921a.pdf,
zuletzt aufgerufen am:30.12.2009

[16/17]   *Feyer, Petra; Ortner, Petra;*
"Supportivtherapie in der Onkologie", 2009,
Urban & Vogel Verlag München,
von *Lübbe, Andreas S.*, Kapitel 20:"Palliativmedizin", S. 230

[18/19]   *Aulbert, Eberhard; Klaschik, Eberhard; Pichlmaier, Heinz;*
"Beiträge zur Palliativmedizin", Band 3, "Palliativmedizin – Verpflichtung zur Interdisziplinarität", 2000, Schauttauer Verlag Stuttgart,
von *Aulbert, Eberhard*: "Palliativmedizin – eine neue Disziplin?", S. 17

[20]   *Eckart, Wolfgang U.; Bardenheuer, Hubert J.; Anderheiden, Michael;*
"Ambulante Palliativmedizin als Bedingung einer ars morendi", 1. Auflage,
2009, Mohr Siebeck Verlag Tübingen, von *Eckart, Wolfgang U.*:
"Auch Sterben ist Leben", S. 44
Dörmann, Helmut;
"Anwendung des Integralen auf die Hospizbewegung", in: "integral informiert",
Online Journal der Integralen Bibliothek, Nr. 21, Nov/Dez 2009, S. 51,
http://www.integrale-bibliothek.net/downloads/0921a.pdf,
zuletzt aufgerufen am: 30.12.2009
Hosebo, Stein; Klaschik, Eberhard;
"Palliativmedizin", 5. Auflage, 2009, Springer Medizin Verlag Heidelberg, S. 4

[21]   *Aichmüller-Lietzmann, Gertraud;*
"Palliativmedizin in der Praxis – dargestellt am Beispiel der Palliativstation des Johannes-Hospizes in München", Dissertation an der Medizinischen Fakultät der LMU- München, 1998, S. 16

[22-24]   *Eckart, Wolfgang U.; Bardenheuer, Hubert J.; Anderheiden, Michael;*
"Ambulante Palliativmedizin als Bedingung einer ars morendi", 2009,
Mohr Siebeck Verlag Tübingen, 1. Auflage, von *Bardenheuer, Hubert J.*:
"Das Heidelberger Konzept einer multiprofessionellen, integrierten ambulanten und stationären Palliativmedizin", S. 86

9. Literaturverzeichnis

[25] Seitz, Oliver; Seitz, Dieter;
„Die moderne Hospizbewegung in Deutschland auf dem Weg ins öffentliche Bewusstsein", 1. Auflage, September 2002, Centaurus Verlag, S. 67

[26] Lamerton, Richard;
„Sterbenden Freund sein – Helfen in der letzten Lebensphase", Hrsg. Türks, Paul; übersetzt von Schottelius, Ursula; Ausgabe 3, 1991, Herder Verlag, S. 22

[27] Seitz, Oliver; Seitz, Dieter;
„Die moderne Hospizbewegung in Deutschland auf dem Weg ins öffentliche Bewusstsein", 1. Auflage, September 2002, Centaurus Verlag, S. 68

[28] www.hospizverein-ebersberg.de/LIVE/hospizidee.php,
zuletzt aufgerufen am: 02.07.2012

[29] Seitz, Oliver; Seitz, Dieter;
„Die moderne Hospizbewegung in Deutschland auf dem Weg ins öffentliche Bewusstsein", 1. Auflage, September 2002, Centaurus Verlag, S.69

[30] Du Boulay, Shirely;
„Cicely Saunders: The Founder of the Modern Hospice Movement", September 2007, SPCK Publishing, S. 69
Luyken, Reiner;
„Morphium und Nächstenliebe", in: Die Zeit, vom 10.04.2003, Nr. 16, http://www.zeit.de/2003/16/P-Cicely_Saunders,
zuletzt aufgerufen am: 10.04.2012

[31] Weiß, Wolfgang;
„Im Sterben nicht allein – Hospiz", 1999, Wichern Verlag, S. 17

[32] Seitz, Oliver; Seitz, Dieter;
„Die moderne Hospizbewegung in Deutschland auf dem Weg ins öffentliche Bewusstsein", 1. Auflage, September 2002, Centaurus Verlag, S. 71

[33] Aulbert, Eberhard; Nauck, Friedemann; Radbruch, Lukas;
„Lehrbuch der Palliativmedizin", 2. Auflage, 2008, Schauttauer Verlag Stuttgart, S. 109

9. Literaturverzeichnis

[34] *Aichmüller-Lietzmann, Gertraud;*
„Palliativmedizin in der Praxis – dargestellt am Beispiel der Palliativstation des Johannes-Hospizes in München", Dissertation an der Medizinischen Fakultät der LMU- München, 1998, S. 19

[35] *Lang, Klaus; Koch, Uwe; Mehnert, Anja; Schmeling-Kludas, Christoph;*
„Die Begleitung schwer kranker und sterbender Menschen – Grundlagen und Anwendungshilfen für Berufsgruppen in der Palliativversorgung", 2006, Schattauer Verlag Stuttgart, von *Sabatowski, Rainer; Nauck, Fiedemann*: „Palliativmedizinische Institutionen und Organisationsformen", S. 224

[36] *Hosebo, Stein; Klaschik, Eberhard;*
„Palliativmedizin", 5. Auflage, 2009, Springer Medizin Verlag Heidelberg, S. 4, 5
Aulbert, Eberhard; Klaschik, Eberhard; Kettler, Dietrich;
„Beiträge zur Palliativmedizin", Band 5, „Palliativmedizin – Ausdruck gesellschaftlicher Verantwortung", 2002, Schattauer Verlag Stuttgart,
von *Nauck, Fiedemann*: „Hospizarbeit und Palliativmedizin: Europäischer Ausblick", S. 5

[37] *Aulbert, Eberhard; Klaschik, Eberhard; Pichlmaier, Heinz;*
„Beiträge zur Palliativmedizin", Band 3, „Palliativmedizin – Verpflichtung zur Interdisziplinarität", 2000, Schauttauer Verlags Stuttgart,
von *Nauck, Friedemann*: „Entwicklung der Palliativmedizin in Deutschland und Europa", S. 33, 34

[38] http://www.hospiz.at/index.html?
http://www.hospiz.at/dach/eapc_kongress_2009.htm
gelesen im Beitrag zum 11. Kongress der European Association of Palliative Care (EAPC) in Wien; zuletzt aufgerufen am: 10.04.2012

[39] *Aulbert, Eberhard; Klaschik, Eberhard; Kettler, Dietrich;*
„Beiträge zur Palliativmedizin", Band 5, „Palliativmedizin – Ausdruck gesellschaftlicher Verantwortung", 2002, Schattauer Verlag Stuttgart,
von *Nauck, Fiedemann*: „Hospizarbeit und Palliativmedizin: Europäischer Ausblick", S. 5

[40-42] *Hosebo, Stein; Klaschik, Eberhard;*
„Palliativmedizin", 5. Auflage, 2009,
Springer Medizin Verlag Heidelberg, S. 12

[43]   *Hosebo, Stein; Klaschik, Eberhard;*
         „Palliativmedizin", 5. Auflage, 2009, Springer Medizin Verlag Heidelberg,
         S. 15, 16

[44]   *Hosebo, Stein; Klaschik, Eberhard;*
         „Palliativmedizin", 5. Auflage, 2009, Springer Medizin Verlag Heidelberg, S. 16

[45]   *Aulbert, Eberhard; Klaschik, Eberhard; Kettler, Dietrich;*
         „Beiträge zur Palliativmedizin", Band 5, „Palliativmedizin – Ausdruck
         gesellschaftlicher Verantwortung", 2002, Schattauer Verlag Stuttgart,
         von *Nauck, Fiedemann*: „Hospizarbeit und Palliativmedizin: Europäischer Ausblick", S. 6
         Hosebo, Stein; Klaschik, Eberhard;
         „Palliativmedizin", 5. Auflage, 2009, Springer Medizin Verlag Heidelberg, S. 20

[46-47] *Hosebo, Stein; Klaschik, Eberhard;*
         „Palliativmedizin", 5. Auflage, 2009,
         Springer Medizin Verlag Heidelberg, S. 20

[48]   *Aulbert, Eberhard; Klaschik, Eberhard; Kettler, Dietrich;*
         „Beiträge zur Palliativmedizin", Band 5, „Palliativmedizin – Ausdruck gesellschaftlicher Verantwortung", 2002, Schattauer Verlag Stuttgart,
         von *Nauck, Fiedemann*: „Hospizarbeit und Palliativmedizin: Europäischer Ausblick", S. 7
         Hosebo, Stein; Klaschik, Eberhard;
         „Palliativmedizin", 5. Auflage, 2009, Springer Medizin Verlag Heidelberg, S. 13

[49/50] *Hosebo, Stein; Klaschik, Eberhard;*
         „Palliativmedizin", 5. Auflage, 2009,
         Springer Medizin Verlag Heidelberg, S. 13

[51]   *Hosebo, Stein; Klaschik, Eberhard;*
         „Palliativmedizin", 5. Auflage, 2009, Springer Medizin Verlag Heidelberg, S. 14

[52]   *Aulbert, Eberhard; Klaschik, Eberhard; Kettler, Dietrich;*
         „Beiträge zur Palliativmedizin", Band 5, „Palliativmedizin – Ausdruck
         gesellschaftlicher Verantwortung", 2002, Schattauer Verlag Stuttgart,
         von *Nauck, Fiedemann*: „Hospizarbeit und Palliativmedizin: Europäischer Ausblick", S. 7
         Hosebo, Stein; Klaschik, Eberhard;
         „Palliativmedizin", 5. Auflage, 2009, Springer Medizin Verlag Heidelberg, S. 14

9. Literaturverzeichnis

[53] *Aulbert, Eberhard; Klaschik, Eberhard; Kettler, Dietrich;*
„Beiträge zur Palliativmedizin", Band 5, „Palliativmedizin – Ausdruck gesellschaftlicher Verantwortung", 2002, Schattauer Verlag Stuttgart, von *Nauck, Fiedemann*: „Hospizarbeit und Palliativmedizin: Europäischer Ausblick", S. 10

[54/55] *Hosebo, Stein; Klaschik, Eberhard;*
„Palliativmedizin", 5. Auflage, 2009,
Springer Medizin Verlag Heidelberg, S. 18

[56] *Aulbert, Eberhard; Klaschik, Eberhard; Kettler, Dietrich;*
„Beiträge zur Palliativmedizin", Band 5, „Palliativmedizin – Ausdruck gesellschaftlicher Verantwortung", 2002, Schattauer Verlag Stuttgart, von *Nauck, Fiedemann*: „Hospizarbeit und Palliativmedizin: Europäischer Ausblick", S. 8

[57] *Pelttari-Stachl, Leena; Zottele, Peter; Pissarek Anna H.;*
„Datenerhebung 2009", Hospiz Österreich,
http://www.hospiz.at/pdf_dl/Ergebnisse_Datenerhebung_2009.pdf,
zuletzt aufgerufen am: 10.04.2012

[58] *Hosebo, Stein; Klaschik, Eberhard;*
„Palliativmedizin", 5. Auflage, 2009, Springer Medizin Verlag Heidelberg, S. 16, 17

[59] *Hosebo, Stein; Klaschik, Eberhard;*
„Palliativmedizin", 5. Auflage, 2009, Springer Medizin Verlag Heidelberg, S. 17

[60] *Hosebo, Stein; Klaschik, Eberhard;*
„Palliativmedizin", 5. Auflage, 2009, Springer Medizin Verlag Heidelberg, S. 21, 22

[61-63] *Hosebo, Stein; Klaschik, Eberhard;*
„Palliativmedizin", 5. Auflage, 2009, Springer Medizin Verlag Heidelberg, S. 10

[64] *Hosebo, Stein; Klaschik, Eberhard;*
„Palliativmedizin", 5. Auflage, 2009, Springer Medizin Verlag Heidelberg, S. 11

[65] *Hosebo, Stein; Klaschik, Eberhard;*
„Palliativmedizin", 5. Auflage, 2009, Springer Medizin Verlag Heidelberg, S.22

9. Literaturverzeichnis

[66] *Aulbert, Eberhard; Klaschik, Eberhard; Kettler, Dietrich;*
„Beiträge zur Palliativmedizin", Band 5, „Palliativmedizin – Ausdruck gesellschaftlicher Verantwortung", 2002, Schattauer Verlag Stuttgart, von *Nauck, Fiedemann*: „Hospizarbeit und Palliativmedizin: Europäischer Ausblick", S. 9

[67] *Hosebo, Stein; Klaschik, Eberhard;*
„Palliativmedizin", 5. Auflage, 2009, Springer Medizin Verlag Heidelberg, S. 22, 23

[68] *Hosebo, Stein; Klaschik, Eberhard;*
„Palliativmedizin", 5. Auflage, 2009, Springer Medizin Verlag Heidelberg, S. 23

[69] http://www.palliativecare.bbraun.de, gelesen in: Hintergrund/Geschichte, zuletzt aufgerufen am: 10.04.2012

[70] *Aichmüller-Lietzmann, Gertraud;*
„Palliativmedizin in der Praxis – dargestellt am Beispiel der Palliativstation des Johannes-Hospizes in München", Dissertation an der Medizinischen Fakultät der LMU- München, 1998, S. 21

[71] *Bernatzky, Günther; Sittl, Reinhard; Likar, Rudolf;*
„Schmerzbehandlung in der Palliativmedizin", 2. Auflage, 2006, Springer Verlag Wien, von *Heller, Andreas; Pleschberger, Sabine*:
„Zur Geschichte der Hospizbewegung", S. 12
Klaschik, Eberhard; Nauck, Friedemann;
„Palliativmedizin heute", 1994, Springer Verlag Berlin Heidelberg New York, von *Zech, Detlev*: „Entwicklung der Palliativmedizin in Deutschland", S. 85-102

[72] *Aichmüller-Lietzmann, Gertraud;*
„Palliativmedizin in der Praxis – dargestellt am Beispiel der Palliativstation des Johannes-Hospizes in München", Dissertation an der Medizinischen Fakultät der LMU- München, 1998, S. 21

[73] *Bernatzky, Günther; Sittl, Reinhard; Likar, Rudolf;*
„Schmerzbehandlung in der Palliativmedizin", 2. Auflage, 2006, Springer Verlag Wien, von *Heller, Andreas; Pleschberger, Sabine*: „Zur Geschichte der Hospizbewegung", S. 12

[74] *Hosebo, Stein; Klaschik, Eberhard;*
„Palliativmedizin", 5. Auflage, 2009, Springer Medizin Verlag Heidelberg, S. 5

9. Literaturverzeichnis

[75-77] *Hosebo, Stein; Klaschik, Eberhard;*
„Palliativmedizin", 5. Auflage, 2009,
Springer Medizin Verlag Heidelberg, S. 6

[78] *Aulbert, Eberhard; Klaschik, Eberhard; Kettler, Dietrich;*
„Beiträge zur Palliativmedizin", Band 5, „Palliativmedizin – Ausdruck gesellschaftlicher Verantwortung", 2002, Schattauer Verlag Stuttgart,
von *Nauck, Fiedemann*: „Hospizarbeit und Palliativmedizin: Europäischer Ausblick", S. 3

[79] http://www.palliativecare.bbraun.de, gelesen in: Hintergrund/Geschichte,
zuletzt aufgerufen am: 10.04.2012

[80] *Bausewein, Claudia; Roller Susanne; Voltz, Raymond;*
„Leitfaden Palliativmedizin – Palliative Care", 3. Auflage, 2007,
Urban & Fischer Verlag/Elsevier GmbH München, S. 10

[81] http://www.palliativecare.bbraun.de, gelesen in: Hintergrund/Geschichte,
zuletzt aufgerufen am: 10.04.2012

[82] *Sabatowski, Rainer; Nauck, Friedemann; Roß, Josef; Zernikow, Boris;*
„Wegweiser Hospiz und Palliativmedizin Deutschland",
http://www.wegweiser-hospiz-palliativmedizin.de/, gefunden unter: Texte zur Hospizarbeit und Palliativmedizin, Texte 2008/2009, Übersichtskarte Hospizeinrichtungen in den Bundesländern, zuletzt aufgerufen am: 04.07.2012

[83/84] HPCV-Studie 2010, Sonder-Hospiz-Infobrief im Dezember 2010,
http://www.hospize.de/docs/hib/HPCV-Studie2010.pdf, S. 9,
zuletzt aufgerufen am: 10.04.2012

[85] HPCV-Studie 2010, Sonder-Hospiz-Infobrief im Dezember 2010,
http://www.hospize.de/docs/hib/HPCV-Studie2010.pdf, S. 7
zuletzt aufgerufen am: 10.04.2012

[86] HPCV-Studie 2010, Sonder-Hospiz-Infobrief im Dezember 2010,
http://www.hospize.de/docs/hib/HPCV-Studie2010.pdf, S. 6
zuletzt aufgerufen am: 10.04.2012

[87] *Bernatzky, Günther; Sittl, Reinhard; Likar, Rudolf;*
„Schmerzbehandlung in der Palliativmedizin", 2. Auflage, 2006, Springer Verlag Wien, von *Kojer, Martina*: „Sterben und Lebensqualität", S. 49

[88]   Sahlberg-Blom, Eva; Ternestedt, Britt-Marie; Johansson, Jan-Erik;
„ Is good quality of life possible at the end of life? An explorative study of the experiences of a group of cancer patients in two different care cultures", Journal of Clinical Nursing, Volume 10, Issue 4, July 2001, S. 550-562

[89]   Bausewein, Claudia; Roller Susanne; Voltz, Raymond;
„Leitfaden Palliativmedizin – Palliative Care", 3. Auflage, 2007, Urban & Fischer Verlag/Elsevier GmbH München, S. 4

[90]   Höfling, Wolfram; Brysch Eugen;
„Recht und Ethik der Palliativmedizin", 2007, Lit Verlag Dr. W. Hopf Berlin, von Becker-Schwarze, Kathrin: „Die palliativmedizinische Behandlung als ärztlich geschuldete Leistung", S. 38, 39
Bausewein, Claudia; Roller Susanne; Voltz, Raymond;
„Leitfaden Palliativmedizin – Palliative Care", 3. Auflage, 2007,
Urban & Fischer Verlag/Elsevier GmbH München, S. 4

[91]   Höfling, Wolfram; Brysch Eugen;
„Recht und Ethik der Palliativmedizin", 2007, Lit Verlag Dr. W. Hopf Berlin, von Becker-Schwarze, Kathrin: „Die palliativmedizinische Behandlung als ärztlich geschuldete Leistung", S. 39, 40
Aulbert, Eberhard; Radbruch, Lukas; Nauck, Fiedemann;
„Lehrbuch der Palliativmedizin", 2008, Schattauer Verlag, S. 139

[92]   Müller, Stephan E.; Beckmann, Rainer;
Glaube und Ethos, Band 9, „ Menschenwürdig sterben – aber wie? Medizinische, juristische und ethische Aspekte", 2010, Lit Verlag Dr. W. Hopf Berlin, von Lenz, Günther; Ried, Michael: „ Palliativmedizin und Hospizbewegung", S. 59

[93]   Aulbert, Eberhard; Klaschik, Eberhard; Pichlmaier, Heinz;
„Beiträge zur Palliativmedizin", Band 3, „Palliativmedizin – Verpflichtung zur Interdisziplinarität", 2000, Schauttauer Verlag Stuttgart, von Klaschik, Eberhard: „Palliativmedizin – Integration in unser Gesundheitssystem", S. 53

[94-98]   Günther, Heinrich; Ehninger, Gerhard;
„Anthropologische Grundlagen, Kommunikation und Palliativmedizin in der Onkologie", 2001, Roderer Verlag Regensburg, S. 116

9. Literaturverzeichnis

[99-101] *Günther, Heinrich; Ehninger, Gerhard;*
„Anthropologische Grundlagen, Kommunikation und Palliativmedizin in der Onkologie", 2001, Roderer Verlag Regensburg, S. 119

[102] *Günther, Heinrich; Ehninger, Gerhard;*
„Anthropologische Grundlagen, Kommunikation und Palliativmedizin in der Onkologie", 2001, Roderer Verlag Regensburg, S. 118, 119
Bausewein, Claudia; Roller Susanne; Voltz, Raymond;
„Leitfaden Palliativmedizin – Palliative Care", 3. Auflage, 2007,
Urban & Fischer Verlag/Elsevier GmbH München, S. 5

[103] *Günther, Heinrich; Ehninger, Gerhard;*
„Anthropologische Grundlagen, Kommunikation und Palliativmedizin in der Onkologie", 2001, Roderer Verlag Regensburg, S. 118, 120
Bausewein, Claudia; Roller Susanne; Voltz, Raymond;
„Leitfaden Palliativmedizin – Palliative Care", 3. Auflage, 2007,
Urban & Fischer Verlag/Elsevier GmbH München, S.5

[104] *Aichmüller-Lietzmann, Gertraud;*
„Palliativmedizin in der Praxis – dargestellt am Beispiel der Palliatvistation des Johannes-Hospizes in München", Dissertation an der Medizinischen Fakultät der LMU- München, 1998, S. 35
Aulbert, Eberhard;
„Bewältigungshilfen für den Krebskranken", 1993, Thieme Verlag Stuttgart New York, von *Albrecht, Elisabeth; Student, Johann-Christoph*: „Hospiz – Hilfe nicht nur für Sterbende", S. 355

[105] *Bausewein, Claudia; Roller Susanne; Voltz, Raymond;*
„Leitfaden Palliativmedizin – Palliative Care", 3. Auflage, 2007,
Urban & Fischer Verlag/Elsevier GmbH München, S. 4

[106] *Aichmüller-Lietzmann, Gertraud;*
„Palliativmedizin in der Praxis – dargestellt am Beispiel der Palliativstation des Johannes-Hospizes in München", Dissertation an der Medizinischen Fakultät der LMU- München, 1998, S. 35

[107] *Bausewein, Claudia; Roller Susanne; Voltz, Raymond;*
„Leitfaden Palliativmedizin – Palliative Care", 3. Auflage, 2007,
Urban & Fischer Verlag/Elsevier GmbH München, S. 5

9. Literaturverzeichnis

[108] *Aulbert, Eberhard; Klaschik, Eberhard; Kettler, Dietrich;*
„Beiträge zur Palliativmedizin", Band 5, „Palliativmedizin – Ausdruck gesellschaftlicher Verantwortung", 2002, Schattauer Verlag Stuttgart, von *Student, Johann-Christoph; Bürger, Elisabeth*: „ Stationäres Hospiz – Alternative oder komplementäre Einrichtung zur Palliativstation", S. 52

[109] *Bausewein, Claudia; Roller Susanne; Voltz, Raymond;*
„Leitfaden Palliativmedizin – Palliative Care", 3. Auflage, 2007, Urban & Fischer Verlag/Elsevier GmbH München, S. 17

[110] *Aulbert, Eberhard; Klaschik, Eberhard; Kettler, Dietrich;*
„Beiträge zur Palliativmedizin", Band 5, „Palliativmedizin – Ausdruck gesellschaftlicher Verantwortung", 2002, Schattauer Verlag Stuttgart, von *Student, Johann-Christoph; Bürger, Elisabeth*: „ Stationäres Hospiz – Alternative oder komplementäre Einrichtung zur Palliativstation", S. 53

[111] *Klaschik, Eberhard; Nauck, Friedemann; Radbruch, Lukas; Sabatowski, Rainer;*
„Palliativmedizin – Definitionen und Grundzüge", 2000, gelesen in: „Der Internist", Volume 41, S. 600-611

[112] *Bausewein, Claudia; Roller Susanne; Voltz, Raymond;*
„Leitfaden Palliativmedizin – Palliative Care", 3. Auflage, 2007, Urban & Fischer Verlag/Elsevier GmbH München, S. 17
Klaschik, Eberhard; Nauck, Friedemann; Radbruch, Lukas; Sabatowski, Rainer;
„Palliativmedizin – Definitionen und Grundzüge", 2000, gelesen in: „Der Internist", Volume 41, S. 600-611

[113/114] *Aulbert, Eberhard; Klaschik, Eberhard; Kettler, Dietrich;*
„Beiträge zur Palliativmedizin", Band 5, „Palliativmedizin – Ausdruck gesellschaftlicher Verantwortung", 2002, Schattauer Verlag Stuttgart, von *Student, Johann-Christoph; Bürger, Elisabeth*: „ Stationäres Hospiz – Alternative oder komplementäre Einrichtung zur Palliativstation", S. 54

[115] *Aulbert, Eberhard; Klaschik, Eberhard; Pichlmaier, Heinz;*
„Beiträge zur Palliativmedizin", Band 3, „Palliativmedizin – Verpflichtung zur Interdisziplinarität", 2000, Schauttauer Verlag Stuttgart, von *Cremer, Michael*: „Palliativstation und Hospiz – Unterschiede und Gemeinsamkeiten", S. 64
Klaschik, Eberhard; Nauck, Friedemann; Radbruch, Lukas; Sabatowski, Rainer;
„Palliativmedizin – Definitionen und Grundzüge", 2000, gelesen in: „Der Internist", Volume 41, S. 600-611

9. Literaturverzeichnis

[116/117] *Aulbert, Eberhard; Klaschik, Eberhard; Kettler, Dietrich;*
„Beiträge zur Palliativmedizin", Band 5, „Palliativmedizin – Ausdruck gesellschaftlicher Verantwortung", 2002, Schattauer Verlag Stuttgart, von *Student, Johann-Christoph; Bürger, Elisabeth*: „ Stationäres Hospiz – Alternative oder komplementäre Einrichtung zur Palliativstation", S. 55

[118] *Klaschik, Eberhard; Nauck, Friedemann; Radbruch, Lukas; Sabatowski, Rainer;*
„Palliativmedizin – Definitionen und Grundzüge", 2000, gelesen in: „Der Internist", Volume 41, S. 600-611

[119] *Aulbert, Eberhard; Klaschik, Eberhard; Pichlmaier, Heinz;*
„Beiträge zur Palliativmedizin", Band 3, „Palliativmedizin – Verpflichtung zur Interdisziplinarität", 2000, Schauttauer Verlag Stuttgart,
von *Cremer, Michael*: Palliativstation und Hospiz – Unterschiede und Gemeinsamkeiten", S. 64

[120] *Aulbert, Eberhard; Klaschik, Eberhard; Kettler, Dietrich;*
„Beiträge zur Palliativmedizin", Band 5, „Palliativmedizin – Ausdruck gesellschaftlicher Verantwortung", 2002, Schattauer Verlag Stuttgart, von *Student, Johann-Christoph; Bürger, Elisabeth*: „ Stationäres Hospiz – Alternative oder komplementäre Einrichtung zur Palliativstation", S. 56

[121] *Klaschik, Eberhard; Nauck, Friedemann; Radbruch, Lukas; Sabatowski, Rainer;*
„Palliativmedizin – Definitionen und Grundzüge", 2000, gelesen in: „Der Internist", Volume 41, S. 600-611

Aulbert, Eberhard; Klaschik, Eberhard; Kettler, Dietrich;
„Beiträge zur Palliativmedizin", Band 5, „Palliativmedizin – Ausdruck gesellschaftlicher Verantwortung", 2002, Schattauer Verlag Stuttgart, von *Student, Johann-Christoph; Bürger, Elisabeth*: „ Stationäres Hospiz – Alternative oder komplementäre Einrichtung zur Palliativstation", S. 56

[122] *Aulbert, Eberhard; Klaschik, Eberhard; Kettler, Dietrich;*
„Beiträge zur Palliativmedizin", Band 5, „Palliativmedizin – Ausdruck gesellschaftlicher Verantwortung", 2002, Schattauer Verlag Stuttgart, von *Student, Johann-Christoph; Bürger, Elisabeth*: „ Stationäres Hospiz – Alternative oder komplementäre Einrichtung zur Palliativstation", S. 53

9. Literaturverzeichnis

[123] *Aulbert, Eberhard; Klaschik, Eberhard; Kettler, Dietrich;*
„Beiträge zur Palliativmedizin", Band 5, „Palliativmedizin – Ausdruck gesellschaftlicher Verantwortung", 2002, Schattauer Verlag Stuttgart, von *Student, Johann-Christoph; Bürger, Elisabeth*: „ Stationäres Hospiz – Alternative oder komplementäre Einrichtung zur Palliativstation", S. 58

[124] *Ahrens, Hans-Jürgen; von Bar, Christian; Taupitz, Jochen; Fischer, Gerfried; Spickhoff, Andreas;*
„Medizin und Haftung: Festschrift für Erwin Deutsch zum 80. Geburtstag", 2009, Springer Verlag Berlin Heidelberg, von *Göben, Jens:* „Der Off-Label-Use von Fertigarzneimitteln: Offene Fragen an der Schnittstelle von Standard, Humanität und Wirtschaftlichkeitsgebot", S. 181

[125] http://www.vfa.de/de/wirtschaft-politik/positionen/pos-off-label-use.html: „Off-Label-Use: Zulassungsüberschreitender Einsatz von Medikamenten bei schweren Erkrankungen", 03.01.2012, zuletzt aufgerufen am: 10.04.2012
Dierks, Christian; Nitz, Gerhard;
„Aktuelle Fragen des Off-Label-Use", 2003, gelesen in: „Deutscher Medizinischer Wochenschrift", S. 2138, 2139

[126] *Engelmann, Christina; Meurer, Friederike; Verhasselt, Bettina;*
„Lösungsansätze für die Problematik der Off-Label-Therapie mit Arzneimitteln", 2003, NZS, S. 70, 71
Meyer, Florian; Grunert, Gordon;
„Off-Label-Use – Haftungs- und Regressrisiken für Ärzte, Apotheker und Pharmaunternehmen", 2005, PharmR, Heft 5, S. 205

[127] BSG, 19.03.2002 – B1 KR 37/00 R: „Verordnungsfähigkeit eines Arzneimittels außerhalb seines Zulassungsbereichs", 2003, NJW, Heft 6, S. 460 ff.

[128] SGB V, § 35b: Bewertung des Nutzens von Arzneimitteln
„Für die Abgabe von Bewertungen zum Stand der wissenschaftlichen Erkenntnis über die Anwendung von zugelassenen Arzneimitteln für **Indikationen und Indikationsbereiche**, für die sie nach dem Arzneimittelgesetz nicht zugelassen sind, beruft das Bundesministerium für Gesundheit und Soziale Sicherung Expertengruppen beim Bundesinstitut für Arzneimittel und Medizinprodukte. Absatz 2 Satz 1 gilt entsprechend. Eine entsprechende Bewertung soll nur mit Zustimmung des pharmazeutischen Unternehmens erstellt werden."

9. Literaturverzeichnis

[129] HWG, § 3a: „Unzulässig ist eine Werbung für Arzneimittel, die der Pflicht zur Zulassung unterliegen und die nicht nach den arzneimittelrechtlichen Vorschriften zugelassen sind oder als zugelassen gelten. Satz 1 findet auch Anwendung, wenn sich die Werbung **auf Anwendungsgebiete oder Darreichungsformen** bezieht, die nicht von der Zulassung erfasst sind."

[130] BSG, 19.03.2002 – B 1 KR 37/00 R: „Verordnungsfähigkeit eines Arzneimittels außerhalb seines Zulassungsbereichs", NJW 2003, Heft 6, S. 460 ff.

[131] LSG Sachsen-Anhalt, 05.06.2001 – L 4B 4/01 KR ER: „ Verordnungsfähigkeit eines zugelassenen Arzneimittels in zugelassener Applikationsart zu Lasten der GKV" , 2001, PharmR, Heft 6, S. 300-305

[132] *Schroeder-Printzen, Jörn; Tadayon, Ajang;*
„Die Zulässigkeit des Off-Label-Use nach der Entscheidung des BSG vom 19.03.2002", S. 664-667

[133] *Plate, Vanessa; Nies, Petra; Behles, Christian; Schweim, Harald G.;*
„Wohin treibt der Off-Label-Use?", A&R 6/2008
Glaeske, Gerd; Dierks, Christian;
„Off-Label-Use – Weichenstellung nach dem BSG-Urteil 2002", 2003, Dr. C. Wolf & Sohn Verlag München, von *Dierks, Christian*: „Gesetzliche Rahmenbedingungen und die Leistungsgrenzen der GKV", S. 56

[134] *Müller, Heike;*
„Die Rechtsproblematik des Off-Label-Use, Das Spannungsfeld zwischen Haftungs-, Versicherungs- und Werberecht", Dissertation an der Juristischen Fakultät Mannheim, erschienen in: Medizin-Recht-Wirtschaft, Band 5; 2009, Lit Verlag Dr. W. Hopf, Berlin, Hrsg. Taupitz, Jochen; Raspe, Heiner; Oehlrich, Marcus; S. 13, 14

[135] AMG § 21 Abs. 1: Zulassungspflicht
1) 1Fertigarzneimittel, die Arzneimittel im Sinne des § 2 Abs. 1 oder Abs. 2 Nr. 1 sind, dürfen im Geltungsbereich dieses Gesetzes nur in den Verkehr gebracht werden, wenn sie durch die zuständige Bundesoberbehörde zugelassen sind oder wenn für sie die Kommission der Europäischen Gemeinschaften oder der Rat der Europäischen Union eine Genehmigung für das Inverkehrbringen gemäß Artikel 3 Abs. 1 oder 2 der Verordnung (EG) Nr. 726/2004 des Europäischen Parlaments und des Rates vom 31. März 2004 zur Festlegung von Gemeinschaftsverfahren für die Genehmigung und Überwachung von Human- und Tierarzneimitteln und zur Errichtung einer Europäischen Arzneimittel-Agentur (ABl. EU Nr.

L 136 S. 1) auch in Verbindung mit der Verordnung (EG) Nr. 1901/2006 des Europäischen Parlaments und des Rates vom 12. Dezember 2006 über Kinderarzneimittel und zur Änderung der Verordnung (EWG) Nr. 1768/92, der Richtlinien 2001/20/EG und 2001/83/EG sowie der Verordnung (EG) Nr. 726/2004 (ABl. L 378 vom 27.12.2006, S. 1) oder der Verordnung (EG) Nr. 1394/2007 erteilt hat. Das gilt auch für Arzneimittel, die keine Fertigarzneimittel und zur Anwendung bei Tieren bestimmt sind, sofern sie nicht an pharmazeutische Unternehmer abgegeben werden sollen, die eine Erlaubnis zur Herstellung von Arzneimitteln besitzen.

[136] *Schwee, Martin;*
„Zulassungsüberschreitende Verordnung von Fertigarzneimitteln (Off-Label-Use)", 1. Auflage, 2008, Peter Lang Verlag Frankfurt, S. 36

[137] Richtlinie 65/65/EWG des Rates vom 26.01.1965 zur Angleichung der Rechts- und Verwaltungsvorschriften über Arzneispezialitäten, ABl.22 vom 09.02.1965, S. 369-373

[138] AMG § 21 Abs. 1: Zulassungspflicht

[139] AMG § 1: Zweck des Gesetzes
Es ist der Zweck dieses Gesetzes, im Interesse einer ordnungsgemäßen Arzneimittelversorgung von Mensch und Tier für die Sicherheit im Verkehr mit Arzneimitteln, insbesondere für die Qualität, Wirksamkeit und Unbedenklichkeit der Arzneimittel nach Maßgabe der folgenden Vorschriften zu sorgen.

[140] AMG § 4 Abs. 1: Sonstige Begriffsbestimmungen
Fertigarzneimittel sind Arzneimittel, die im Voraus hergestellt und in einer zur Abgabe an den Verbraucher bestimmten Packung in den Verkehr gebracht werden oder andere zur Abgabe an Verbraucher bestimmte Arzneimittel, bei deren Zubereitung in sonstiger Weise ein industrielles Verfahren zur Anwendung kommt oder die, ausgenommen in Apotheken, gewerblich hergestellt werden. Fertigarzneimittel sind nicht Zwischenprodukte, die für eine weitere Verarbeitung durch einen Hersteller bestimmt sind.

[141] *Kloesel, Arno; Cyran, Walter;*
„Arzneimittelrecht Kommentar", Band 1, 2007, Deutscher Apotheker Verlag, zu § 21, Anm. 22

9. Literaturverzeichnis

[142] *Müller, Heike;*
„Die Rechtsproblematik des Off-Label-Use, Das Spannungsfeld zwischen Haftungs-, Versicherungs- und Werberecht", Dissertation an der Juristischen Fakultät Mannheim, erschienen in: Medizin-Recht-Wirtschaft, Band 5; 2009, Lit Verlag Dr. W. Hopf, Berlin, Hrsg. Taupitz, Jochen; Raspe, Heiner; Oehlrich, Marcus; S. 15

[143] AMG § 21 Abs. 2 Nr. 2

[144] *Behles, Christian; Schweim, Harald;*
„Off-Label-Use in den USA – Arzneimittelrechtliche und pädiatrische Aspekte", in Arzneimittel & Recht, Ausgabe 5, 2006, S. 206, 207

[145] *Plate, Vanessa;*
„Folgen des Off-Label-, Unlicensed- und Compassionate-Use für die Arzneimittelgesetze und Rechtsvorschriften verschiedener EU-Mitgliedstaaten und außereuropäischer Länder", Exposé; Juni 2006

[146] *Klein, Bodo;*
„Arzneimittelrechtliche Betrachtungen des Off-Label-Use unter besonderer Berücksichtigung der Expertengruppen gem. § 35b Abs. 3 SGB V", Dissertation an der Universität Bochum, 2009, Dr. Kovac Verlag Hamburg, erschienen in der Schriftenreihe: Medizinrecht in Forschung und Praxis, Band 20, S. 79

[147] *Glaeske, Gerd; Dierks, Christian;*
„Off-Label-Use – Weichenstellung nach dem BSG-Urteil 2002", 2003, Dr. C. Wolf & Sohn Verlag München, von *Dierks, Christian*: „Gesetzliche Rahmenbedingungen und die Leistungsgrenzen der GKV", S. 50

[148] MDS – Medizinischer Dienst der Spitzenverbände der Krankenkassen, Essen und Spitzenverbände der Krankenkassen, Gemeinsame Hinweise zur rechtlichen Einordnung von Arzneimitteln in der Erprobung, 01.07.2003, S. 16, http://www.g-k-v.de/gkv/fileadmin/user_upload/Rundschreiben/ Rundschreiben_2003/GemHinw_AM-Erprobg_2003.pdf, zuletzt aufgerufen am: 10.04.2012

[149] *Schwarz, Joachim; Bass, Rolf; Holz-Slomcyk, Maria; Völler, Rudolf; Wartensleben, Herbert;*
„Therapieversuche mit zugelassenen Prüfsubstanzen (Compassionate Use) und zugelassenen Arzneimitteln (Off-Label-Use)", Pharm.Ind. 61, Nr.4, 1999, S. 309, 310

9. Literaturverzeichnis

[150] *Schwarz, Joachim; Bass, Rolf; Holz-Slomcyk, Maria; Völler, Rudolf; Wartensleben, Herbert;*
„Therapieversuche mit zugelassenen Prüfsubstanzen (Compassionate Use) und zugelassenen Arzneimitteln (Off-Label-Use)", Pharm.Ind. 54, Nr. 11, S. 423

[151] vfa Verband forschender Arzneimittelhersteller
„Die Revision der EG-Arzneimittelgesetzgebung - Herausforderungen und Chancen für Patienten, Zulassungsbehörden und die pharmazeutische Industrie", 27.04. 2005,
www.vfa.de/de/wirtschaft-politik/artikel-wirtschaft-politik/revision2005.html, zuletzt aufgerufen am: 10.04.2012

[152] vfa Verband forschender Arzneimittelhersteller
„Orphan Drugs – Fortschritte für Patienten mit seltenen Krankheiten", 14.05.2009,
http://www.vfa.de/de/arzneimittel-forschung/artikel-arzneimittel-forschung/orphan-drugs.html, zuletzt aufgerufen am: 10.04.2012

[153] *Klein, Bodo;*
„Arzneimittelrechtliche Betrachtungen des Off-Label-Use unter besonderer Berücksichtigung der Expertengruppen gem. § 35b Abs. 3 SGB V", Dissertation an der Universität Bochum, 2009, Dr. Kovac Verlag Hamburg, erschienen in der Schriftenreihe: Medizinrecht in Forschung und Praxis, Band 20, S. 81

[154] *Müller, Heike;*
„Die Rechtsproblematik des Off-Label-Use, Das Spannungsfeld zwischen Haftungs-, Versicherungs- und Werberecht", Dissertation an der Juristischen Fakultät Mannheim, erschienen in: Medizin-Recht-Wirtschaft, Band 5; 2009, Lit Verlag Dr. W. Hopf, Berlin, Hrsg. Taupitz, Jochen; Raspe, Heiner; Oehlrich, Marcus; S. 16

[155] AMG § 21 Abs. 2 Nr. 6:
unter den in Artikel 83 der Verordnung (EG) Nr. 726/2004 genannten Voraussetzungen kostenlos für eine Anwendung bei Patienten zur Verfügung gestellt werden, die an einer zu einer schweren Behinderung führenden Erkrankung leiden oder deren Krankheit lebensbedrohend ist, und die mit einem zugelassenen Arzneimittel nicht zufrieden stellend behandelt werden können; dies gilt auch für die nicht den Kategorien des Artikels 3 Absatz 1 oder 2 der Verordnung (EG) Nr. 726/2004 zugehörigen Arzneimitteln; Verfahrensregelungen werden in einer Rechtsverordnung nach § 80 bestimmt.

9. Literaturverzeichnis

[156/157] *Müller, Heike;*
„Die Rechtsproblematik des Off-Label-Use, Das Spannungsfeld zwischen Haftungs-, Versicherungs- und Werberecht", Dissertation an der Juristischen Fakultät Mannheim, erschienen in: Medizin-Recht-Wirtschaft, Band 5; 2009, Lit Verlag Dr. W. Hopf, Berlin, Hrsg. Taupitz, Jochen; Raspe, Heiner; Oehlrich, Marcus; S. 16

[158] *Feucht, Martha;*
„Medikamentöse Behandlung von Kindern und Jugendlichen mit Epilepsie/Aspekte der Off-Label- bzw. Unlicensed-Anwendung von Antikonvulsiva", neurologisch 01/08, gelesen unter:
http://www.medmedia.at/medien/neurologisch/artikel/2008/04/4703_01-08_Medikamentoese_Behandlung_von_Kindern_und_Jugendlichen_mit_Epilepsie.php, zuletzt aufgerufen am: 10.04.2012

[159] *Hrsg: Bundesverband der Pharmazeutischen Industrie e.V.*
„BPI-Positionspapier, Orphan Drugs (Arzneimittel für seltene Leiden)", 2008, S. 12;
http://www.drmrs.com/attachments_public/1236697402387104n_drugs_sep_2008.pdf, zuletzt aufgerufen am: 10.04.2012

[160] AMG § 22: Zulassungsunterlagen

[161] AMG § 25: Entscheidung über die Zulassung

[162] *Gröne, Monika; Korn, Klaus;*
„Off-Label-Use, was ist das?", gelesen in: Retrovirus Bulletin, 03/2003,
www.viro.med.uni-erlangen.de/bulletin/bulletin-archiv.htm,
zuletzt aufgerufen am: 10.04.2012

[163] unter: www.die-stammzelle.de, „Klinische Studien", vom 29.06.2009,
zuletzt aufgerufen am: 10.04.2012

[164] AMG, 2.Abschnitt: Anforderungen an die Arzneimittel, § 10: Kennzeichnung

[165] AMG, 2. Abschnitt: Anforderungen an die Arzneimittel, § 11: Packungsbeilage

[166] *Saalfrank, Valentin;*
„Haftung für Arzneimittelschäden", unter: http://www.info-medizinrecht.de
(InfoMedizinrecht→Arzt-/Patientenrecht), zuletzt aufgerufen am: 10.04.2012

[167] Gemeinsamer Bundesausschuss
„Fragen und Antworten zum Thema Off-Label-Use", Stand: Dezember 2005, http://www.g-ba.de/downloads/17-98-2289/2005-12-FAQ-Off_label.pdf, S. 2, zuletzt aufgerufen am: 10.04.2012

[168] *Müller, Heike;*
„Die Rechtsproblematik des Off-Label-Use, Das Spannungsfeld zwischen Haftungs-, Versicherungs- und Werberecht", Dissertation an der Juristischen Fakultät Mannheim, erschienen in: Medizin-Recht-Wirtschaft, Band 5; 2009, Lit Verlag Dr. W. Hopf, Berlin, Hrsg. Taupitz, Jochen; Raspe, Heiner; Oehlrich, Marcus; S. 7

[169] vfa. Die forschenden Pharma Unternehmen
vfa-Positionspapier: „Zulassungsüberschreitender Einsatz von Arzneimitteln bei schweren Erkrankungen", Stand: Januar 2012, http://www.vfa.de/de/wirtschaftpolitik/positionen/pos-off-label-use.html, zuletzt aufgerufen am: 10.04.2012

[170] *Ludwig, Wolf-Dieter; Müller-Oehrlinghausen, Bruno; Willich, Stefan;*
„Off-Label-Verordnung – Soll und kann sie begrenzt werden?", Bundesgesundheitsblatt 2003/6, S. 455-457
Strohmeyer, Torsten;
„Anwendungen von Arzneimitteln vor bzw. außerhalb der Zulassung", gelesen in: Forum 2008, Band 23, Heft 5, S. 54,
unter: http://www.krebsgesellschaft.de/download/forum_5.08.pdf, zuletzt aufgerufen am: 10.04.2012
Ehlers, Alexander P.F.; Bittner, Horst;
„Der Off-Label-Use im haftungsrechtlichen Focus – Haftungsrechtliche Aspekte bei einer Verordnung außerhalb der zugelassenen Indikation", PharmR 2003, Heft 3, S. 76
Schweim, Harald G.; Behles, Christian;
„Off-Label-Use oder von der Notwendigkeit der Arzneimittelzulassung", BGesundhBl.. 2003, Volume 46, Nr. 6, S. 499-503

[171] *Strohmeyer, Torsten;*
„Anwendungen von Arzneimitteln vor bzw. außerhalb der Zulassung", gelesen in:Forum 2008, Band 23, Heft 5, S. 54,
unter: http://www.krebsgesellschaft.de/download/forum_5.08.pdf, zuletzt aufgerufen am: 10.04.2012
Bücheler, Reinhild; Schwoerer, P., Gleiter, C.H.;
„Off-Label-Verordnungen in der Pädiatrie", Bundesgesundheitsblatt 2003/6, S. 467-476

9. Literaturverzeichnis

[172] *Müller, Heike;*
„Die Rechtsproblematik des Off-Label-Use, Das Spannungsfeld zwischen Haftungs-, Versicherungs- und Werberecht", Dissertation an der Juristischen Fakultät Mannheim, erschienen in: Medizin-Recht-Wirtschaft, Band 5; 2009, Lit Verlag Dr. W. Hopf, Berlin, Hrsg. Taupitz, Jochen; Raspe, Heiner; Oehlrich, Marcus; S. 7

[173] *Weißbach, Lothar;*
unter: http://www.rundertisch.net, zuletzt aufgerufen am: 10.04.2012, „Schwerpunkt Off-Label-Use: Off-Label in der Onkologie/Hintergrundinformation/Was ist Off-Label-Use?", 2003, bzw. in: „Der Ärztezeitung" vom 09.05.2003

[174] *Ludwig, Wolf-Dieter; Müller-Oehrlinghausen, Bruno; Willich, Stefan;*
„Off-Label-Verordnung – Soll und kann sie begrenzt werden?", Bundesgesundheitsblatt 2003/6, S. 455-457

[175] BSGE 89, 184 = SozR 3-2500 § 31 Nr. 8
BSG-Urteil vom 19.03.2002, B1 KR 37/00 R; www.bundessozialgericht.de
zuletzt aufgerufen am: 10.04.2012

[176/177] Pschyrembel – Klinisches Wörterbuch, 258. Auflage, 1998, Walter de Gruyter Verlag Berlin New York

[178] *Schwee, Martin;*
„Zulassungsüberschreitende Verordnung von Fertigarzneimitteln (Off-Label-Use)", 1. Auflage, 2008, Peter Lang Verlag Frankfurt, S. 128

[179] BSG-Urteil vom 19.03.2002, B1 KR 37/00 R; www.bundessozialgericht.de
zuletzt aufgerufen am: 10.04.2012

[180] Urteil SG Dortmund (1. Instanz) vom 20.07.1999, S 8 KR 275/98
Urteil LSG Nordrhein Westfalen (2.Instanz) vom 08.08.2000, L 5 KR 80/99

[181/182] BSG-Urteil vom 19.03.2002, B1 KR 37/00 R;
www.bundessozialgericht.de , zuletzt aufgerufen am: 10.04.2012

9. Literaturverzeichnis

[183]   SGG (Sozialgerichtsgesetz);
Vierter Unterabschnitt (Verfahren im ersten Rechtszug),
§ 103: Das Gericht erforscht den Sachverhalt von Amts wegen; die Beteiligten sind dabei heranzuziehen. Es ist an das Vorbringen und die Beweisanträge der Beteiligten nicht gebunden;
Fünfter Unterabschnitt (Urteile und Beschlüsse),
§ 128: (1) Das Gericht entscheidet nach seiner freien, aus dem Gesamtergebnis des Verfahrens gewonnenen Überzeugung. In dem Urteil sind die Gründe anzugeben, die für die richterliche Überzeugung leitend gewesen sind.
(2) Das Urteil darf nur auf Tatsachen und Beweisergebnisse gestützt werden, zu denen sich die Beteiligten äußern konnten.

[184-188]   BSG-Urteil vom 19.03.2002, B1 KR 37/00 R

[189]   BSGE 89, 184-186 mit Hinweis auf die Fachinformation des Herstellers, Stand: Oktober 2001 und Rote Liste von 2001

[190]   BSG-Urteil vom 19.03.2002, B1 KR 37/00 R

[191]   AMG § 2 Abs. 1 S. : Arzneimittelbegriff
Arzneimittel sind Stoffe oder Zubereitungen aus Stoffen,
1. die zur Anwendung im oder am menschlichen oder tierischen Körper bestimmt sind und als Mittel mit Eigenschaften zur Heilung oder Linderung oder zur Verhütung menschlicher oder tierischer Krankheiten oder krankhafter Beschwerden bestimmt sind.

[192]   *Schwee, Martin;*
„Zulassungsüberschreitende Verordnung von Fertigarzneimitteln (Off-Label-Use)", 1. Auflage, 2008, Peter Lang Verlag Frankfurt, S. 130

[193]   BSG-Urteil vom 19.03.2002, B1 KR 37/00 R

[194]   *Schwee, Martin;*
„Zulassungsüberschreitende Verordnung von Fertigarzneimitteln (Off-Label-Use)", 1. Auflage, 2008, Peter Lang Verlag Frankfurt, S. 131

[195]   AMG § 4 Nr. 17: Sonstige Begriffsbestimmungen
Inverkehrbringen ist das Vorrätighalten zum Verkauf oder zu sonstiger Abgabe, das Feilhalten, das Feilbieten und die Abgabe an andere.

9. Literaturverzeichnis

[196] BSGE 89, 184-188 mit Hinweis auf BVerfG 102, 26-34

[197] AMG § 1: Zweck des Gesetzes
Es ist der Zweck dieses Gesetzes, im Interesse einer ordnungsgemäßen Arzneimittelversorgung von Mensch und Tier für die Sicherheit im Verkehr mit Arzneimitteln, insbesondere für die Qualität, Wirksamkeit und Unbedenklichkeit der Arzneimittel nach Maßgabe der folgenden Vorschriften zu sorgen.

[198] *Niemann, Frank;*
„Die Rechtsprechung des Bundessozialgerichts zum sog. „off-label-use" – Anwendungen eines zugelassenen Arzneimittels außerhalb seiner zugelassenen Indikation", NZS 2002, Heft 7, S. 361-366

[199] *Schwee, Martin;*
„Zulassungsüberschreitende Verordnung von Fertigarzneimitteln (Off-Label-Use)", 1. Auflage, 2008, Peter Lang Verlag Frankfurt, S. 132

[200] *Strecker, Robert; Graefe, Thomas;*
„Der Off-Label-Use in der höchstrichterlichen Rechtsprechung", AZR, Ausgabe 06/2007
Hopf, Günter;
„Off-Label-Use: Urteil schafft Klarheit", Dtsch. Ärztebl. 2002; Jg. 99, Heft 16, vom 19.04.2002

[201] Gemeinsamer Bundesausschuss
„Fragen und Antworten zum Thema Off-Label-Use", Stand: Dezember 2005, http://www.g-ba.de/downloads/17-98-2289/2005-12-FAQ-Off_label.pdf, S. 4, zuletzt aufgerufen am: 10.04.2012

BDI – Berufsverband Deutscher Internisten
„Die rechtlichen Aspekte beim Off-Label-Use – oder: Im Zweifel auf Privatrezept", vom 16.01.2008,
http://www.bdi.de/allgemeine-infos/aktuelle-meldungen,
zuletzt aufgerufen am: 10.04.2012

[202] BSG-Urteil vom 19.03.2002, B1 KR 37/00 R

[203] *Ehlers, Alexander; Weizel, Isabel;*
„Aktuelle Entwicklungen zum Off-Label-Use", Pharm.Ind. Nr. 8, 2002, S. 765-767

[204] *Müller, Heike;*
"Die Rechtsproblematik des Off-Label-Use, Das Spannungsfeld zwischen Haftungs-, Versicherungs- und Werberecht", Dissertation an der Juristischen Fakultät Mannheim, erschienen in: Medizin-Recht-Wirtschaft, Band 5; 2009, Lit Verlag Dr. W. Hopf, Berlin, Hrsg. Taupitz, Jochen; Raspe, Heiner; Oehlrich, Marcus; S. 126

[205] *Schroeder-Printzen, Jörn; Tadayon, Ajang;*
"Die Zulässigkeit des Off-Label-Use nach der Entscheidung des BSG vom 19.03.2002", S.664

[206] *Müller, Heike;*
"Die Rechtsproblematik des Off-Label-Use, Das Spannungsfeld zwischen Haftungs-, Versicherungs- und Werberecht", Dissertation an der Juristischen Fakultät Mannheim, erschienen in: Medizin-Recht-Wirtschaft, Band 5; 2009, Lit Verlag Dr. W. Hopf, Berlin, Hrsg. Taupitz, Jochen; Raspe, Heiner; Oehlrich, Marcus; S. 127

[207] *Dierks, Christian;*
"Rechtliche Aspekte der Off-Label-Verordnung in der Praxis", BGesundhBl., Vol. 46, Nr. 6, Juni 2003, S. 458-460

[208] *Schroeder-Printzen, Jörn; Tadayon, Ajang;*
"Die Zulässigkeit des Off-Label-Use nach der Entscheidung des BSG vom 19.03.2002", S.664

[209] Folgeentscheidung des BSG im September 2006, SozR 4-2500 § 31 Nr. 6 Urteil zugunsten eines Patienten mit schwerwiegendem Restless Legs Syndrom mit massiven Schlafstörungen und dadurch bedingten schweren körperlichen und seelischen Beeinträchtigungen;

[210] *Dierks, Christian;*
"Rechtliche Aspekte der Off-Label-Verordnung in der Praxis", BGesundhBl., Vol. 46, Nr. 6, Juni 2003, S. 458-460

[211] *Kozianka, Wolfgang; Millarg, Ivo;*
"Endlich Klarheit beim off-label-use? – Zur Pressemitteilung des Bundessozialgerichts zum Urteil vom 19.03.2002", PharmaR 2002, S. 212

9. Literaturverzeichnis

[212] *Dierks, Christian;*
„Rechtliche Aspekte der Off-Label-Verordnung in der Praxis", BGesundhBl.,
Vol. 46, Nr. 6, Juni 2003, S. 458-460
Goecke, Klaus;
„Der zulassungsüberschreitende Einsatz von Arzneimitteln (Off-Label-Use)",
NZS 2002, Heft 12, S. 620-625

[213] *Müller, Heike;*
„Die Rechtsproblematik des Off-Label-Use, Das Spannungsfeld zwischen
Haftungs-, Versicherungs- und Werberecht", Dissertation an der Juristischen
Fakultät Mannheim, erschienen in: Medizin-Recht-Wirtschaft, Band 5; 2009,
Lit Verlag Dr. W. Hopf, Berlin, Hrsg. Taupitz, Jochen; Raspe, Heiner; Oehlrich,
Marcus; S. 131

[214] *Kozianka, Wolfgang; Millarg, Ivo;*
„Endlich Klarheit beim off-label-use? – Zur Pressemitteilung des Bundessozialgerichts zum Urteil vom 19.03.2002", PharmaR 2002, S. 212

[215] Gemeinsamer Bundesausschuss
„Fragen und Antworten zum Thema Off-Label-Use", Stand: Dezember 2005,
http://www.g-ba.de/downloads/17-98-2289/2005-12-FAQ-Off_label.pdf, S. 4,
zuletzt aufgerufen am: 11.04.2012
BDI – Berufsverband Deutscher Internisten
„Die rechtlichen Aspekte beim Off-Label-Use – oder: Im Zweifel auf Privatrezept", vom 16.01.2008,
http://www.bdi.de/allgemeine-infos/aktuelle-meldungen,
zuletzt aufgerufen am: 11.04.2012

[216] *Müller, Heike;*
„Die Rechtsproblematik des Off-Label-Use, Das Spannungsfeld zwischen
Haftungs-, Versicherungs- und Werberecht", Dissertation an der Juristischen
Fakultät Mannheim, erschienen in: Medizin-Recht-Wirtschaft, Band 5; 2009,
Lit Verlag Dr. W. Hopf, Berlin, Hrsg. Taupitz, Jochen; Raspe, Heiner; Oehlrich,
Marcus; S. 134

[217] Gemeinsamer Bundesausschuss
„Fragen und Antworten zum Thema Off-Label-Use", Stand: Dezember 2005,
http://www.g-ba.de/downloads/17-98-2289/2005-12-FAQ-Off_label.pdf, S. 4,
zuletzt aufgerufen am: 11.04.2012

[218] *Müller, Heike;*
"Die Rechtsproblematik des Off-Label-Use, Das Spannungsfeld zwischen Haftungs-, Versicherungs- und Werberecht", Dissertation an der Juristischen Fakultät Mannheim, erschienen in: Medizin-Recht-Wirtschaft, Band 5; 2009, Lit Verlag Dr. W. Hopf, Berlin, Hrsg. Taupitz, Jochen; Raspe, Heiner; Oehlrich, Marcus; S. 135

[219] Gemeinsamer Bundesausschuss
"Fragen und Antworten zum Thema Off-Label-Use", Stand: Dezember 2005, http://www.g-ba.de/downloads/17-98-2289/2005-12-FAQ-Off_label.pdf, S. 4
zuletzt aufgerufen am: 11.04.2012

[220] *Kozianka, Wolfgang; Millarg, Ivo;*
"Endlich Klarheit beim off-label-use? – Zur Pressemitteilung des Bundessozialgerichts zum Urteil vom 19.03.2002", PharmaR 2002, S. 212-214

[221] BSG, NZS 2007, S. 489 ff.
BSG, SozR 4-2500 § 31 Nr. 6

[222] *Müller, Heike;*
"Die Rechtsproblematik des Off-Label-Use, Das Spannungsfeld zwischen Haftungs-, Versicherungs- und Werberecht", Dissertation an der Juristischen Fakultät Mannheim, erschienen in: Medizin-Recht-Wirtschaft, Band 5; 2009, Lit Verlag Dr. W. Hopf, Berlin, Hrsg. Taupitz, Jochen; Raspe, Heiner; Oehlrich, Marcus; S. 136

[223] BSG, 19.10.2004, B 1 KR 27/02 R

[224] BSG-Urteil vom 10.10.2004, PharmaR 5/2005: "Verordnungsmöglichkeiten von Arzneimitteln zu Lasten der GKV eingeschränkt", S. 218 ff.

[225] *Glaeske, Gerd; Dierks, Christian;*
"Off-Label-Use – Weichenstellung nach dem BSG-Urteil 2002", 2003, Dr. C. Wolf & Sohn Verlag München, von *Dierks, Christian*: " Gesetzliche Rahmenbedingungen und die Leistungsgrenzen der GKV", S. 54

[226/227] *Schroeder-Printzen, Jörn; Tadayon, Ajang;*
"Die Zulässigkeit des Off-Label-Use nach der Entscheidung des BSG vom 19.03.2002", S. 664-666

9. Literaturverzeichnis

[228] LSG Berlin, Urteil vom 02.04.2003, L 9 KR 70/00 – Juris
Darin ging es um die Kostenübernahme für die Behandlung der Multiplen Sklerose mit dem außerhalb seiner arzneimittelrechtlichen Zulassung eingesetzten Immunglobulinpräparates Octagam
→ „Auch durch die Leitlinien der Deutschen Gesellschaft für Neurologie von April 2002 wird ein **Konsens** im oben beschriebenen Sinne **nicht** belegt"

[229] Bundesverfassungsgericht
unter: Pressemitteilungen 12/2005
Pressemitteilung Nr. 126/2005 vom 16.12.2005 zum Beschluss vom 06.12.2005
„Erfolgreiche Verfassungsbeschwerde gegen Verweigerung der Leistung der gesetzlichen Krankenversicherung für neue Behandlungsmethode"
http://www.bverfg.de/pressemitteilungen/bvg05-126.html; zuletzt aufgerufen am: 11.04.2012
unter: Entscheidungen 12/2005
1 BvR 347/98 vom 6.12.2005, Absatz-Nr. (1 - 69),
http://www.bverfg.de/entscheidungen/rs20051206_1bvr034798.html,
zuletzt aufgerufen am: 11.04.2012

[230/231] Bundesverfassungsgericht
unter: Entscheidungen 12/2005
1 BvR 347/98 vom 6.12.2005, Absatz-Nr. (1 - 69),
http://www.bverfg.de/entscheidungen/rs20051206_1bvr034798.html,
zuletzt aufgerufen am: 11.04.2012

[232-234] *Müller, Heike;*
„Die Rechtsproblematik des Off-Label-Use, Das Spannungsfeld zwischen Haftungs-, Versicherungs- und Werberecht", Dissertation an der Juristischen Fakultät Mannheim, erschienen in: Medizin-Recht-Wirtschaft, Band 5; 2009, Lit Verlag Dr. W. Hopf, Berlin, Hrsg. Taupitz, Jochen; Raspe, Heiner; Oehlrich, Marcus; S. 147

[235] *Kozianka, Wolfgang; Hußmann, Nils;*
„Neuigkeiten zum Off-Label-Use (Teil 1) – Zu den Entwicklungen in der Rechtsprechung und deren Auswirkungen auf die Praxis", PharmaR 2006, S. 457- 461

[236] *Frehse, Michael;*
"Liberalisierung beim Off-Label-Use durch neues Urteil des Bundessozialgerichts", gelesen in: Wirtschaftsbrief Nervenärzte, Neurologen und Psychiater; Ausgabe 6/2006 (Dezember);
http://www.wbn.iww.de/archiv/ausgabe_06_06.html, zuletzt aufgerufen am: 11.04.2012
Frehse, Michael;
"Neue Voraussetzungen des Off-Label-Use",
gelesen in: Medizinrecht für Ärzte & Kliniken;
www.praxisbetrieb-recht.de/Fachbeitraege-Recht/Neue-Voraussetzungen-des-Off-Label-Use.html, zuletzt aufgerufen am: 11.04.2012

[237] BSG-Urteil vom 19.03.2002, B1 KR 37/00 R

[238] *Klein, Bodo;*
"Arzneimittelrechtliche Betrachtungen des Off-Label-Use unter besonderer Berücksichtigung der Expertengruppen gem. § 35b Abs. 3 SGB V", Dissertation an der Universität Bochum, 2009, Dr. Kovac Verlag Hamburg, erschienen in der Schriftenreihe: Medizinrecht in Forschung und Praxis, Band 20, S. 121

[239] BfArM
"Die Expertengruppen Off-Label – Anwendung von Arzneimitteln außerhalb des zugelassenen Indikationsbereichs", erstellt am 08.03.2006; aktualisiert am: 07.02.2011, unter:
http://www.bfarm.de/DE/Arzneimittel/3_nachDerZulassung/offLabel/offlabel-node.html, zuletzt aufgerufen am: 04.03.2011

[240] *Klein, Bodo;*
"Arzneimittelrechtliche Betrachtungen des Off-Label-Use unter besonderer Berücksichtigung der Expertengruppen gem. § 35b Abs. 3 SGB V", Dissertation an der Universität Bochum, 2009, Dr. Kovac Verlag Hamburg, erschienen in der Schriftenreihe: Medizinrecht in Forschung und Praxis, Band 20, S. 124

[241/242] BfArM
"Die Expertengruppen Off-Label – Anwendung von Arzneimitteln außerhalb des zugelassenen Indikationsbereichs",
erstellt am 08.03.2006; aktualisiert am: 07.02.2011, unter:
http://www.bfarm.de/DE/Arzneimittel/3_nachDerZulassung/offLabel/offlabel-node.html, zuletzt aufgerufen am: 04.03.2011

9. Literaturverzeichnis

[243] Gemeinsamer Bundesausschuss
"Fragen und Antworten zum Thema Off-Label-Use", Stand: Dezember 2005,
http://www.g-ba.de/downloads/17-98-2289/2005-12-FAQ-Off_label.pdf, S.5,
zuletzt aufgerufen am: 11.04.2012

[244] *Frehse, Michael;*
"Konkretisierung des Off-Label-Use durch aktuelle Beschlüsse des G-BA",
gelesen in: Medizinrecht für Ärzte & Kliniken;
http://vertragsarztrecht-info.de/Fachbeitraege-der-Anwaelte/Konkretisierungen-des-Off-Label-Use-durch-aktuelle-Beschluesse-des-G-BA.html,
zuletzt aufgerufen am: 11.04.2012

[245] *Gemeinsamer Bundesausschuss*
"Fragen und Antworten zum Thema Off-Label-Use", Stand: Dezember 2005,
http://www.g-ba.de/downloads/17-98-2289/2005-12-FAQ-Off_label.pdf, S. 6
zuletzt aufgerufen am: 11.04.2012
Gemeinsamer Bundesausschuss
"Patientenschutz steht im Vordergrund: Klare Regelungen zur Verordnungsfähigkeit von Arzneimitteln im Off-Label-Use",
http://www.g-ba.de/institution/presse/pressemitteilungen/82/
zuletzt aufgerufen am: 11.04.2012
BDI – Berufsverband Deutscher Internisten
"Die rechtlichen Aspekte beim Off-Label-Use – oder: Im Zweifel auf Privatrezept", vom 16.01.2008, http://www.bdi.de/allgemeine-infos/aktuelle-meldungen,
zuletzt aufgerufen am: 11.04.2012
Rabbata, Samir;
"Off-Label-Use: Klare Regelung", Dtsch. Ärztebl. 2006, 103 (17): A-1108 / B-940 / C-908

[246] *Frehse, Michael;*
"Konkretisierung des Off-Label-Use durch aktuelle Beschlüsse des G-BA",
gelesen in: Medizinrecht für Ärzte & Kliniken;
http://vertragsarztrecht-info.de/Fachbeitraege-der-Anwaelte/Konkretisierungen-des-Off-Label-Use-durch-aktuelle-Beschluesse-des-G-BA.html,
zuletzt aufgerufen am: 11.04.2012

[247/248] http://www.paul-martini-stiftung.de/de/veranstaltungen/2006,
27.10.2006, Satellitensymposium 2006 im Rahmen des 8. Jahreskongresses für klinische Pharmakologie, Würzburg: " Off-Label-Use-Problematik: Stand und Ausblick", zuletzt aufgerufen am: 02.07.2012

9. Literaturverzeichnis

[249] BfArM
„Die Expertengruppen Off-Label – Anwendung von Arzneimitteln außerhalb des zugelassenen Indikationsbereichs", erstellt am 08.03.2006; aktualisiert am: 07.02.2011, unter:
http://www.bfarm.de/DE/Arzneimittel/3_nachDerZulassung/offLabel/offlabel-node.html, zuletzt aufgerufen am: 04.03.2011

[250] *Müller, Heike;*
„Die Rechtsproblematik des Off-Label-Use, Das Spannungsfeld zwischen Haftungs-, Versicherungs- und Werberecht", Dissertation an der Juristischen Fakultät Mannheim, erschienen in: Medizin-Recht-Wirtschaft, Band 5; 2009, Lit Verlag Dr. W. Hopf, Berlin, Hrsg. Taupitz, Jochen; Raspe, Heiner; Oehlrich, Marcus; S. 154

[251/252] *Zykla-Menhorn, Vera;*
„Off-Label-Therapie: Den schwarzen Peter hat der Arzt",
Dtsch. Ärztebl 2001; Jg. 98, Heft 51-52, S. 3413 ff.

[253] BNHO *von Schmitz, Stephan;*
Schreiben an die KV Hamburg bzgl. der Aussage in KV HH Telegramm „Off-Label-Verordnung, Nur Privatrezept oder vorherige Kassen-Genehmigung", 30.10.2006
BSG: Beschluss vom 31.05.2006 B 6 KA 53/05 B

[254] *Nedbal, Dagmar;*
„Erweiterte Indikationen zur Anwendung von Arzneimitteln",
gelesen im: Bayerischen Ärzteblatt 12/2003

[255] unter: http://www.leukaemie-online.de
„Off-Label-Use außerhalb der Zulassung: Flugschein als Lösungsansatz?"
(04.05.2006, nach einer Pressemitteilung der Deutschen Leukämie- & Lymphom-Hilfe e.V. (DLH) vom 03.05.2006), zuletzt aufgerufen am: 11.04.2012

[256] www.derweg.org/deutschland/gesamt/deutschlandkarte.htlm,
zuletzt aufgerufen am: 11.04.2012

[257] *KPOH*, kinderkrebsinfo.de
„Epenymom", 2007, S.41
www.kinderkrebsstiftung.de/fileadmin/kinderkrebsinfo.de/export_Ependymom_inaktiveBereiche_ger.pdf, zuletzt aufgerufen am: 11.04.2012

9. Literaturverzeichnis

[258] Rote Liste 2011

[259] Mutschler, Ernst; Geisslinger, Gerd; Kroemer, Heyo K.; Ruth, Peter; Schäfer-Korting, Monika;
„Mutschler Arzneimittelwirkungen – Lehrbuch der Pharmakologie und Toxikologie", 9. Auflage, 2008, Wissenschaftliche Verlagsgesellschaft mbH Stuttgart

[260-264] Pschyrembel – Klinisches Wörterbuch, 258. Auflage, 1998, Walter de Gruyter Verlag Berlin New York

[265] Mutschler, Ernst; Geisslinger, Gerd; Kroemer, Heyo K.; Ruth, Peter; Schäfer-Korting, Monika;
„Mutschler Arzneimittelwirkungen – Lehrbuch der Pharmakologie und Toxikologie", 9. Auflage, 2008, Wissenschaftliche Verlagsgesellschaft mbH Stuttgart, S, 782

[266] Pschyrembel – Klinisches Wörterbuch, 258. Auflage, 1998, Walter de Gruyter Verlag Berlin New York

[267] DIMDI – Deutsches Institut für Medizinische Dokumentation und Information
Information zu MEDLINE,
http://www.dimdi.de/static/de/db/dbinfo/me66.htm_945116164.htm,
zuletzt aufgerufen am: 11.04.2012

[268/269] InfoRapid Wissensportal
Information zu MEDLINE
http://de.inforapid.org/index.php?search=MEDLINE,
zuletzt aufgerufen am: 11.04.2012

[270] DIMDI – Deutsches Institut für Medizinische Dokumentation und Information
Information zu EMBASE
http://www.dimdi.de/static/de/db/dbinfo/em47.htm;
www.embase.com;
zuletzt aufgerufen am: 11.04.2012

[271] Klein, Bodo;
„Arzneimittelrechtliche Betrachtungen des Off-Label-Use unter besonderer Berücksichtigung der Expertengruppen gem. § 35b Abs. 3 SGB V", Dissertation an der Universität Bochum, 2009, Dr. Kovac Verlag Hamburg, erschienen in der Schriftenreihe: Medizinrecht in Forschung und Praxis, Band 20, S. 108

9. Literaturverzeichnis

[272] *Weidinger, Patrick;*
"Aus der Praxis der Haftpflichtversicherung für Ärzte und Krankenhäuser",
MedR 2006, Volume 24, Heft 10, S. 570-575

[273] *Parzeller, Markus; Schulze, Johannes; Rüdiger, Christiane;*
"Der sogenannte Off-Label-Use von Medikamenten aus medizinischer und rechtlicher Sicht", Teil 2, Stoffrecht, 2006, S. 213, 220

[274] *Goecke, Klaus;*
"Nicht jeder Regress bei Off-Label-Use ist Rechtens", Ärztezeitung 2002, Heft 100, S.16
Ehlers, Alexander; Weizel, Isabel;
"Regressflut bei Off-Label-Verordnungen", Pharm.Ind. 63, 2001, Nr. 12, S. 1256 ff.

[275] *Parzeller, Markus; Schulze, Johannes; Rüdiger, Christiane;*
"Der sogenannte Off-Label-Use von Medikamenten aus medizinischer und rechtlicher Sicht", Teil 1, Stoffrecht, 2006, S. 167 ff.

[276] SGB V Drittes Kapitel Zweiter Abschnitt § 12: Wirtschaftlichkeitsgebot
1) Die Leistungen müssen ausreichend, zweckmäßig und wirtschaftlich sein; sie dürfen das Maß des Notwendigen nicht überschreiten. Leistungen, die nicht notwendig oder unwirtschaftlich sind, können Versicherte nicht beanspruchen, dürfen die Leistungserbringer nicht bewirken und die Krankenkassen nicht bewilligen.

[277] SGB V Viertes Kapitel: Beziehungen der Krankenkassen zu Leistungserbringern
BSG, NJW 1999, S. 1805-1807

[278] BGBl. I 1988, S. 2477

[279] BSG, NJW 1989, S. 2349-2350

[280] http://www.wirtschaftslexikon24.net, zuletzt aufgerufen am: 18.04.2012

[281] *DiMasi, Joseph A.; Hasen, Ronald W; Grabowski, Henry G;*
"The price of innovation: new estimates of drug development costs", Journal of Health Economics 22, 2003, S.151-185
http://www.cptech.org/ip/health/econ/dimasi2003.pdf,
zuletzt aufgerufen am: 11.04.2012

9. Literaturverzeichnis

[282] *Freund, Mathias;*
„On-Label – Off-Label – Gibt es eine Sicherheitsgarantie durch Regulation?"
GGW 4/2006 (Oktober), 6. Jg., S. 2
http://www.wido.de/fileadmin/wido/downloads/pdf_ggw/wido_ggw_aufs3_100 6.pdf,
zuletzt aufgerufen am: 18.04.2012

[283] http://www.medizinfo.de/arzneimittel/recht/arzneimittelpruefung.shtml
„Der Weg eines Arzneimittels von der Forschung bis zur Zulassung",
zuletzt aufgerufen am: 18.04.2012

[284] *Strohmeyer, Torsten;*
„Anwendungen von Arzneimitteln vor bzw. außerhalb der Zulassung",
gelesen in: Forum 2008, Band 23, Heft 5, S. 53,
unter: http://www.krebsgesellschaft.de/download/forum_5.08.pdf,
zuletzt aufgerufen am: 11.04.2012

[285] *Kozianka, Wolfgang; Hußmann, Nils;*
„Neuigkeiten zum Off-Label-Use (Teil 1) – Zu den Entwicklungen in der Rechtsprechung und deren Auswirkungen auf die Praxis", PharmaR 2006, S. 487,488

[286/287] AMG, 16.Abschnitt, Haftung für Arzneimittelschäden,
§ 84 Gefährdungshaftung

[288] DIMDI – Deutsches Institut für Medizinische Dokumentation und Information
Information zu MEDLINE,
http://www.dimdi.de/static/de/db/dbinfo/me66.htm_945116164.htm,
zuletzt aufgerufen am: 19.04.2012

[289] Medline Datenbankbeschreibung, unter:
http://www.ub.rub.de/imperia/md/content/benutzung/db-infos/medline.pdf
Stand: März 2010, zuletzt aufgerufen am: 19.04.2012

[290] DIMDI – Deutsches Institut für Medizinische Dokumentation und Information
Information zu EMBASE
http://www.dimdi.de/static/de/db/dbinfo/em47.htm,
zuletzt aufgerufen am: 19.04.2012

9. Literaturverzeichnis

[291-322]   Loughlin, Kevin; Generali, Joyce;
„The Guide to Off-Label Prescription Drugs", 1. Edition, February 2006,
The Philip Lief Group, Inc.,
S. 648, 669, 1011, 693, 726, 727, 731, 980, 745, 751, 752, 763, 775, 776,
803, 810, 813, 865, 868, 898, 904, 908, 910, 920, 926, 940, 982, 1004,
1013, 1042, 1074

[323-365]   Pschyrembel – Klinisches Wörterbuch, 258. Auflage, 1998,
Walter de Gruyter Verlag Berlin New York

[366]   *Engelmann, Christina; Meurer, Friederike; Verhasselt, Bettina;*
„Lösungsansätze für die Problematik der Off-Label-Therapie mit
Arzneimitteln", 2003, NZS, S. 70, 71
Schwee, Martin;
„Zulassungsüberschreitende Verordnung von Fertigarzneimitteln (Off-Label-
Use)", 1. Auflage, 2008, Peter Lang Verlag Frankfurt, S. 166

[367]   *Schmitz, Stephan;*
„Off-Label-Use in der Regelversorgung onkologischer Praxen", Vortrag im
Rahmen des deutschen Krebskongresses 2002 in Berlin, Symposium – Aktuelles
Thema am
11. März 2002, unter: http://www.bnho.de/aktuelles.htm, Suche: Off-Label,
2002, zuletzt aufgerufen am: 11.04.2012

[368/369]   vfa. Die forschenden Pharma Unternehmen
vfa-Positionspapier: „Zulassungsüberschreitender Einsatz von Arzneimitteln bei schweren Erkrankungen", Stand: 2010
http://www.vfa.de, zuletzt aufgerufen am: 19.04.2012

[370]   *Strohmeyer, Torsten;*
„Anwendungen von Arzneimitteln vor bzw. außerhalb der Zulassung", gelesen
in: Forum 2008, Band 23, Heft 5, S. 53,
unter: http://www.krebsgesellschaft.de/download/forum_5.08.pdf,
zuletzt aufgerufen am: 11.04.2012

[371]   SGB V Erstes Kapitel, Allgemeine Vorschriften, § 2: Leistungen
(1a) Versicherte mit einer lebensbedrohlichen oder regelmäßig tödlichen Erkrankung oder mit einer zumindest wertungsmäßig vergleichbaren Erkrankung,
für die eine allgemein anerkannte, dem medizinischen Standard entsprechende
Leistung nicht zur Verfügung steht, können auch eine von Absatz 1 Satz 3 abweichende Leistung beanspruchen, wenn eine nicht ganz entfernt liegende Aus-

9. Literaturverzeichnis

sicht auf Heilung oder auf eine spürbare positive Einwirkung auf den Krankheitsverlauf besteht. Die Krankenkasse erteilt für Leistungen nach Satz 1 vor Beginn der Behandlung eine Kostenübernahmeerklärung, wenn Versicherte oder behandelnde Leistungserbringer dies beantragen. Mit der Kostenübernahmeerklärung wird die Abrechnungsmöglichkeit der Leistung nach Satz 1 festgestellt.

[372] Hessisches Ärzteblatt
„Die Abseitsfalle – Konsequenzen für die tägliche Praxis aus dem BSG-Urteil vom 19.03.2002 zum Off-Label-Use", Ausgabe Juni, 2002
http://www.laekh.de/upload/Hess._Aerzteblatt/2002/2002_06/2002_06_02.pdf, zuletzt aufgerufen am: 11.04.2012

[373] *Müller, Heike;*
„Die Rechtsproblematik des Off-Label-Use, Das Spannungsfeld zwischen Haftungs-, Versicherungs- und Werberecht", Dissertation an der Juristischen Fakultät Mannheim, erschienen in: Medizin-Recht-Wirtschaft, Band 5; 2009, Lit Verlag Dr. W. Hopf, Berlin, Hrsg. Taupitz, Jochen; Raspe, Heiner; Oehlrich, Marcus; S. 85, 86

[374/375] *von Schönfels, Rüdiger;*
„Aschenputtel der Sozialversicherung", 2003
www.kommposition.de/PDF/OffLabelUse_Recherche_Fundus.pd, zuletzt aufgerufen am: 19.04.2012

[376] http://www.vfa.de/de/wirtschaft-politik/positionen/pos-off-label-use.html
zuletzt aufgerufen am: 05.07.2012

[377] www.ethikrat.org/dateien/pdf/Wortprotokoll_Aug_2004-03-31.pdf, zuletzt aufgerufen am 03.07.2012

[378] http://www.g-ba.de/downloads/83-691-289/AM-RL-VI-Off-Label-2012-02-29.pdf, zuletzt aufgerufen am:03.07.2012

[379] http://www.g-ba.de/downloads/62-492-610/AM-RL_2012-01-19_2012-05-01.pdf, zuletzt aufgerufen am: 03.07.2012

[380] http://www.gesetze-im-internet.de/sgb_5/
zuletzt aufgerufen am: 03.07.2012

[381] http://www.buzer.de/gesetz/2497/b6978.html, zuletzt aufgerufen am: 03.07.2012

[382] http://www.justiz.nrw.de/nrwe/olgs/koeln/j1990/27_U_169_89urteil19900530.html, zuletzt aufgerufen am: 03.07.2012

[383] http://www.bverfg.de/entscheidungen/rs20051206_1bvr034798.html, zuletzt aufgerufen am: 03.07.2012

10. Anhang

10.1 Anlage VI zum Abschnitt K der Arzneimittel-Richtlinie

Anlage VI zum Abschnitt K der Arzneimittel-Richtlinie[378]
Verordnungsfähigkeit von zugelassenen Arzneimitteln in nicht zugelassenen
Anwendungsgebieten (sog. Off-Label-Use)

letzte Änderung in Kraft getreten: 29.02.2012

Teil A
Arzneimittel, die unter Beachtung der dazu gegebenen Hinweise in nicht zugelassenen
Anwendungsgebieten (Off-Label-Use) **verordnungsfähig** sind

- I. unbesetzt
- II. unbesetzt
- III. Carboplatin-haltige Arzneimittel bei fortgeschrittenem nicht kleinzelligem Bronchialkarzinom (NSCL) – Kombinationstherapie
- IV. Dinatriumcromoglycat (DNCG)-haltige Arzneimittel (oral) bei systemischer Mastozytose
- V. Valproinsäure bei der Migräneprophylaxe im Erwachsenenalter
- VI. Anwendung von Fludarabin bei anderen als in der Zulassung genannten niedrig bzw. intermediär malignen B - Non-Hodgkin-Lymphomen (B-NHL) als chronische lymphatische Leukämien (CLL)
- VII. Etoposid bei Ewing-Tumoren in verschiedenen Kombinationen
- VIII. Doxorubicin beim Merkelzellkarzinom

---

[378] http://www.g-ba.de/downloads/83-691-289/AM-RL-VI-Off-Label-2012-02-29.pdf, zuletzt aufgerufen am: 03.07.2012

Teil B

Wirkstoffe, die in zulassungsüberschreitenden Anwendungsgebieten (Off-Label-Use) **nicht verordnungsfähig** sind

I. Irinotecan (Campto®) zur Therapie des kleinzelligen Bronchialkarzinoms im Stadium extensive disease, First-Line-Therapie

II. Inhalatives Interleukin-2 (Proleukin®) zur Therapie des Nierenzellkarzinoms

III. Interleukin-2 in der systemischen Anwendung beim metastasierten malignem Melanom

IV. Gemcitabin in der Monotherapie beim Mammakarzinom der Frau

V. Octreotid beim hepatozellulären Karzinom

VI. Amantadin bei der Multiplen Sklerose zur Behandlung der Fatigue

VII. Valproinsäure für die Migräneprophylaxe bei Kindern und Jugendlichen

VIII. Dapson in der Monotherapie zur Behandlung der Pneumocystis carinii

IX. Aldesleukin (auch als Adjuvans) bei HIV/AIDS

X. Intravenöse Immunglobuline (IVIG) bei HIV/AIDS im Erwachsenenalter (auch als Adjuvans)

10. Anhang

Zu Teil A:

Arzneimittel, die unter Beachtung der dazu gegebenen Hinweise in nicht zugelassenen Anwendungsgebieten (Off-Label-Use) **verordnungsfähig** sind

I. unbesetzt
II. unbesetzt

III. Carboplatin-haltige Arzneimittel bei fortgeschrittenem nicht-kleinzelligem Bronchialkarzinom (NSCL) – Kombinationstherapie

1. Hinweise zur Anwendung von **Carboplatin** gemäß § 30 Abs. 1

a) Nicht zugelassenes Anwendungsgebiet (Off-Label-Indikation):
Fortgeschrittenes nicht-kleinzelliges Bronchialkarzinom (NSCL) - Kombinationstherapie

b) Behandlungsziel: palliativ

c) Folgende Wirkstoffe sind für die Indikation fortgeschrittenes nicht-kleinzelliges Bronchialkarzinom (NSCL) -Kombinationstherapie zugelassen:
- Cisplatin
- Docetaxel
- Erlotinib
- Etoposid
- Gemcitabin
- Ifosfamid
- Mitomycin
- Paclitaxel
- Pemetrexed
- Vindesin
- Vinorelbin

d) Spezielle Patientengruppe:
Patienten mit einem erhöhten Risiko für cisplatininduzierte Nebenwirkungen im Rahmen einer Kombinationstherapie (z. B. vorbestehende Neuropathie oder relevante Hörschädigung, besondere Neigung zu Übelkeit, Niereninsuffizienz, Herzinsuffizienz)

e) Patienten, die nicht behandelt werden sollten:
- Patienten, für die zugelassene Behandlungen in Frage kommen
- Monotherapie

f) Dosierung: bis 500 mg/m² bzw. AUC 6.0 (Area under the curve)

g) Behandlungsdauer, Anzahl der Zyklen: Wiederholungen alle 3-4 Wochen

h) Wann sollte die Behandlung abgebrochen werden? : Unverträglichkeit oder Progress

i) Nebenwirkungen/Wechselwirkungen, wenn diese über die zugelassene Fachinformation hinausgehen oder dort nicht erwähnt sind: entfällt

j) Zustimmung des pharmazeutischen Unternehmers:
Die folgenden pharmazeutischen Unternehmer haben für ihre Carboplatinhaltigen Arzneimittel eine Anerkennung des bestimmungsgemäßen Gebrauchs abgegeben (Haftung des pharmazeutischen Unternehmers), sodass ihre Arzneimittel für die vorgenannte Off-Label-Indikation verordnungsfähig sind:
APOCARE Pharma GmbH
AWD.pharma GmbH & Co. KG
Bristol-Myers Squibb GmbH
Cancernova GmbH
cell Pharm GmbH
EBEWE Pharma
GRY-Pharma GmbH
HEXAL AG
Lapharm GmbH
Mayne Pharma GmbH
medac Gesellschaft für klinische Spezialpräparate mbH
Medicopharm AG
MPA Pharma GmbH
Neocorp AG
ratiopharm GmbH
ribosepharm GmbH
Stada Arzneimittel AG

Nicht verordnungsfähig sind in diesem Zusammenhang die Carboplatin-haltigen Arzneimittel der Firma Onkoworks GmbH und Haemato-Pharm Gesellschaft für pharmazeutische Dienstleistungen u. Präparate mbH, da keine entsprechende Erklärung vorliegt.

2. Anforderungen an eine Verlaufsdokumentation gemäß § 30 Abs. 4: entfällt

10. Anhang

IV. Dinatriumcromoglycat (DNCG)-haltige Arzneimittel (oral) bei systemischer Mastozytose

1. Hinweise zur Anwendung von **Dinatriumcromoglycat (DNCG)** gemäß § 30 Abs. 1
a) Nicht zugelassenes Anwendungsgebiet (Off-Label-Indikation): Systemische Mastozytose

b) Behandlungsziel: symptomatische Behandlung

c) Folgende Wirkstoffe sind für die Indikation symptomatische Behandlung der systemischen Mastozytose zugelassen: entfällt

d) Spezielle Patientengruppe: entfällt

e) Patienten, die nicht behandelt werden sollten: Patienten mit asymptomatischer systemischer Mastozytose

f) Dosierung: Erwachsene: 4 x 200 mg/Tag; Kinder über 2 Jahre: 4 x 100 mg/Tag

g) Behandlungsdauer: entfällt

h) Wann sollte die Behandlung abgebrochen werden?: Unverträglichkeit

i) Nebenwirkungen/Wechselwirkungen, wenn diese über die zugelassene Fachinformation hinausgehen oder dort nicht erwähnt sind: entfällt

j) Zustimmung des pharmazeutischen Unternehmers:
Die folgenden pharmazeutischen Unternehmer haben für ihre DNCG-haltigen Arzneimittel eine Anerkennung des bestimmungsgemäßen Gebrauchs abgegeben (Haftung des pharmazeutischen Unternehmers), sodass ihre -Label-Indikation verordnungsfähig sind:
ac Pharma Aktiengesellschaft
Aventis Pharma Deutschland GmbH (Sanofi-Aventis)
CT-Arzneimittel GmbH
Dr. August Wolff GmbH & Co. Arzneimittel
Jukunda Naturarzneimittel Dr. Ludwig Schmitt GmbH & Co. KG
Koehler Pharma GmbH
Paedia Arzneimittel
PARI GmbH Spezialisten f. effektive Inhalation
Trommsdorff GmbH & Co. KG Arzneimittel

2. Anforderungen an eine Verlaufsdokumentation gemäß § 30 Abs. 4: entfällt

V. Valproinsäure bei der Migräneprophylaxe im Erwachsenenalter

1. Hinweise zur Anwendung von **Valproinsäure** gemäß § 30 Abs. 2 AM-RL

a) Nicht zugelassenes Anwendungsgebiet (Off-Label-Indikation):
Migräneprophylaxe von Erwachsenen ab 18 Jahren, wenn eine Behandlung mit anderen dafür zugelassenen Arzneimitteln nicht erfolgreich war oder kontraindiziert ist. Die Verordnung darf nur durch Fachärzte für Nervenheilkunde, für Neurologie und/oder Psychiatrie oder für Psychiatrie und Psychotherapie erfolgen.

b) Behandlungsziel:
klinisch relevante Reduzierung der Frequenz von Migräneattacken ($\geq 50\%$)

c) Folgende Wirkstoffe sind zugelassen:
Metoprololtartrat (Ph.Eur.)
Propanololhydrochlorid
Flunarizin
Topiramat
Dihydroergotamin(mesilat)

d) Spezielle Patientengruppe:
Erwachsene mit Migräne, mit oder ohne Aura, bei denen eine Migräneprophylaxe indiziert ist, wenn eine Therapie mit allen anderen dafür zugelassenen Arzneimitteln nicht erfolgreich war, wegen Nebenwirkungen abgebrochen werden musste oder wegen Kontraindikationen nicht initiiert werden konnte.
Hinweise:
Voraussetzung für die Behandlung von Frauen im gebärfähigen Alter ist eine sehr sorgfältige Nutzen-Risiko-Abwägung und eine umfassende Beratung durch den behandelnden Arzt, darüber hinaus müssen die Frauen durch den behandelnden Arzt über das erhöhte Risiko von Missbildungen sowie darüber aufgeklärt werden, dass während der Behandlung mit Valproinsäure eine effektive Methode der Kontrazeption erforderlich ist. Aufgrund des unter der Behandlung mit Antiepileptika beschriebenen Auftretens von Suizidgedanken und suizidalem Verhalten erfordert insbesondere die Behandlung von Patienten mit Depressionen ein sorgfältiges Monitoring. Auch bei Patienten mit einer Epilepsie oder bipolaren Störung, für deren Behandlung Valproinsäure zugelassen ist, kann eine Migräneprophylaxe erforderlich sein. Da aussagefähige Studien zu einer kombinierten Indikation („Doppelindikation") nicht vorliegen, bedarf der Einsatz von Valproinsäure bei dieser Patientengruppe einer besonderen fallindividuellen Abwägung, insbesondere ist das Nutzen-Risiko-Verhältnis von Valproinsäure im Vergleich zu vorbestehenden oder alternativen Therapieregimen auch fachärztlich zu bewerten.

10. Anhang

e) Patienten, die nicht behandelt werden sollten:
(Gegenanzeigen entsprechen denen der Fachinformation.)
- Schwangere Frauen sind in jedem Fall von der Behandlung auszunehmen
- Frauen, die keine Kontrazeption vornehmen
- Patienten mit episodischen Kopfschmerzen vom Spannungstyp oder medikamenteninduzierten Kopfschmerzen

f) Dosierung:
Es wird eine Monotherapie mit einer anfänglichen Tagesdosis von 500 mg/Tag empfohlen, die ggf. wirkungsabhängig bis 1500 mg/Tag gesteigert werden kann.
Tagesdosen über 1500 mg sind nicht ausreichend untersucht.

g) Behandlungsdauer:
Die therapeutische Wirksamkeit kann erst nach einer Behandlungsdauer von 3 Monaten, unter Berücksichtigung der individuellen Attackenfrequenz beurteilt werden. Hierzu ist ein Schmerztagebuch durch den Patienten zu führen. In der Regel wird eine Langzeittherapie erforderlich sein.

h) Wann sollte die Behandlung abgebrochen werden?
Neben den in der Fachinformation aufgeführten Gründen sollte die Behandlung abgebrochen werden, wenn das Therapieziel einer 50 %igen Reduktion der Attackenfrequenz nicht erreicht wird.

i) Nebenwirkungen/Wechselwirkungen, wenn diese über die zugelassene Fachinformation hinausgehen oder dort nicht erwähnt sind: In den geprüften Studien wurde unter Ko-Therapie mit Triptanen über keine Wechselwirkungen berichtet.

j) Zustimmung des pharmazeutischen Unternehmers:
Die folgenden pharmazeutischen Unternehmer haben für ihre Valproinsäurehaltigen Arzneimittel eine Anerkennung des bestimmungsgemäßen Gebrauchs abgegeben (Haftung des pharmazeutischen Unternehmers), sodass ihre Arzneimittel für die vorgenannte Off-Label-Indikation verordnungsfähig sind:
AWD.pharma GmbH & Co. KG
Dolorgiet GmbH & Co. KG
HEXAL AG
IIP – Institut für industrielle Pharmazie Forschungs- und Entwicklungsgesellschaft mbH
TAD Pharma GmbH

Nicht verordnungsfähig sind in diesem Zusammenhang die Valproinsäurehaltigen Arzneimittel der Firmen AbZ-Pharma GmbH, Aliud Pharma GmbH & Co. KG, betapharm Arzneimittel GmbH, CT-Arzneimittel GmbH, Desitin Arzneimittel GmbH, EMRA-MED Arzneimittel GmbH, esparma GmbH, ucb GmbH, EURIM-PHARM Arzneimittel GmbH, kohl Pharma GmbH, Lundbeck GmbH, Mylan dura GmbH, neuraxpharm Arzneimittel GmbH & Co. KG, Pharma Wernigerode GmbH, ratiopharm GmbH, Sandoz Pharmaceuticals GmbH, Sanofi-Aventis Deutschland GmbH, Stadapharm GmbH und Winthrop Arzneimittel GmbH, da keine
entsprechende Erklärung vorliegt.

2. Anforderungen an eine Verlaufsdokumentation gemäß § 30 Abs. 4 AM-RL: entfällt

VI. Anwendung von Fludarabin bei anderen als in der Zulassung genannten niedrig bzw. intermediär malignen B - Non-Hodgkin-Lymphomen (B-NHL) als chronische lymphatische Leukämien (CLL)

1. Hinweise zur Anwendung von **Fludarabin** gemäß § 30 Absatz 2 AM-RL

a) Nicht zugelassenes Anwendungsgebiet (Off-Label-Indikation):
Fludarabin in Kombination mit Cyclophosphamid, Mitoxantron und Rituximab (R-FCM) bei geeigneten Patienten mit niedrig oder intermediär malignen Non-Hodgkin-Lymphomen der B-Zellreihe (CD20 positive NHL, u. a. lymphozytisch, lymphoplasmozytisch, lymphoplasmazytoid, follikulär Grad 1 oder 2, Mantelzell, Marginalzonen, nicht multiples Myelom, nicht Haarzellleukämie) und Resistenz auf CHOP (mit oder ohne Rituximab)

b) Behandlungsziel: palliative Therapie, Verlängerung der Überlebenszeit

c) Folgende Wirkstoffe sind für die Indikation NHL (ohne supportive Therapie) zugelassen:
Vinca-Alkaloide: Vincristin, Vinblastin (2nd line)
Anthrazykline und Analoga: Adriamycin (nur zur Therapie hochmaligner NHL), Epirubicin, Mitoxantron
Podophyllotoxinderivate: Etoposid (nur intermediär und hochmaligne NHL)
Folsäure-Analoga: Methotrexat
Stickstoff-Lost-Analoga: Cyclophosphamid, Chlorambucil, Trofosfamid, Ifosfamid
Pyrimidin-Analoga: Cytarabin
Nitrosoharnstoff: Bendamustin
Cytotoxische Antibiotika: Bleomycin (nur intermediär und hochmaligne NHL)
Glucocorticoide: Prednisolon, Prednison

10. Anhang

Amidohydrolase: Asparaginase (nur bei pädiatrischen NHL)
Anti-CD20-Antikörper: Rituximab, Ibritumomab-Tiuxetan
Interferon: Interferon-alfa (nur follikuläres NHL)

d) Spezielle Patientengruppe:
Mit systemischer Chemotherapie vorbehandelte Patienten im Erwachsenenalter (>18 Jahre) mit krankheitsbedingten Symptomen und/oder dem Nachweis der fortschreitenden Lymphomerkrankung

e) Patienten, die nicht behandelt werden sollten:
Patienten mit multiplem Myelom oder Haarzellleukämie sollten nicht behandelt werden. Es sind die in den Fachinformationen genannten Gegenanzeigen, Warnhinweise und Vorsichtsmaßnahmen zu beachten. In der Literatur konnten keine Angaben gefunden werden, dass darüber hinaus bei Patienten mit niedrig oder intermediär malignen NHL zusätzliche Einschränkungen bestehen.

f) Dosierung (z. B. Mono- oder Kombinationstherapie, gleichzeitig, zeitversetzt, Abstand):
R-FCM-Regime (Forstpointner R. et al., 2004):
Fludarabin 25 mg/m2 Körperoberfläche i.v., Tag 1-3
Cyclophosphamid 200 mg/m2 Körperoberfläche i.v., Tag 1-3
Mitoxantron 8 mg/m2 Körperoberfläche i.v., Tag 1*
Rituximab 375 mg/m2 Körperoberfläche i.v. Tag 0*
Zykluswiederbeginn Tag 29

* Bei Kombination von Rituximab und zytostatischer Chemotherapie wurde bei CLL-Patienten während des ersten Zyklus häufig ein – teilweise auch klinisch kritisches – Tumorlysesyndrom beobachtet. Deshalb wird auch bei Patienten mit anderen Formen des niedrig malignen NHL, insbesondere wenn Patienten eine hohe Tumormasse aufweisen, empfohlen, beim ersten Zyklus Rituximab am Tag 0 mindestens 24 Stunden vor Beginn der zytostatischen Chemotherapie zu verabreichen, um ein kritisches Tumorlysesyndrom rechtzeitig zu erkennen und nicht durch sofort anschließende Gabe zytostatischer Chemotherapie zu verstärken. Erst wenn beim vorherigen Zyklus keine Zeichen einer klinisch relevanten Tumorlyse erkennbar waren, kann das Intervall zwischen Rituximab und zytostatischer Chemotherapie verkürzt werden und Rituximab an Tag 1 verabreicht werden. Beim R-FCM-Regime wird bei Patienten mit hoher Tumormasse empfohlen, beim ersten Zyklus kein Mitoxantron zu verabreichen, sondern Mitoxantron erst zu verabreichen, wenn beim vorherigen Zyklus keine Zeichen einer klinisch relevanten Tumorlyse erkennbar waren. Bei Anwendung von Fludarabin und den anderen genannten Medikamenten sind die in der jeweiligen Fachinformation enthaltenen

Angaben zur Art der Applikation, Verdünnung, Dauer der Infusion, notwendigen Begleitmedikation, Sicherheitsmaßnahmen, Kontraindikationen usw. zu beachten.

g) Behandlungsdauer, Anzahl der Zyklen:
Bei FCM (Fludarabin, Cyclophosphamid und Mitoxantron) wurden in einer Phase 3-Studie 4 Zyklen in 4-wöchentlichen Abständen als Rezidivtherapie verabreicht (Forstpointner R. et al., 2004). Bei gutem Ansprechen und längerer Remissionsdauer muss bei erneutem Lymphomprogress die Wiederholung der Behandlung mit Nutzen und Risiken der therapeutischen Alternativen abgewogen werden. In der Mehrzahl der Studien wurden nicht mehr als 6, in wenigen Studien auch 8 Zyklen Fludrarabin-haltiger Chemotherapie ununterbrochen in 4-wöchentlichen Abständen gegeben. Aufgrund der starken immunsuppressiven Wirkung von Fludarabin, die durch Kombination mit anderen immunsuppressiv wirksamen Substanzen wie Cyclophosphamid oder Rituximab und durch den krankheitsimmanenten Immundefekt von Patienten mit NHL noch verstärkt wird, kann bei längerer ununterbrochener Gabe ein erhöhtes Risiko für vital bedrohliche Infektionen nicht ausgeschlossen werden.

h) Wann sollte die Behandlung abgebrochen werden?
Bei Progression der Lymphomerkrankung, fehlendem Ansprechen oder inakzeptabler Toxizität soll Fludarabin abgesetzt werden.

i) Nebenwirkungen/Wechselwirkungen, wenn diese über die zugelassene Fachinformation hinausgehen oder dort nicht erwähnt sind:
Bei Kombination von Fludarabin mit anderen immunsuppressiven und/oder hämatotoxischen Substanzen, wie Cyclophosphamid, Mitoxantron oder Rituximab ist mit einer Zunahme der Hämatotoxizität und der Immunsuppression zu rechnen.

j) Weitere Besonderheiten:
Fludarabin-haltige Therapieschemata sollten ausschließlich von Ärzten / Ärztinnen für Innere Medizin mit dem Schwerpunkt Hämatologie und Onkologie angewandt werden. Aufgrund der starken immunsuppressiven Wirkung von Fludarabin muss die frühzeitige Diagnose und Therapie von Infektionen gewährleistet werden. Zur Pneumocystisprophylaxe bei Therapie mit Purinanaloga wird die Gabe von Cotrimoxazol empfohlen, auch wenn dies in Studien nicht als Standard angegeben bzw. sogar ausdrücklich nicht vorgesehen war. Die Entwicklung einer Hämolyse muss rechtzeitig erkannt und Fludarabin ggf. abgesetzt werden. Bei Lymphomprogress unter Therapie mit Fludarabin wird der Wechsel zu einem anderen Fludarabin- oder Purinanaloga-haltigem Therapieschema nicht empfohlen. So weit angegeben, wurden in den relevanten klinischen Studien zur Erprobung von Fludarabin Patienten, die bereits Fludarabin oder andere Purinanaloga erhalten hatten, ausgeschlossen. Wirksamkeit und Sicherheit eines weiteren Fludarabin- oder Purinanaloga-haltigen Therapieschemas nach

10. Anhang

Resistenz auf Fludarabin können deshalb nicht bewertet werden.

k) Zustimmung des pharmazeutischen Unternehmers:
Die folgenden pharmazeutischen Unternehmer haben für ihre Fludarabin-haltigen Arzneimittel eine Anerkennung des bestimmungsgemäßen Gebrauchs abgegeben (Haftung des pharmazeutischen Unternehmers), sodass ihre Arzneimittel für die vorgenannte Off-Label-Indikation verordnungsfähig sind:
Actavis Nordic A/S und Actavis Group PTC ehf
Genzyme Europe B.V.
HEXAL AG
Neocorp AG
TEVA GmbH

Nicht verordnungsfähig sind in diesem Zusammenhang die Fludarabin-haltigen Arzneimittel der Firmen Bendalis GmbH, CC-Pharma GmbH, EMRA-MED Arzneimittel GmbH, ESP Pharma Limited, Hospira Deutschland GmbH, Mylan S.A.S, Pharmachemie BV und S.C. Sidan-Pharma S.R.L., da keine entsprechende Erklärung vorliegt.
In Bezug auf die Kombination von Fludarabin mit Rituximab hat die Firma Roche Registration Ltd. eine Anerkennung des bestimmungsgemäßen Gebrauchs abgegeben (Haftung des pharmazeutischen Unternehmers), sodass ihre Rituximab-haltigen Arzneimittel für die vorgenannte Off-Label-Indikation verordnungsfähig sind.
Nicht verordnungsfähig sind in diesem Zusammenhang die Rituximab-haltigen Arzneimittel der Firmen AASTON HEALTHCARE GmbH, CC-Pharma GmbH, EMRA-MED Arzneimittel GmbH, EURIM-PHARM Arzneimittel GmbH, kohlpharma GmbH, Pharma Gerke Arzneimittelvertriebs GmbH und Pharma Westen GmbH,da keine Erklärung dazu vorliegt.

2. Anforderungen an eine Verlaufsdokumentation gemäß § 30 Absatz 4 AM-RL: entfällt

VII. Etoposid bei Ewing-Tumoren in verschiedenen Kombinationen

1. Hinweise zur Anwendung von **Etoposid** bei Ewing-Tumoren gemäß § 30 Absatz 2 AM-RL

a) Nicht zugelassenes Anwendungsgebiet (Off-Label-Indikation):
Ewing-Tumoren
- Ewing-Sarkome des Knochens
- extraossäre Ewing-Sarkome
- maligne periphere/primitive neuroektodermale Tumoren (PNET).

b) Behandlungsziel:
Langzeitremission bzw. Heilung bei Erstlinientherapie von Patienten mit Ewing-Tumoren.

c) Folgende Wirkstoffe sind zugelassen:
Doxorubicinhydrochlorid
Cyclophosphamid
Vincristinsulfat
Ifosfamid
Dactinomycin.

d) Spezielle Patientengruppe: unvorbehandelt, lokalisiertes Stadium

e) Patienten, die nicht behandelt werden sollten:
- Patienten mit Kontraindikationen gegen zytostatische Chemotherapie wie schwerwiegende Organinsuffizienzen oder Begleiterkrankungen bzw. massiv reduzierter Allgemeinzustand
- Patienten mit metastasiertem Ewing-Tumor
- Patienten mit rezidiviertem/refraktärem Ewing-Tumor

f) Dosierung:
empfohlenes Behandlungsprotokoll
<u>Erstlinientherapie bei Patienten mit lokalisiertem Ewing-Tumor:</u> **VAC(A) – IE**
Auf der Basis der Daten der INT-0091-Studie (Grier et al., 2003):
Alternierende Therapiezyklen mit **VAC(A)**
Vincristin 2 mg/m² Körperoberfläche (Maximaldosis/Zyklus 2 mg) Tag 1
Doxorubicin (Adriamycin) 75 mg/m² Körperoberfläche Tag 1
Cyclophosphamid 1200 mg/m² Körperoberfläche Tag 1 (+ Mesna)
(Actinomycin D 1,25 mg/m² Körperoberfläche Tag 1 ersetzt Doxorubicin nach Erreichen einer kumulativen Doxorubicin-Dosis von 375 mg/m² Körperoberfläche)
und **IE** Ifosfamid 1800 mg/m² Körperoberfläche Tag 1-5 (+ Mesna)
Etoposid 100 mg/m² Körperoberfläche i.v. Tag 1-5 abwechselnd alle 3 Wochen.

g) Behandlungsdauer:
- Primär-/Induktionstherapie:
siehe Protokolle INT-0091, EICESS-92, Euro-EWING-99, AEWS0031:
Die Gesamtdauer der Therapie erstreckt sich in der Regel über 8-12 Monate. Eine Induktionschemotherapie beinhaltet meist 3-6 Therapiezyklen und wird im Fall lokalisierter Tumoren gefolgt von Operation und/oder Strahlentherapie.

10. Anhang

h) Wann sollte die Behandlung abgebrochen werden?
Die Behandlung sollte abgebrochen werden, wenn vital bedrohliche Nebenwirkungen auftreten, die auch bei optimaler supportiver Therapie, Intervallverlängerung und/oder Dosisreduktion nicht beherrschbar erscheinen. Die Behandlung sollte abgebrochen werden, wenn der Tumor unter Chemotherapie progredient ist oder nach 2 bis 3 Zyklen kein Ansprechen erkennbar ist.

i) Nebenwirkungen/Wechselwirkungen, wenn diese über die zugelassene Fachinformation hinausgehen oder dort nicht erwähnt sind:
Bei der Behandlung von Ewing-Tumoren mit Kombinationschemotherapien unter Einschluss u.a. von Etoposid können Zweittumoren auftreten. Das Risiko für sekundäre hämatologische Neoplasien (t-MDS, akute Leukämien, Lymphome) beträgt ca. 1 % innerhalb von 5 Jahren. Das Risiko sekundärer Neoplasien unter Einschluss von Etoposid war in den publizierten Studien nicht signifikant gegenüber Therapieprotokollen ohne Etoposid erhöht, sofern konventionelle Dosierungen ohne Hochdosischemotherapie angewendet wurden.

j) Zustimmung des pharmazeutischen Unternehmers:
Die folgenden pharmazeutischen Unternehmer haben für ihre Etoposid-haltigen Arzneimittel eine Anerkennung des bestimmungsgemäßen Gebrauchs abgegeben (Haftung des pharmazeutischen Unternehmers), sodass ihre Arzneimittel für die vorgenannte Off-Label-Indikation verordnungsfähig sind:

BERAGENA Arzneimittel GmbH
cell Pharm GmbH
HEXAL AG
HIKMA Farmaceutica (Portugal), S.A.
medac Gesellschaft für klinische Spezialpräparate mbH
Neocorp AG
Pharmachemie BV
TEVA GmbH.
Nicht verordnungsfähig sind in diesem Zusammenhang die Etoposid-haltigen Arzneimittel der Firmen A.C.A Müller ADAG Pharma AG, Baxter Oncology GmbH, Bristol-Myers Squibb GmbH & Co. KGaA, Cancernova GmbH onkologische Arzneimittel, CC-Pharma GmbH, EMRA-MED Arzneimittel GmbH, EURIM-PHARM Arzneimittel GmbH, Hospira Deutschland GmbH, kohlpharma GmbH, MPA Pharma GmbH, Oncotrade GmbH & Co. KG, Pharma Gerke Arzneimittelvertriebs GmbH, Pharma Westen GmbH und Sandoz Phamaceuticals GmbH, da keine entsprechende Erklärung vorliegt.

2. Anforderungen an eine Verlaufsdokumentation gemäß § 30 Absatz 4 AM-RL: entfällt"

VIII. Doxorubicin beim Merkelzellkarzinom

1. Hinweise zur Anwendung von **Doxorubicin** beim Merkelzellkarzinom gemäß § 30 Abs. 2 AM-RL
a) Nicht zugelassenes Anwendungsgebiet (Off-Label-Indikation):
palliative Therapie des disseminierten oder lokoregionär fortgeschrittenen/ inoperablen Merkelzellkarzinoms
b) Behandlungsziel:
Erreichen einer Remission, Verlängerung der Remissionsdauer im Falle eines Ansprechens auf die Therapie
c) Folgende Wirkstoffe sind zugelassen: keine
d) Spezielle Patientengruppe:
Für Chemotherapie bei lokal fortgeschrittenem Tumor kommen nur Patienten in Betracht, bei denen die lokalen Behandlungsmöglichkeiten mit Operation und/oder Radiatio ausgeschöpft oder nicht möglich sind. Chemotherapie kann unter dieser Voraussetzung bei lokalisierter Erkrankung oder bei metastasierter Erkrankung sowohl in der Erstlinie als auch in einer späteren Therapielinie eingesetzt werden. Keine Altersbegrenzung.
e) Patienten, die nicht behandelt werden sollten:
Patienten mit Kontraindikationen für anthrazyklinhaltige Chemotherapie, insbesondere echokardiographisch mittel- oder hochgradig eingeschränkte Myokardfunktion, sollten kein Doxorubicin erhalten (siehe Fachinformation zu Doxorubicin). Der Stellenwert einer adjuvanten Chemotherapie ist nicht belegt, weder nach Operation noch nach Bestrahlung, sodass diese Patienten nicht mit Doxorubicin behandelt werden sollten. Auch eine Kombination von Doxorubicin mit Radiatio im Sinne einer Radiochemotherapie wird außerhalb klinischer Studien nicht empfohlen, da Nutzen und Risiken nicht bewertet werden können.
f) Dosierung:
Empfohlen wird die Kombination von Doxorubicin mit Cyclophosphamid und Vincristin (CAV-Schema):
Cyclophosphamid 1000 mg/m2 Körperoberfläche Tag 1
Doxorubicin (Adriamycin) 45 - 50 mg/m2 Körperoberfläche Tag 1
Vincristin 1,4 mg/m2 Körperoberfläche (maximale Dosis 2 mg) Tag 1
Wiederholung Tag 22.
g) Behandlungsdauer:
Zur Anzahl der Therapiezyklen bzw. Dauer der Behandlung bei Patienten mit Merkelzellkarzinom existieren keine publizierten Daten. In Analogie zur Therapie des kleinzelligen Bronchialkarzinoms wird empfohlen bei Patienten, die auf die Behandlung ansprechen, 6 Zyklen CAV zu verabreichen.

10. Anhang

h) Wann sollte die Behandlung abgebrochen werden?
- Bei fehlendem Ansprechen nach 2 Kursen CAV oder bei Progression des Tumors unter Chemotherapie.
- Bei trotz optimaler supportiver Therapie, Verlängerung der Applikationsintervalle und/oder Dosisreduktion nicht ausreichend beherrschbaren, klinisch kritischen Nebenwirkungen.
- Bei Erreichen einer Doxorubicin-Gesamtdosis von 550 mg/m2 Körperoberfläche und/oder echokardiographisch dokumentierter, klinisch relevanter Verschlechterung der linksventrikulären Funktion (siehe oben).

i) Nebenwirkungen/Wechselwirkungen, wenn diese über die zugelassene Fachinformation hinausgehen oder dort nicht erwähnt sind: Nein.

j) Zustimmung des pharmazeutischen Unternehmers:
Die folgenden pharmazeutischen Unternehmer haben für ihre Doxorubicin-haltigen Arzneimittel eine Anerkennung des bestimmungsgemäßen Gebrauchs abgegeben (Haftung des pharmazeutischen Unternehmers), sodass ihre Arzneimittel für die vorgenannte Off-Label-Indikation verordnungsfähig sind:

Actavis Group PTC ehf
cell Pharm GmbH
EBEWE Pharma Ges.m.b.H. Nfg.KG
HEXAL AG
HIKMA Farmaceutica (Portugal), S.A.
medac Gesellschaft für klinische Spezialpräparate mbH
Medicopharm AG
Neocorp AG
Pharmachemie BV
TEVA GmbH

Nicht verordnungsfähig sind in diesem Zusammenhang die Doxorubicinhaltigen Arzneimittel der Firmen AASTON HEALTHCARE GmbH, axios Pharma GmbH, A.C.A. Müller ADAG Pharma AG, CC-Pharma GmbH, Cephalon GmbH, EMRA-MED Arzneimittel GmbH, ESP Pharma Limited, EURIM-PHARM Arzneimittel GmbH, HAEMATO PHARM AG, INOPHA GmbH, kohlpharma GmbH, KOHNE PHARMA GmbH, Macarthys Laboratories Ltd t/a Martindale Pharmaceuticals Limited, Maxi Pharma GmbH, MTK-PHARMA-Vertriebs-GmbH, MZG-PHARMA Vertriebs-GmbH, Oncotrade GmbH & Co. KG, Pharmacia GmbH, PharmaCept GmbH, Pharma Gerke Arzneimittelvertriebs GmbH, Pharma Westen GmbH, SANDOZ Pharmaceuticals GmbH und Schering-Plough Europe, da keine entsprechende Erklärung vorliegt.

2. Anforderungen an eine Verlaufsdokumentation gemäß § 30 Abs. 4 AM-RL: entfällt

10.2 Auszug aus der Richtlinie des G-BA/Abschnitt K über die Verordnungsfähigkeit von zugelassenen Arzneimitteln in nicht zugelassenen Anwendungsgebieten (sog. Off-Label-Use)

**Richtlinie
des Gemeinsamen Bundesausschusses**

über die Verordnung von Arzneimitteln in der vertragsärztlichen Versorgung

(Arzneimittel-Richtlinie / AM-RL)

in der Fassung vom 18. Dezember 2008 / 22. Januar 2009
veröffentlicht im Bundesanzeiger 2009, Nr. 49a

zuletzt geändert am 19 Januar 2012
veröffentlicht im BAnz AT 30.04.2012 B3
in Kraft getreten am 01. Mai 2012 [379]

K. Verordnungsfähigkeit von zugelassenen Arzneimitteln in nicht zugelassenen Anwendungsgebieten (sog. Off-Label-Use)[2]

[2] Für nicht in dieser Richtlinie geregelten Off-Label-Use bleibt die Rechtsprechung des Bundessozial gerichts zur Verordnungsfähigkeit im Einzelfall unberührt.

---

[379] http://www.g-ba.de/downloads/62-492-610/AM-RL_2012-01-19_2012-05-01.pdf, zuletzt aufgerufen am: 03.07.2012

10. Anhang

§ 30 Verordnungsvoraussetzungen

(1) Die Verordnung von zugelassenen Arzneimitteln in nicht zugelassenen Anwendungsgebieten ist zulässig, wenn
1. die Expertengruppen nach § 35b Abs. 3 Satz 1 SGB V mit Zustimmung des pharmazeutischen Unternehmers eine positive Bewertung zum Stand der wissenschaftlichen Erkenntnis über die Anwendung dieser Arzneimittel in den nicht zugelassenen Indikationen oder Indikationsbereichen als Empfehlung abgegeben haben und
2. der Gemeinsame Bundesausschuss die Empfehlung in diese Richtlinie übernommen hat (Anlage VI Teil A).

(2) Die behandelnde Ärztin oder der behandelnde Arzt hat die Hinweise zur Anwendung der nach Absatz 1 positiv bewerteten Arzneimittel in den nicht zugelassenen Anwendungsgebieten zu beachten.

(3) Die behandelnde Ärztin oder der behandelnde Arzt ist nach ärztlichem Berufsrecht verpflichtet, die bei der Anwendung der nach Absatz 1 verordnungsfähigen Arzneimittel beobachteten unerwünschten Arzneimittelwirkungen (UAW) zu melden, insbesondere unter Angabe der Off-Label Indikation.

(4) Im Falle von zulässigem Off-Label-Use im Sinne dieser Richtlinie ist gegebenenfalls eine Verlaufsdokumentation nach Anlage VI Teil A erforderlich.

(5) Arzneimittel zur Anwendung in nicht zugelassenen Anwendungsgebieten,

1. die nach Bewertung der Expertengruppen nicht dem Stand der wissenschaftlichen Erkenntnis entsprechen oder

2. die medizinisch nicht notwendig oder

3. die unwirtschaftlich sind,

werden in der Anlage VI Teil B indikationsbezogen aufgeführt.

10.3 SGB V, Drittes Kapitel
Leistungen der Krankenversicherungen

Drittes Kapitel – Leistungen der Krankenversicherung
Erster Abschnitt – Übersicht über die Leistungen [380]

§ 11 Leistungsarten

(1) Versicherte haben nach den folgenden Vorschriften Anspruch auf Leistungen
1. (weggefallen)
2. zur Verhütung von Krankheiten und von deren Verschlimmerung sowie zur Empfängnisverhütung, bei Sterilisation und bei Schwangerschaftsabbruch (§§ 20 bis 24b),
3. zur Früherkennung von Krankheiten (§§ 25 und 26),
4. zur Behandlung einer Krankheit (§§ 27 bis 52),
5. des Persönlichen Budgets nach § 17 Abs. 2 bis 4 des Neunten Buches.

(2) Versicherte haben auch Anspruch auf Leistungen zur medizinischen Rehabilitation sowie auf unterhaltssichernde und andere ergänzende Leistungen, die notwendig sind, um eine Behinderung oder Pflegebedürftigkeit abzuwenden, zu beseitigen, zu mindern, auszugleichen, ihre Verschlimmerung zu verhüten oder ihre Folgen zu mildern. Leistungen der aktivierenden Pflege nach Eintritt von Pflegebedürftigkeit werden von den Pflegekassen erbracht. Die Leistungen nach Satz 1 werden unter Beachtung des Neunten Buches erbracht, soweit in diesem Buch nichts anderes bestimmt ist.

(3) Bei stationärer Behandlung umfassen die Leistungen auch die aus medizinischen Gründen notwendige Mitaufnahme einer Begleitperson des Versicherten oder bei stationärer Behandlung in einem Krankenhaus nach § 108 die Mitaufnahme einer Pflegekraft, soweit Versicherte ihre Pflege nach § 66 Absatz 4 Satz 2 des Zwölften Buches durch von ihnen beschäftigte besondere Pflegekräfte sicherstellen.

(4) Versicherte haben Anspruch auf ein Versorgungsmanagement insbesondere zur Lösung von Problemen beim Übergang in die verschiedenen Versorgungsbereiche; dies umfasst auch die fachärztliche Anschlussversorgung. Die betroffenen Leistungserbringer sorgen für eine sachgerechte Anschlussversorgung des Versicherten und übermitteln sich gegenseitig die erforderlichen Informationen. Sie sind zur Erfüllung dieser Aufgabe

---

[380] http://www.gesetze-im-internet.de/sgb_5/BJNR024820988.html#BJNR024820988BJNG000600328, zuletzt aufgerufen am: 03.07.2012

10. Anhang

von den Krankenkassen zu unterstützen. In das Versorgungsmanagement sind die Pflegeeinrichtungen einzubeziehen; dabei ist eine enge Zusammenarbeit mit Pflegeberatern und Pflegeberaterinnen nach § 7a des Elften Buches zu gewährleisten. Das Versorgungsmanagement und eine dazu erforderliche Übermittlung von Daten dürfen nur mit Einwilligung und nach vorheriger Information des Versicherten erfolgen. Soweit in Verträgen nach den §§ 140a bis 140d nicht bereits entsprechende Regelungen vereinbart sind, ist das Nähere im Rahmen von Verträgen mit sonstigen Leistungserbringern der gesetzlichen Krankenversicherung und mit Leistungserbringern nach dem Elften Buch sowie mit den Pflegekassen zu regeln.

(5) Auf Leistungen besteht kein Anspruch, wenn sie als Folge eines Arbeitsunfalls oder einer Berufskrankheit im Sinne der gesetzlichen Unfallversicherung zu erbringen sind.

(6) Die Krankenkasse kann in ihrer Satzung zusätzliche vom Gemeinsamen Bundesausschuss nicht ausgeschlossene Leistungen in der fachlich gebotenen Qualität im Bereich der medizinischen Vorsorge und Rehabilitation (§§ 23, 40), der künstlichen Befruchtung (§ 27a), der zahnärztlichen Behandlung ohne die Versorgung mit Zahnersatz (§ 28 Absatz 2), bei der Versorgung mit nicht verschreibungspflichtigen apothekenpflichtigen Arzneimitteln (§ 34 Absatz 1 Satz 1), mit Heilmitteln (§ 32) und Hilfsmitteln (§ 33), im Bereich der häuslichen Krankenpflege (§ 37) und der Haushaltshilfe (§ 38) sowie Leistungen von nicht zugelassenen Leistungserbringern vorsehen. Die Satzung muss insbesondere die Art, die Dauer und den Umfang der Leistung bestimmen; sie hat hinreichende Anforderungen an die Qualität der Leistungserbringung zu regeln. Die zusätzlichen Leistungen sind von den Krankenkassen in ihrer Rechnungslegung gesondert auszuweisen.

Zweiter Abschnitt – Gemeinsame Vorschriften

§ 12 Wirtschaftlichkeitsgebot

(1) Die Leistungen müssen ausreichend, zweckmäßig und wirtschaftlich sein; sie dürfen das Maß des Notwendigen nicht überschreiten. Leistungen, die nicht notwendig oder unwirtschaftlich sind, können Versicherte nicht beanspruchen, dürfen die Leistungserbringer nicht bewirken und die Krankenkassen nicht bewilligen.

(2) Ist für eine Leistung ein Festbetrag festgesetzt, erfüllt die Krankenkasse ihre Leistungspflicht mit dem Festbetrag.

(3) Hat die Krankenkasse Leistungen ohne Rechtsgrundlage oder entgegen geltendem Recht erbracht und hat ein Vorstandsmitglied hiervon gewusst oder hätte es hiervon wissen müssen, hat die zuständige Aufsichtsbehörde nach Anhörung des Vorstandsmit-

glieds den Verwaltungsrat zu veranlassen, das Vorstandsmitglied auf Ersatz des aus der Pflichtverletzung entstandenen Schadens in Anspruch zu nehmen, falls der Verwaltungsrat das Regressverfahren nicht bereits von sich aus eingeleitet hat.

§ 13 Kostenerstattung

(1) Die Krankenkasse darf anstelle der Sach- oder Dienstleistung (§ 2 Abs. 2) Kosten nur erstatten, soweit es dieses oder das Neunte Buch vorsieht.

(2) Versicherte können anstelle der Sach- oder Dienstleistungen Kostenerstattung wählen. Hierüber haben sie ihre Krankenkasse vor Inanspruchnahme der Leistung in Kenntnis zu setzen. Der Leistungserbringer hat die Versicherten vor Inanspruchnahme der Leistung darüber zu informieren, dass Kosten, die nicht von der Krankenkasse übernommen werden, von dem Versicherten zu tragen sind. Eine Einschränkung der Wahl auf den Bereich der ärztlichen Versorgung, der zahnärztlichen Versorgung, den stationären Bereich oder auf veranlasste Leistungen ist möglich. Nicht im Vierten Kapitel genannte Leistungserbringer dürfen nur nach vorheriger Zustimmung der Krankenkasse in Anspruch genommen werden. Eine Zustimmung kann erteilt werden, wenn medizinische oder soziale Gründe eine Inanspruchnahme dieser Leistungserbringer rechtfertigen und eine zumindest gleichwertige Versorgung gewährleistet ist. Die Inanspruchnahme von Leistungserbringern nach § 95b Absatz 3 Satz 1 im Wege der Kostenerstattung ist ausgeschlossen. Anspruch auf Erstattung besteht höchstens in Höhe der Vergütung, die die Krankenkasse bei Erbringung als Sachleistung zu tragen hätte. Die Satzung hat das Verfahren der Kostenerstattung zu regeln. Sie kann dabei Abschläge vom Erstattungsbetrag für Verwaltungskosten in Höhe von höchstens 5 Prozent in Abzug bringen. Im Falle der Kostenerstattung nach § 129 Absatz 1 Satz 5 sind die der Krankenkasse entgangenen Rabatte nach § 130a Absatz 8 sowie die Mehrkosten im Vergleich zur Abgabe eines Arzneimittels nach § 129 Absatz 1 Satz 3 und 4 zu berücksichtigen; die Abschläge sollen pauschaliert werden. Die Versicherten sind an ihre Wahl der Kostenerstattung mindestens ein Kalendervierteljahr gebunden.

(3) Konnte die Krankenkasse eine unaufschiebbare Leistung nicht rechtzeitig erbringen oder hat sie eine Leistung zu Unrecht abgelehnt und sind dadurch Versicherten für die selbstbeschaffte Leistung Kosten entstanden, sind diese von der Krankenkasse in der entstandenen Höhe zu erstatten, soweit die Leistung notwendig war. Die Kosten für selbstbeschaffte Leistungen zur medizinischen Rehabilitation nach dem Neunten Buch werden nach § 15 des Neunten Buches erstattet.

10. Anhang

(4) Versicherte sind berechtigt, auch Leistungserbringer in einem anderen Mitgliedstaat der Europäischen Union, einem anderen Vertragsstaat des Abkommens über den Europäischen Wirtschaftsraum oder der Schweiz anstelle der Sach- oder Dienstleistung im Wege der Kostenerstattung in Anspruch zu nehmen, es sei denn, Behandlungen für diesen Personenkreis im anderen Staat sind auf der Grundlage eines Pauschbetrages zu erstatten oder unterliegen auf Grund eines vereinbarten Erstattungsverzichts nicht der Erstattung. Es dürfen nur solche Leistungserbringer in Anspruch genommen werden, bei denen die Bedingungen des Zugangs und der Ausübung des Berufes Gegenstand einer Richtlinie der Europäischen Gemeinschaft sind oder die im jeweiligen nationalen System der Krankenversicherung des Aufenthaltsstaates zur Versorgung der Versicherten berechtigt sind. Der Anspruch auf Erstattung besteht höchstens in Höhe der Vergütung, die die Krankenkasse bei Erbringung als Sachleistung im Inland zu tragen hätte. Die Satzung hat das Verfahren der Kostenerstattung zu regeln. Sie hat dabei ausreichende Abschläge vom Erstattungsbetrag für Verwaltungskosten und fehlende Wirtschaftlichkeitsprüfungen vorzusehen sowie vorgesehene Zuzahlungen in Abzug zu bringen. Ist eine dem allgemein anerkannten Stand der medizinischen Erkenntnisse entsprechende Behandlung einer Krankheit nur in einem anderen Mitgliedstaat der Europäischen Union oder einem anderen Vertragsstaat des Abkommens über den Europäischen Wirtschaftsraum möglich, kann die Krankenkasse die Kosten der erforderlichen Behandlung auch ganz übernehmen.

(5) Abweichend von Absatz 4 können in einem anderen Mitgliedstaat der Europäischen Union, einem anderen Vertragsstaat des Abkommens über den Europäischen Wirtschaftsraum oder der Schweiz Krankenhausleistungen nach § 39 nur nach vorheriger Zustimmung durch die Krankenkassen in Anspruch genommen werden. Die Zustimmung darf nur versagt werden, wenn die gleiche oder eine für die Versicherten ebenso wirksame, dem allgemein anerkannten Stand der medizinischen Erkenntnisse entsprechende Behandlung einer Krankheit rechtzeitig bei einem Vertragspartner der Krankenkasse im Inland erlangt werden kann.

(6) § 18 Abs. 1 Satz 2 und Abs. 2 gilt in den Fällen der Absätze 4 und 5 entsprechend.

10.4 SGB V, Erstes Kapitel
Allgemeine Vorschriften; § 2 Leistungen

§ 2 Leistungen [381]

(1) Die Krankenkassen stellen den Versicherten die im Dritten Kapitel genannten Leistungen unter Beachtung des Wirtschaftlichkeitsgebots (§ 12) zur Verfügung, soweit diese Leistungen nicht der Eigenverantwortung der Versicherten zugerechnet werden. Behandlungsmethoden, Arznei- und Heilmittel der besonderen Therapierichtungen sind nicht ausgeschlossen. Qualität und Wirksamkeit der Leistungen haben dem allgemein anerkannten Stand der medizinischen Erkenntnisse zu entsprechen und den medizinischen Fortschritt zu berücksichtigen.

(1a) Versicherte mit einer lebensbedrohlichen oder regelmäßig tödlichen Erkrankung oder mit einer zumindest wertungsmäßig vergleichbaren Erkrankung, für die eine allgemein anerkannte, dem medizinischen Standard entsprechende Leistung nicht zur Verfügung steht, können auch eine von Absatz 1 Satz 3 abweichende Leistung beanspruchen, wenn eine nicht ganz entfernt liegende Aussicht auf Heilung oder auf eine spürbare positive Einwirkung auf den Krankheitsverlauf besteht. Die Krankenkasse erteilt für Leistungen nach Satz 1 vor Beginn der Behandlung eine Kostenübernahmeerklärung, wenn Versicherte oder behandelnde Leistungserbringer dies beantragen. Mit der Kostenübernahmeerklärung wird die Abrechnungsmöglichkeit der Leistung nach Satz 1 festgestellt.

(2) Die Versicherten erhalten die Leistungen als Sach- und Dienstleistungen, soweit dieses oder das Neunte Buch nichts Abweichendes vorsehen. Die Leistungen können auf Antrag auch als Teil eines trägerübergreifenden Persönlichen Budgets erbracht werden; § 17 Abs. 2 bis 4 des Neunten Buches in Verbindung mit der Budgetverordnung und § 159 des Neunten Buches finden Anwendung. Über die Erbringung der Sach- und Dienstleistungen schließen die Krankenkassen nach den Vorschriften des Vierten Kapitels Verträge mit den Leistungserbringern.

(3) Bei der Auswahl der Leistungserbringer ist ihre Vielfalt zu beachten. Den religiösen Bedürfnissen der Versicherten ist Rechnung zu tragen.

(4) Krankenkassen, Leistungserbringer und Versicherte haben darauf zu achten, dass die Leistungen wirksam und wirtschaftlich erbracht und nur im notwendigen Umfang in Anspruch genommen werden.

---

[381] http://www.buzer.de/gesetz/2497/b6978.htm, zuletzt aufgerufen am: 03.07.2012

10. Anhang

10.5 Aciclovir-Entscheidung

Oberlandesgericht Köln, 27 U 169/89 [382]
Datum: 30.05.1990
Gericht: Oberlandesgericht Köln
Spruchkörper: 27. Zivilsenat
Entscheidungsart: Urteil
Aktenzeichen: 27 U 169/89

Vorinstanz:
Landgericht Aachen, 2 O 605/87

Tenor:

Die Berufung der Beklagten gegen das am 29. Juni 1989 verkündete Grund- und Teilurteil der 2. Zivilkammer des Landgerichts Aachen - 2 O 605/87 - wird zurückgewiesen.

Die Kosten der Berufung trägt die Beklagte.

Das Urteil ist vorläufig vollstreckbar. Der Beklagten wird nachgelassen, die Zwangsvoll-streckung gegen Sicherheitsleistung in Höhe von 9.500,00 DM abzuwenden, sofern nicht der Kläger vor der Vollstreckung Sicherheit in gleicher Höhe leistet.

Tatbestand:

Der am 24. November 1985 geborene Kläger wurde am Samstag, dem 25. April 1987, gegen 15.30 Uhr im Krankenhaus der Beklagten zur stationären Behandlung aufgenommen. Nach dem Aufnahmebefund war er in generalisiert tonisch-klonisch krampfendem Zustand, rechts betont. Seine Augen waren verdreht, es zeigte sich eine Lippenzyanose mit Schaum vor dem Mund. Die Pupillen waren eng. Die Temperatur betrug 39° Celsius rektal gemessen. Die Herztöne waren rein, die Herzaktion tachykard. Der Krampfanfall wurde mit Diazepam und Luminal therapiert, das Fieber wurde mit Wadenwickeln und Paracetamol bekämpft. Zu diagnostischen Zwecken wurden Blutbild, Entzündungsparameter, Elektrolyte, Nieren-Retentionswerte und Blutgaswerte bestimmt.

Nach einer ruhigen Nacht erlitt der Kläger am 26.04. gegen 7.00 Uhr erneut einen Krampfanfall, die zwischenzeitlich gefallene Temperatur stieg auf über 39° Celsius an. Es wurde eine Lumbalpunktion durchgeführt. Die Untersuchung des Liquors erbrachte

---

[382] http://www.justiz.nrw.de/nrwe/olgs/koeln/j1990/27_U_169_89urteil19900530.html,
zuletzt aufgerufen am: 03.07.2012

den Nachweis von 72/3 der weißen Blutkörperchen, sodass eine bakterielle Meningitis auszuschließen war. Die Medikation wurde unverändert fortgesetzt.

Am 27. April wurden weiterhin Krampfanfälle und Fieberschübe beobachtet. Es wurde ein EEG abgeleitet, ferner wurde eine antibiotische Behandlung mit Fortum begonnen.

Am 28. April wurde von ortsansässigen niedergelassenen Fachärzten für Radiologie ein kranielles Computertomogramm (CT) erstellt, das nach Ansicht der Radiologen "im Zusammenhang mit den klinischen Befunden mit hoher Wahrscheinlichkeit auf eine herdförmige Encephalitis" schließen ließ. Im Anschluss an diesen Befund wurde dem Kläger zur Bekämpfung der Hirnentzündung Aciclovir (Zovirax®) verabreicht, und zwar dreimal 60 mg/täglich.

Am 29. April 1987 wurde der weiterhin fiebernde Kläger auf Veranlassung seiner Mutter in die Universitätsklinik E. verlegt. Er wurde dort u. a. weiter mit Fortum und Aciclovir behandelt. Die veranlasste serologische Untersuchung ergab später den sicheren Befund einer Herpes-Virus-Encephalitis.

Am 11. Juni 1987 wurde der Kläger nach Hause entlassen. Er leidet seither unter einer Hemiparese rechts. Über den genauen Umfang und die Folgen der Erkrankung streiten die Parteien.

Der Kläger führt die von ihm behaupteten körperlichen und geistigen Beeinträchtigungen auf zu späten Einsatz von Aciclovir zur Bekämpfung der Herpes-Encephalitis zurück. Er verlangt deshalb Schadensersatz. Er hat behauptet, Aciclovir hätte bereits bei Verdacht auf Vorliegen von Herpes-Encephalitis verabreicht werden müssen. Dieser Verdacht habe sich bereits am Aufnahmetag, jedenfalls aber am darauffolgenden Behandlungstag ergeben. Darüber hinaus seien notwendige diagnostische Maßnahmen (EEG und CT) zu spät ergriffen worden. Die EEG-Ableitung und das CT hätten sofort veranlasst werden müssen. Aus den Befunden hätte sich dann das Vorliegen der Encephalitis ergeben. Den Ärzten sein schwere Behandlungsfehler anzulasten, sodass die Beklagte beweisen müsse, dass die Gesundheitsschäden auch bei rechtzeitigem Einsatz von Aciclovir nicht zu vermeiden gewesen wären.

Er hat beantragt,

die Beklagte zu verurteilen, an ihn zu Händen seiner Mutter ein angemessenes Schmerzensgeld zu zahlen, wobei die Bestimmung der Höhe in das Ermessen des Gerichts gestellt werde,
festzustellen, dass die Beklagte verpflichtet sei, ihm den künftig entstehenden materiellen und immateriellen Schaden zu ersetzen.

Die Beklagte hat beantragt, die Klage abzuweisen.

10. Anhang

Sie hat darauf hingewiesen, dass Aciclovir zum damaligen Zeitpunkt – unstreitig – vom Bundesgesundheitsamt als Medikament gegen Herpes-Encephalitis noch nicht zugelassen gewesen sei. Der Einsatz dieses Mittels sei deshalb überhaupt erst bei gesicherter Herpes-Encephalitis-Diagnose in Frage gekommen. Eine solche Diagnose sei erst durch das CT gesichert gewesen. Das differentialdiagnostische Vorgehen ihrer Ärzte sei richtig gewesen. Im Übrigen sei Aciclovir in jedem Falle noch zum richtigen Zeitpunkt verabreicht worden. Mögliche Dauerschäden seien durch den Transport in die Universitätsklinik E. entstanden.

Das Landgericht hat, sachverständig beraten, der Feststellungsklage stattgegeben und den Schmerzensgeldanspruch dem Grunde nach für gerechtfertigt erklärt. Es hat den behandelnden Ärzten grobe Behandlungsfehler angelastet. Wegen der Einzelheiten der Begründung und des erstinstanzlichen Sach- und Streitstands im Übrigen wird auf das angefochtene Urteil verwiesen.

Die Beklagte hat gegen das ihr am 7. Juli 1989 zugestellte Urteil am 3. August 1989 beim Oberlandesgericht Köln Berufung eingelegt und diese nach Verlängerung der Begründungsfrist bis zum 15. November 1989 mit einem an diesem Tage eingegangenen Schriftsatz begründet.

Sie steht weiterhin auf dem Standpunkt, dass der Kläger durch ihre Ärzte richtig behandelt worden sei, auf gar keinen Fall könne von groben Behandlungsfehlern die Rede sein. Bei Aufnahme des Klägers sei nach dem klinischen Bild zunächst von einem fieberhaften Infekt mit Fieberkrampf auszugehen gewesen. Beides sei adäquat behandelt worden. Als am nächsten Morgen erneut eine Krampfbereitschaft aufgetreten sei, habe folgerichtig eine Lumbalpunktion erfolgen müssen, die zum Ausschluss einer bakteriellen Meningitis geführt habe. Zu diesem Zeitpunkt sei dem Chefarzt Dr. F. der Verdacht einer Encephalitis gekommen. Da sich der Zustand des Klägers abwechselnd verbessert und wieder verschlechtert habe, habe man sich entschlossen, den Kläger zunächst weiter zu beobachten. Wegen sich verschlechternder Blutsenkung sei dann am 27. April dass Antibiotikum Fortum gegeben worden. Das EEG habe keine klare Diagnose gestattet. Da Aciclovir nicht zugelassen gewesen sei, habe man erst das Ergebnis der computertomographischen Untersuchung, die am 28. April angeordnet worden sei, aber erst am 29. April habe durchgeführt werden können, abwarten müssen.

Sie beantragt, die Klage unter Abänderung des angefochtenen Urteils abzuweisen.

Der Kläger beantragt, die Berufung zurückzuweisen.

Er tritt der Berufung entgegen und verteidigt das angefochtene Urteil.

10. Anhang

Er meint, die damals noch fehlende Zulassung von Aciclovir zur Bekämpfung von Herpes-Encephalitis habe seinem Einsatz nicht entgegengestanden. Es sei nach dem Stand der medizinischen Wissenschaft im Gegenteil zwingend erforderlich gewesen, dieses Mittel bereits bei Verdacht auf diese Erkrankung einzusetzen, weil dies die einzig erfolgsversprechende Therapie gewesen sei. Schädliche Nebenwirkungen seien praktisch nicht zu befürchten gewesen. Die Ärzte hätten an die Möglichkeit einer Hirnentzündung gar nicht gedacht, obwohl sie hierauf von den Zeugen C. und Dr. B. hingewiesen worden seien. EEG und CT seien grundlos viel zu spät durchgeführt worden. Bei sofortigem Einsatz dieser diagnostischen Maßnahmen hätte sich der Verdacht auf Hirnentzündung bestätigt.

Wegen aller Einzelheiten des Sach- und Streitstandes wird auf Tatbestand und Entscheidungsgründe des angefochtenen Urteils sowie die im Berufungsrechtzug gewechselten Schriftsätze Bezug genommen.

Der Senat hat weiter Beweis erhoben durch Vernehmung des Sachverständigen Prof. Dr. L. Wegen des Ergebnisses wird auf die Sitzungsniederschrift vom 28. März 1990 Bezug genommen.

Entscheidungsgründe:

Die nach §§ 511, 511a ZPO statthafte Berufung ist form- und fristgerecht eingelegt und begründet worden (§§ 516, 518, 519 ZPO) und damit insgesamt zulässig. Sie ist sachlich jedoch nicht gerechtfertigt.

Dem Kläger steht ein Anspruch auf Zahlung von Schmerzensgeld gemäß §§ 823 Abs. 1, 847, 831, 30, 31 BGB gegen die Beklagte zu. Die Einstandspflicht der Beklagten für die materiellen Schäden beruht auf schuldhafter Vertragsverletzung in Verbindung mit §§ 278, 30,31 BGB und auf unerlaubter Handlung.

I.

Den Ärzten der Beklagten sind anlässlich der stationären Behandlung des Klägers Fehler im diagnostischen und therapeutischen Bereich vorzuwerfen.

1. Als der Kläger am Sonntagmorgen erneut einen Krampfanfall mit Halbseitenbetonung erlitt, war die nach dem Aufnahmebefund getroffene Verdachtsdiagnose Fieberkrampf als alleinige Ursache ausgeschlossen. Differentialdiagnostisch war spätestens nunmehr an eine eitrige Meningitis und eine Encephalitis zu denken. Das hat der Sachverständige Prof. Dr. L. überzeugend dargelegt. Dessen Meinung wird auch von Dr. F., der an diesem Tage als einer von zwei leitenden Ärzten der Kinderabteilung den Kläger mitbehandelte, geteilt. Er hat die Lumbalpunktion veranlasst, um anhand einer Liquoruntersuchung festzustellen, ob eine bakterielle Entzündung (Meningitis) vorläge.

10. Anhang

Nach seinen Erklärungen vor dem Senat hat er ferner den Verdacht einer Encephalitis gehegt. Bei dieser Sachlage durfte man sich nicht darauf beschränken, den Kläger, abgesehen von einer Untersuchung des Augenhintergrunds, zunächst nur weiter zu beobachten. Da die Liquoruntersuchung keinen Hinweis auf ein akutes bakteriell entzündliches Geschehen erbracht hatte, musste dem Encephalitisverdacht weiter nachgegangen werden. Zur weiteren Abklärung waren eine EEG-Ableitung und ein CT zu fertigen, wobei dem CT insofern der Vorrang zu geben war, als dieses zugleich für den Ausschluss anderer behandlungsbedürftiger Behandlungen (interkranielle Blutung, Hirnabszess) dienlich war, wie der Sachverständige in seinem Ergänzungsgutachten vom 25. April 1989 ausgeführt hat. Das Ergebnis der Liquoruntersuchung bot im übrigen auch deshalb Veranlassung zu den weiteren diagnostischen Maßnahmen, weil die Zahl der weißen Blutkörperchen im Liquor mit 72/3 unnormal hoch war und auf eine mögliche Encephalitis hindeutete, es sei denn, sie beruhte auf einer Beimengung von artifiziellem Blut, was abzuklären gewesen wäre. Dabei ist es unerheblich, ob eine weitere Lumbalpunktion am Widerstand der Angehörigen des Klägers scheiterte, wie die Beklagte behauptet. Auch ohne weitere Abklärung bot sich bei diesem Befund zumindest ein Hinweis, der geeignet war, die ohnehin gegebene Verdachtsdiagnose zu stützen. Die aus medizinischer Sicht unvernünftige Ablehnung einer bestimmten Maßnahme darf den Arzt nicht dazu veranlassen, andere Maßnahmen ebenfalls zu unterlassen. Im Gegenteil ergibt sich dann die Notwendigkeit zur Durchführung der anderen Maßnahmen umso dringlicher. Dass der zweite Behandlungstag auf einen Sonntag fiel und der Klinikbetrieb deshalb möglicherweise etwas eingeschränkt lief, entlastet die Behandlungsseite nicht. Der EEG-Befund hätte erhoben werden können. Das hat Dr. F. vor dem Senat eingeräumt. Um einen CT-Befund, der mangels Vorhandensein des nötigen technischen Geräts in der Klinik der Beklagten nicht erhoben werden konnte, hätte eine andere Klinik (etwa die städtische Klinik in D.) gebeten werden können. Notfalls hätte der Kläger überhaupt in eine andere, besser ausgestattete Klinik wie die des RWTH A verlegt werden müssen. Das klinische Bild (herdförmige Krampfanfälle, rezidivierende Fieberschübe) und die erhobenen Befunde ließen es jedenfalls nicht zu, auf wichtige diagnostische Maßnahmen zu verzichten, weil es am nötigen Gerät fehlte. Die dargelegten diagnostischen Maßnahmen wären nach Auffassung des Sachverständigen nur verzichtbar gewesen, wenn sich die behandelnden Ärzte entschlossen hätten, aufgrund der bloßen Verdachtsdiagnose bereits am Sonntag mit Aciclovir zu therapieren. Das ist indessen nicht geschehen.

2. Den behandelnden Ärzten sind auch am folgenden dritten Behandlungstag Fehler unterlaufen. Der EEG-Befund ist unrichtig. Das EEG zeigt nämlich Veränderungen, die – wie der Sachverständige ausgeführt hat – zwar nicht spezifisch für eine Herpes-Encephalitis sind, die aber bei einer Herpes-Encephalitis im Kleinkindalter typischerweise vorkommen. "Die rhythmische, über den Schläfenlappen des Gehirns betont auftretende Verlangsamung muss an Herpes-Encephalitis denken lassen" (vgl. Gutachten

Prof. L s. 7, Bl. 180 d. A.).Entgegen der Berufungsbegründung war dieser Befund nicht erst ex post bei Kenntnis des späteren Krankheitsverlaufs zu erkennen. Dr. F. hat vor dem Senat auf Vorhalt erklärt, es sei richtig, dass das EEG den Herpes-Encephalitis-Verdacht stütze und der dokumentierte in Worten formulierte Befund insoweit falsch sei. Er habe sich seinerzeit das EEG nicht selbst angesehen. Zudem ist auch an diesem Tag die unverändert erforderliche CT-Untersuchung unterblieben. Die weiterhin auftretenden fokalen Krampfanfälle und die rezidivierenden Fieberschübe duldeten kein weiteres Zuwarten bis die Untersuchung am nächsten Tag bei dem niedergelassenen Radiologen durchgeführt werden konnte. Die Beklagte hat nicht dargetan, dass die Untersuchung anderweitig nicht durchführbar gewesen wäre.

3. In therapeutischer Hinsicht ist der Behandlungsseite ein zu später Einsatz von Aciclovir zur Bekämpfung der Herpes-Encephalitis vorzuwerfen, was wesentlich auf der ungenügenden und fehlerhaften Diagnostik beruht. Im Behandlungszeitpunkt war der Einsatz von Aciclovir gegen Herpes-Encephalitis eine klinisch gängige Praxis. Die Wirksamkeit des Mittels war aufgrund von Studien an großen Patientenzahlen (Sköldenberg, erschienen 1984; Witley, erschienen 1986 und Prange, erschienen 1985) belegt. Auch in dem Standartwerk Therapie der Krankheiten des Kindesalters, Springerverlag Heidelberg, 3. Aufl. 1985, ist angegeben, dass die Behandlung der Herpes-Encephalitis mit Aciclovir über das Versuchsstadium hinaus sei und sich als wirksam erwiesen habe, dieses Mittel heute zur Verfügung stehe, wobei allerdings einleitend darauf hingewiesen ist, die Behandlung sei in Einzelfällen versucht worden. Nach den Ausführungen des Sachverständigen ist der Einsatz dieses Mittels bereits bei zureichendem Verdacht auf die Erkrankung indiziert. Das hat zum einen seinen Grund darin, dass der Herpesvirus nur serologisch sicher festgestellt werden kann, dies aber wiederum soviel Zeit in Anspruch nimmt, dass die Therapie zu spät käme, wenn der serologische Befund abgewartet werden würde. Zum anderen birgt ein frühzeitiger, im Ergebnis nicht indizierter Einsatz des Mittels keine wesentlichen Gefahren. Relevante Nebenwirkungen kommen bei intakter Nierenfunktion, die beim Kläger vorhanden war, praktisch nicht vor. Es besteht allein die theoretische Möglichkeit der Entwicklung von Virusstämmen, die gegen das Medikament Resistenzen entwickeln können. Die Beklagte bestreitet im Grundsatz auch nicht, dass Aciclovir schon bei Herpes-Encephalitis-Verdacht einzusetzen ist. Ihre Ärzte haben nach Vorliegen des CT, das im Zusammenhang mit den klinischen Befunden mit hoher Wahrscheinlichkeit eine herdförmige Encephalitis" ergab (so der radiologische Befund vom 28.04.1987), ebenfalls Aciclovir verabreicht. **Dabei kommt es nicht darauf an, dass Aciclovir im Sinne der Vorschriften des Arzneimittelgesetzes noch nicht als Medikament gegen diese Erkrankung zugelassen war. Der Kläger weist mit Recht darauf hin, dass das Arzneimittelgesetz nicht die therapeutische Freiheit des Arztes einschränkt, d. h. es verbietet ihm nicht, ein Medikament, das gegen bestimmte Erkrankungen auf dem Markt ist, auch gegen eine andere Erkrankung einzusetzen, wenn , dies medizinisch gebo-**

10. Anhang

ten ist. **Letzteres ist jedenfalls dann der Fall, wenn es medizinisch wissenschaftlich erprobt ist und die Nebenwirkungen bekannt sind, was hier der Fall war.** Entscheidend ist nach allem, wann konkret der Zeitpunkt zum Einsatz von Aciclovir gekommen war. Der Sachverständige L hat die Auffassung vertreten, jedenfalls nach Vorliegen des EEG-Befundes am 27.04. habe sich ein zureichender Verdacht für den Einsatz des Mittels ergeben. Das überzeugt. Der Befund ergibt Veränderungen, die typischerweise bei einer Herpes-Encephalitis im Kindesalter vorkommen, die klinischen Befunde standen damit im Einklang. Unter diesen Umständen war eine weitere Absicherung der Diagnose im Hinblick auf die relative Ungefährlichkeit des einzusetzenden Mittels unnötig.

Selbst wenn man aber der Beklagten folgt und eine weitere Absicherung der Diagnose mittels CT für erforderlich hält, ergibt sich nichts anderes. Ein sofort anzufertigendes CT hätte entweder die Veränderungen im Hirn bestätigt und dann selbstverständlich den unverzüglichen Einsatz des Mittels zur Folge haben müssen, oder es hätten sich keine Veränderungen gezeigt, was aber auch zur Annahme von Herpes- Encephalitis geführt hätte, denn es ist für diese Erkrankung gerade charakteristisch, dass sich die EEG-Veränderungen bereits in der Frühphase zeigen, während das CT noch bis zum dritten Tage nach Manifestwerden der neurologischen Herdsymptome normal sein kann, wie der Sachverständige unter Bezugnahme auf die Studie von P (Bl. 109 bis 119 d. A.) dargelegt hat. Ob der Einsatz des Mittels darüber hinaus bereits am zweiten Behandlungstag angezeigt war, wie der Sachverständige mit Blick auf die von ihm selbst geübte Praxis meint, kann offen bleiben. **Dafür spricht allerdings, dass die unbehandelte oder zu spät behandelte Herpes-Encephalitis eine außergewöhnlich hohe Letalitätsrate von bis zu 70 % hat; (so Prange a.a.O.), während ein objektiv nicht gerechtfertigter Einsatz von Aciclovir keine nennenswerten Risiken birgt.** Hinzu kommt, dass es der Sachverständige wegen des deutlichen EEG-Befundes für wahrscheinlich gehalten hat, dass sich bei einer EEG-Ableitung bereits am Vortag diagnostisch hinweisende Veränderungen gezeigt hätten, möglicherweise auch im CT. Ob insoweit ein positiver Befund zum Nachteil der Beklagten zu unterstellen wäre (vgl. dazu BGH NJW 1988, 2949), braucht der Senat nicht zu entscheiden. Die Beklagte versucht vergeblich einen Behandlungsfehler deshalb in Abrede zu stellen, weil Aciclovir noch innerhalb des günstigen Therapiezeitraums von drei bis vier Tagen nach Beginn der neurologischen Symptome verabreicht worden ist. Der Sachverständige hatte dazu dargelegt, dass es naturwissenschaftlicher Logik entspricht, die Heilungschancen umso günstiger zu beurteilen je früher die Therapie einsetzt. Nach den wissenschaftlichen Studien liege die kritische Grenze für eine möglicherweise erfolgreiche Therapie mit Aciclovir bei dem vierten bis sechsten Krankheitstag. Die Angaben in der Literatur beruhen aber darauf, dass – ähnlich wie im Streitfall – in der Regel eine Zeit vergehe, bis sich auch nur der Verdacht einer Herpes-Encephalitis herausstelle und besage nicht, dass es nicht besser wäre, noch früher mit der Behandlung zu beginnen. Die Angaben besagen nur, dass nach diesem Zeitpunkt praktisch keine Aussicht mehr bestehe, den

Krankheitsverlauf günstig zu beeinflussen. Das überzeugt. Es liegt auf der Hand, dass eine Viruserkrankung, wie die Herpes-Encephalitis, insbesondere im Hinblick auf die Vermehrung der Erreger in dem erkrankten Organismus umso wirkungsvoller bekämpft werden kann, je früher das Medikament gegeben wird, das die Viren angreift.

II.

Das Landgericht hat der Beklagten mit Recht als Folge des verspäteten Einsatzes von Aciclovir die Hirnschädigung des Klägers angelastet.

1. Allerdings hat der Kläger nicht bewiesen, dass seine gesundheitlichen Beeinträchtigungen bei rechtzeitiger Bekämpfung der Herpes-Encephalitis vermieden worden wären. Der Sachverständige hat zu der Frage, ob sich der Krankheitsverlauf des Klägers günstiger gestaltet hätte, wenn er früher mit Aciclovir behandelt worden wäre, ausgeführt, dass auch bei optimalen Voraussetzungen, d. h. bei frühzeitiger Diagnose und sofortigem Therapiebeginn noch 19 bis 28 % der Patienten sterben und bis zu 25 % Dauerschäden erleiden, also nur etwa 50 % die Krankheit folgenlos überstehen. **Es sei keineswegs so, dass Aciclovir in jedem Falle eine Herpes-Encephalitis heile. Seine Darlegungen beruhen auf den wissenschaftlichen Untersuchungen von Sköldenberg und Witley. Auch nach den Feststellungen von P. liegt die Letalitätsrate bei Anwendung von Aciclovir (noch) bei 20 %.** Bei dieser Sachlage ist die Ursächlichkeit des Behandlungsfehlers für den Gesundheitsschaden nicht bewiesen. Zwar ist möglich, dass ein um 24 Stunden frühzeitigerer Einsatz von Aciclovir den Krankheitsverlauf günstig beeinflusst hätte; die Chancen des Klägers wären besser gewesen. Das genügt jedoch nicht. Die Ursächlichkeit ist erst bewiesen, wenn dafür eine derart hohe Wahrscheinlichkeit spricht, dass Zweifel schweigen, ohne sie völlig auszuschließen (BGH NJW 1970, 946; 1973, 1925). Auf der anderen Seite steht aber auch nicht fest, dass der frühere Einsatz von Aciclovir den Kausalverlauf in Bezug auf den Heilungsprozess nicht für den Kläger günstig beeinflusst hätte.

2. Die danach verbleibenden Zweifel an der Ursächlichkeit des Fehlers für die Gesundheitsbeeinträchtigung des Klägers gehen zu Lasten der Beklagten. Die Behandlungsseite trifft nämlich der Vorwurf des groben Behandlungsfehlers. Ob ein Behandlungsfehler als grob zu qualifizieren ist, hängt im Wesentlichen vom Einzelfall ab, insbesondere davon, ob er die Aufklärung des Krankheitsverlaufs besonders erschwert. Zwar sind generelle Definitionen nur bedingt tauglich (vgl. Steffen, Neue Entwicklungslinien der BGH-Rechtsprechung zum Arzthaftungsrecht, 3. Aufl. , Seite 118), in Frage kommen aber vor allem Verstöße gegen elementare Behandlungsregeln, gegen elementare Erkenntnisse der Medizin (vgl. etwa BGH VersR 1986, 366), therapeutisch insbesondere grundloses Nichtanwenden einer Standardmethode zur Bekämpfung bekannter Risiken (vgl. die Rechtsprechungsnachweise bei Steffen a.a.O., Seite 121/122). Von besonderer Bedeutung ist dabei, ob der Fehler im Rahmen einer Gesamtbetrachtung des Behand-

lungsgeschehens unter Berücksichtigung der konkreten Umstände (vgl. BGH NJW 1988, 1511) aus objektiver ärztlicher Sicht bei Anlegung des für einen Arzt geltenden Ausbildungs- und Wissensmaßstabs nicht mehr verständlich und verantwortbar erscheint (vgl. BGH NJW 1983, 2080). Ein Diagnoseirrtum im Sinne einer Fehlinterpretation der erhobenen Befunde ist dann als grob zu bezeichnen, wenn es sich um einen fundamentalen Irrtum handelt (BGH NJW 1988, 1513), wobei ferner gravierend das Nichterheben gebotener Kontrollbefunde ins Gewicht fällt. Gemessen an diesen Grundsätzen erscheint das Behandlungsverhalten der Ärzte der Beklagten als grob fehlerhaft. Obwohl der leitende Arzt der Kinderabteilung, der sicherlich über ein höheres Maß an Erfahrung verfügte als die Assistenzärzte und der Stationsarzt, bereits am zweiten Behandlungstag den Verdacht auf Encephalitis hegte, sind ganz wesentliche diagnostische Maßnahmen zur Verifizierung dieses Verdachts erst mit jeweils einem Tag Verzögerung ergriffen worden. Das erscheint für sich genommen schon nicht verständlich. Bei den von einer Encephalitis bekanntermaßen ausgehenden schweren Gefahren für Leben und Gesundheit des Erkrankten mussten unverzüglich alle Versuche unternommen werden, ein Höchstmaß an Klarheit zu gewinnen, um eine wirksame Therapie einleiten zu können. Nach Lage der Sache kamen neben einer erneuten Lumbalpunktion ersichtlich nur ein EEG und/oder ein CT in Betracht. Nur so konnten mit einigermaßen Aussicht auf Erfolg eine beginnende oder bereits vorhandene Veränderung im Hirn des Kranken als Folge einer Encephalitis erkannt werden. Es gab keinen vernünftigen Grund für ein weiteres Abwarten. Ein (bloßer) fieberhafter Infekt oder ein bakteriellentzündliches Geschehen war nach den erhobenen Befunden unwahrscheinlich. Die Fehlbeurteilung des EEGs am 27. April stellt sich nach dem Sachverständigengutachten als fundamentaler Irrtum dar. Es war eben nicht weitgehend unauffällig, sondern zeigte schwere herdförmige Verlangsamungen über der linken Hemisphäre, betont über der Temporalregion. Das war eindeutig feststellbar, wie Dr. F. im Senatstermin eingeräumt hat. Es erscheint auch schlechterdings nicht verantwortbar, dass Dr. F., der über den gesamten Behandlungsverlauf und die Schwere der Erkrankung des Klägers informiert war, den EEG-Befund nicht selbst kontrolliert hat. Das klinische Bild war mit einem unauffälligen EEG-Befund nur schwer in Einklang zu bringen. Auch der verzögerte Einsatz von Aciclovir ist nicht verständlich. Die Therapie mit diesem Mittel muss nach den Ausführungen des Sachverständigen als Standardmethode zur Bekämpfung von Herpes-Encephalitis angesehen werden, weil es erprobt ist und sich als einzig nachhaltig erfolgversprechendes Mittel herausgestellt hat. Diese Kenntnis musste von den Ärzten der Kinderabteilung der Beklagten erwartet werden. Die fehlende Zulassung nach dem Arzneimittelgesetz ändert daran nichts. Dieser Umstand konnte allenfalls Veranlassung geben, vor Anwendung des Mittels bei den spezialisierten Fachkliniken der Universitäten Köln, Aachen, Bonn Düsseldorf oder Essen telefonische Auskünfte über den Zeitpunkt des Einsatzes und etwa zu befürchtende Nebenwirkungen einzuholen, um Gewissheit über das therapeutische Vorgehen zu erlangen. Ein solches Verhalten ist zur Abwendung unmittelbar drohender schwerer Gefahren nicht nur zumutbar, sondern im

Interesse des Patienten sogar geboten. Im Übrigen zeigt die Tatsache, dass Aciclovir schließlich doch gegeben wurde, dass die fehlende Zulassung nach dem Arztheilmittelgesetz von den Ärzten der Beklagten nicht als Hindernis für den Einsatz des Medikaments bewertet wurde. Nach gefestigter höchstrichterlicher Rechtsprechung (vgl. BGH Vers.R 1986, 366, 367; NJW 1988, 2949) reicht es im Falle eines groben Behandlungsfehlers für die Haftung aus, dass der Fehler generell zur Verursachung des eingetretenen Schadens geeignet ist; wahrscheinlich braucht der Eintritt eines solchen Erfolges nicht zu sein. Vorliegend steht außer Zweifel, dass der um mindestens 24 Stunden verzögerte Einsatz von Aciclovir generell geeignet war, die Heilungschancen zu verringern oder umgekehrt durch einen entsprechend früheren Einsatz des Mittels sich die Chancen des Klägers verbessert hätten auf eine vollständige Heilung oder zumindest eine günstigere Beeinflussung des Krankheitsverlaufs mit der Folge geringerer dauernder Beeinträchtigungen. Die prozessualen Nebenentscheidungen beruhen auf §§ 97, 708 Nr. 10, 711 ZPO.

Wert der Beschwerde für die Beklagte und zugleich Berufungsstreitwert: 140.000,00 DM.

10. Anhang

10.6 Beschluss des Bundesverfassungsgerichts

Leitsatz zum Beschluss des Ersten Senats vom 6. Dezember 2005- 1 BvR 347/98 [383]

Es ist mit den Grundrechten aus Art. 2 Abs. 1 GG in Verbindung mit dem Sozialstaatsprinzip und aus Art. 2 Abs. 2 Satz 1 GG nicht vereinbar, einen gesetzlich Krankenversicherten, für dessen lebensbedrohliche oder regelmäßig tödliche Erkrankung eine allgemein anerkannte, medizinischem Standard entsprechende Behandlung nicht zur Verfügung steht, von der Leistung einer von ihm gewählten, ärztlich angewandten Behandlungsmethode auszuschließen, wenn eine nicht ganz entfernt liegende Aussicht auf Heilung oder auf eine spürbare positive Einwirkung auf den Krankheitsverlauf besteht.

BUNDESVERFASSUNGSGERICHT- 1 BvR 347/98 –

In dem Verfahren über die Verfassungsbeschwerde des Herrn F...

Bevollmächtigte:

Rechtsanwälte Berner, Fischer & Partner, Andreaswall 2, 27283 Verden -

Gegen das Urteil des Bundessozialgerichts vom 16. September 1997 - 1 RK 28/95 -

hat das Bundesverfassungsgericht - Erster Senat, unter Mitwirkung des Präsidenten Papier, der Richterin Haas, der Richter Hömig, Steiner, der Richterin Hohmann-Dennhardt, und der Richter Hoffmann-Riem, Bryde, Gaier

am 6. Dezember 2005 beschlossen:

1. Das Urteil des Bundessozialgerichts vom 16. September 1997 - 1 RK 28/95 - verletzt den Beschwerdeführer in seinen Grundrechten aus Artikel 2 Absatz 1 des Grundgesetzes in Verbindung mit dem Sozialstaatsprinzip und aus Artikel 2 Absatz 2 Satz 1 des Grundgesetzes. Es wird aufgehoben. Die Sache wird an das Bundessozialgericht zurückverwiesen.

2. Die Bundesrepublik Deutschland hat dem Beschwerdeführer seine notwendigen Auslagen zu erstatten.

---

[383] http://www.bverfg.de/entscheidungen/rs20051206_1bvr034798.html, zuletzt aufgerufen am: 03.07.2012

Gründe:

A.

Die Verfassungsbeschwerde betrifft die Leistungspflicht der gesetzlichen Krankenversicherung für so genannte neue Behandlungsmethoden in Fällen einer lebensbedrohlichen oder regelmäßig tödlichen Erkrankung im Rahmen der ambulanten ärztlichen Versorgung.

I.

1. Die gesetzliche Krankenversicherung in Deutschland, der gegenwärtig etwa 62 Millionen Menschen als Pflichtversicherte und knapp neun Millionen Menschen als freiwillige Versicherte angehören, beruht auf dem Grundkonzept, dass Menschen bei Eintritt von Krankheit unabhängig von der Höhe ihrer am Prinzip der individuellen Leistungsfähigkeit ausgerichteten Beiträge eine bedarfsgerechte medizinische Versorgung erhalten. Die Versicherten tragen gemeinschaftlich das sich individuell entfaltende Risiko der Krankheit. Ihnen wird nach dem die gesetzliche Krankenversicherung prägenden Sachleistungsprinzip ein Anspruch auf Gewährung freier ärztlicher Behandlung gewährt.

Die für das Leistungsrecht der gesetzlichen Krankenversicherung maßgebliche Vorschrift des § 2 des Fünften Buches Sozialgesetzbuch (SGB V) in der Fassung des Gesetzes vom 19. Juni 2001 (BGBl I S. 1046) hat, soweit hier von Interesse, folgenden Wortlaut:

Leistungen

(1) Die Krankenkassen stellen den Versicherten die im Dritten Kapitel genannten Leistungen unter Beachtung des Wirtschaftlichkeitsgebots (§ 12) zur Verfügung, soweit diese Leistungen nicht der Eigenverantwortung der Versicherten zugerechnet werden. Behandlungsmethoden, Arznei- und Heilmittel der besonderen Therapierichtungen sind nicht ausgeschlossen. Qualität und Wirksamkeit der Leistungen haben dem allgemein anerkannten Stand der medizinischen Erkenntnisse zu entsprechen und den medizinischen Fortschritt zu berücksichtigen.

(2) Die Versicherten erhalten die Leistungen als Sach- und Dienstleistungen, soweit dieses oder das Neunte Buch nichts Abweichendes vorsehen. Über die Erbringung der Sach- und Dienstleistungen schließen die Krankenkassen nach den Vorschriften des Vierten Kapitels Verträge mit den Leistungserbringern.

(3) und (4) ...

10. Anhang

Zu § 2 Abs. 1 Satz 3 SGB V führt die Gesetzesbegründung (BTDrucks 11/2237, S. 157) aus:

Der allgemein anerkannte Stand der medizinischen Kenntnisse schließt Leistungen aus, die mit wissenschaftlich nicht anerkannten Methoden erbracht werden. Neue Verfahren, die nicht ausreichend erprobt sind, oder Außenseitermethoden (paramedizinische Verfahren), die zwar bekannt sind, aber sich nicht bewährt haben, lösen keine Leistungspflicht der Krankenkasse aus. Es ist nicht Aufgabe der Krankenkassen, die medizinische Forschung zu finanzieren. Dies gilt auch dann, wenn neue Methoden im Einzelfall zu einer Heilung der Krankheit oder Linderung der Krankheitsbeschwerden führen.

Nach § 11 Abs. 1 Satz 1 Nr. 4 SGB V haben Versicherte Anspruch auf Leistungen zur Behandlung einer Krankheit. § 27 Abs. 1 Satz 1 SGB V bestimmt im Zusammenhang mit den Vorschriften, die diesen Leistungsanspruch konkretisieren, dass Versicherte Anspruch auf Krankenbehandlung haben, wenn sie notwendig ist, um eine Krankheit zu erkennen, zu heilen, ihre Verschlimmerung zu verhüten oder Krankheitsbeschwerden zu lindern. Nach § 27 Abs. 1 Satz 2 SGB V gehört zur Krankenbehandlung unter anderem die ärztliche Behandlung (Nr. 1). Die ärztliche Behandlung umfasst die Tätigkeit des Arztes, die zur Verhütung, Früherkennung und Behandlung von Krankheiten nach den Regeln der ärztlichen Kunst ausreichend und zweckmäßig ist (§ 28 Abs. 1 Satz 1 SGB V).

Nach dem in § 12 Abs. 1 SGB V geregelten Wirtschaftlichkeitsgebot müssen die Leistungen ausreichend, zweckmäßig und wirtschaftlich sein; sie dürfen das Maß des Notwendigen nicht überschreiten. Leistungen, die nicht notwendig oder unwirtschaftlich sind, können Versicherte nicht beanspruchen, dürfen die Leistungserbringer nicht bewirken und die Krankenkassen nicht bewilligen. Dem entspricht, soweit es um die Beziehungen zwischen den Krankenkassen und den Ärzten als Leistungserbringern geht, § 70 SGB V. Nach § 13 Abs. 1 SGB V darf die Krankenkasse anstelle der Sach- oder Dienstleistung Kosten nur erstatten, soweit es das SGB V oder das SGB IX vorsehen. § 13 Abs. 3 Satz 1 SGB V trifft eine für den vorliegenden Fall wichtige Regelung zur Kostenerstattung. Konnte die Krankenkasse eine unaufschiebbare Leistung nicht rechtzeitig erbringen oder hat sie eine Leistung zu Unrecht abgelehnt und sind dadurch Versicherten für die selbstbeschaffte Leistung Kosten entstanden, sind diese von der Krankenkasse in der entstandenen Höhe zu erstatten, soweit die Leistung notwendig war. Mit der Durchbrechung des Sachleistungsgrundsatzes trägt § 13 Abs. 3 SGB V dem Umstand Rechnung, dass die gesetzlichen Krankenkassen eine umfassende Versorgung ihrer Mitglieder sicherstellen müssen (vgl. BSGE 81, 54 <56>).

2.a) Nach § 92 Abs. 1 Satz 1 Halbsatz 1 SGB V beschließt der Gemeinsame Bundesausschuss, der seit dem Gesetz zur Modernisierung der gesetzlichen Krankenversicherung vom 14. November 2003 (BGBl I S. 2190) an die Stelle der bisherigen, im Zeitpunkt der hier angegriffenen Entscheidung des Bundessozialgerichts zuständigen Bundesausschüsse getreten ist, die zur Sicherung der ärztlichen Versorgung erforderlichen Richtlinien über die Gewähr für eine ausreichende, zweckmäßige und wirtschaftliche Versorgung der Versicherten. Er wird durch die Kassenärztlichen Bundesvereinigungen, die Deutsche Krankenhausgesellschaft, die Bundesverbände der Krankenkassen, die Deutsche Rentenversicherung Knappschaft-Bahn-See und die Verbände der Ersatzkassen gebildet (§ 91 Abs. 1 Satz 1 SGB V). Nach § 92 Abs. 1 Satz 2 Nr. 5 SGB V soll er Richtlinien beschließen über die Einführung neuer Untersuchungs- und Behandlungsmethoden. Dafür sieht § 135 Abs. 1 SGB V ein besonderes Verfahren vor. Die Vorschrift lautet wie folgt:

Neue Untersuchungs- und Behandlungsmethoden dürfen in der vertragsärztlichen und vertragszahnärztlichen Versorgung zu Lasten der Krankenkassen nur erbracht werden, wenn der Gemeinsame Bundesausschuss auf Antrag einer Kassenärztlichen Bundesvereinigung, einer Kassenärztlichen Vereinigung oder eines Spitzenverbandes der Krankenkassen in Richtlinien nach § 92 Abs. 1 Satz 2 Nr. 5 Empfehlungen abgegeben hat über

1. die Anerkennung des diagnostischen und therapeutischen Nutzens der neuen Methode sowie deren medizinische Notwendigkeit und Wirtschaftlichkeit – auch im Vergleich zu bereits zu Lasten der Krankenkassen erbrachte Methoden – nach dem jeweiligen Stand der wissenschaftlichen Erkenntnisse in der jeweiligen Therapierichtung,

2. die notwendige Qualifikation der Ärzte, die apparativen Anforderungen sowie Anforderungen an Maßnahmen der Qualitätssicherung, um eine sachgerechte Anwendung der neuen Methode zu sichern, und

3. die erforderlichen Aufzeichnungen über die ärztliche Behandlung.

Der Gemeinsame Bundesausschuss überprüft die zu Lasten der Krankenkassen erbrachten vertragsärztlichen und vertragszahnärztlichen Leistungen daraufhin, ob sie den Kriterien nach Satz 1 Nr. 1 entsprechen. Falls die Überprüfung ergibt, dass diese Kriterien nicht erfüllt werden, dürfen die Leistungen nicht mehr als vertragsärztliche oder vertragszahnärztliche Leistungen zu Lasten der Krankenkassen erbracht werden.

2.b) Gegenwärtig gilt die Richtlinie zur Bewertung medizinischer Untersuchungs- und Behandlungsmethoden" (BUB-Richtlinie) in der Fassung vom 1. Dezember 2003. Sie ist am 23. März 2004 veröffentlicht worden (Bundesanzeiger Nr. 57) und am 24. März 2004 in Kraft getreten. In verschiedenen Anlagen werden einerseits die anerkannten Untersuchungs- und Behandlungsmethoden (Anlage A) und andererseits die Methoden aufgelistet, die nicht als vertragsärztliche Leistungen zu Lasten der Krankenkassen erbracht werden dürfen (Anlage B). Die Richtlinie des Gemeinsamen Bundesausschusses definiert Untersuchungs- und Behandlungsmethoden als neu, wenn sie noch nicht als abrechnungsfähige ärztliche Leistungen im "Einheitlichen Bewertungsmaßstab für die ärztlichen Leistungen" (EBM) enthalten sind. Er ist Bestandteil der Bundesmantelverträge nach § 87 Abs. 1 Satz 1 SGB V und enthält ein abgeschlossenes Leistungsverzeichnis. Nur die dort genannten Leistungspositionen können von den Ärzten mit der Kassenärztlichen Vereinigung abgerechnet werden.

c) Für das Recht des SGB V vertritt das Bundessozialgericht in inzwischen ständiger Rechtsprechung (vgl. BSGE 78, 70 <75 ff.>; 81, 54 <59 ff.>) die Auffassung, das Gesetz inkorporiere die Richtlinie unmittelbar in den Bundesmantelvertrag und die Gesamtverträge. Die Vorschriften des § 92 Abs. 1 Satz 1 SGB V über das Leistungserbringungsrecht und die leistungsrechtliche Vorschrift des § 12 Abs. 1 SGB V stünden in einem unmittelbaren sachlogischen Zusammenhang. Die Richtlinie binde den Vertragsarzt, präzisiere aber auch den Umfang der Leistungspflicht der Krankenkassen gegenüber den Versicherten. Der Umfang der zu gewährenden Krankenversorgung im Verhältnis von Versicherten zu Krankenkassen sei kein anderer als im Verhältnis der ärztlichen Leistungserbringer zu den Kassenärztlichen Vereinigungen und wiederum zu den Krankenkassen. Gemäß § 135 Abs. 1 Satz 1 SGB V in seiner Auslegung durch die Rechtsprechung des Bundessozialgerichts steht gesetzlich Krankenversicherten ein Leistungsanspruch auf neue medizinische Behandlungsmethoden gegen ihre Krankenkasse nur dann zu, wenn der zuständige Bundesausschuss (jetzt: Gemeinsamer Bundesausschuss) die jeweilige Methode zugelassen hat. Daran sind die Gerichte der Sozialgerichtsbarkeit gebunden. Grundsätzlich dürfen sie nach der höchstrichterlichen Rechtsprechung im einzelnen Leistungsfall nur dann prüfen, ob eine neue Behandlungsmethode medizinisch notwendig, zweckmäßig und wirtschaftlich ist, wenn im Zusammenhang mit dem Verfahren vor dem Bundesausschuss Fehler aufgetreten sind, die ein so genanntes Systemversagen begründen.

II.

1. Der im Juli 1987 geborene Beschwerdeführer war im streitgegenständlichen Zeitraum von 1992 bis 1994 in der Barmer Ersatzkasse als Familienangehöriger (§ 10 SGB V) versichert. Er leidet an der Duchenneschen Muskeldystrophie (englische Abkürzung: DMD). Es handelt es dabei um eine so genannte progressive Muskeldystrophie. Darunter werden sehr variable Muskelerkrankungen zusammengefasst, die durch einen pathologischen Umbau des Gewebes mit erheblichen Funktionsstörungen gekennzeichnet sind. Die DMD ist die häufigste Form der progressiven Muskeldystrophien. Sie wird x-chromosomal-rezessiv vererbt. DMD tritt ausschließlich beim männlichen Geschlecht auf, und zwar mit einer Häufigkeit von 1 zu 3.500. Die Krankheit manifestiert sich in den ersten Lebensjahren; ihr prognostizierter Verlauf ist progredient. Mit dem Verlust der Gehfähigkeit ist normalerweise zwischen dem zehnten und zwölften Lebensjahr zu rechnen; es tritt zunehmende Ateminsuffizienz auf. Die Krankheit äußert sich auch in

Wirbelsäulendeformierungen, Funktions- und Bewegungseinschränkungen von Gelenken sowie in Herzmuskelerkrankungen. Die Lebenserwartung ist stark eingeschränkt. Die Krankheit geht nach den heutigen Erkenntnissen auf das Dystrophin-Gen zurück. Üblicherweise wird nur eine symptomorientierte Behandlung (Cortisonpräparate, Operationen, Krankengymnastik) durchgeführt. Bislang gibt es keine wissenschaftlich anerkannte Therapie, die eine Heilung oder eine nachhaltige Verzögerung des Krankheitsverlaufs bewirken kann (vgl. http://www.duchenne-forschung.de/richtli1.htm).

Seit September 1992 befindet sich der Beschwerdeführer in Behandlung bei Dr. B., Facharzt für Allgemeinmedizin, der über keine Zulassung zur vertragsärztlichen Versorgung verfügt. Bei dieser Behandlung werden neben Thymuspeptiden, Zytoplasma und homöopathischen Mitteln hochfrequente Schwingungen („Bioresonanztherapie") angewandt. Bis Ende 1994 hatten die Eltern des Beschwerdeführers dafür einen Betrag von 10.000 DM aufgewandt. Die Ärzte der Orthopädischen Klinik der Technischen Hochschule A. hielten den bisherigen Krankheitsverlauf für günstig. Seit Herbst 2000 ist der Beschwerdeführer, der eine öffentliche Schule besucht, auf einen Rollstuhl angewiesen, zunächst für Wegstrecken außerhalb des Hauses, seit Frühjahr 2001 aber auch im Haus. Eine mitbetreuende Ärztin stufte seinen Gesundheitszustand trotz des Verlustes der Gehfähigkeit im Vergleich zu anderen Betroffenen als gut ein.

2. Der Antrag auf Übernahme der Kosten für die Therapie bei Dr. B. wurde von der zuständigen Krankenkasse abgelehnt. Im Widerspruchsverfahren hat die Krankenkasse Stellungnahmen des Medizinischen Dienstes der Krankenversicherung Niedersachsen eingeholt. Die Kinderärztin Dr. F. vertrat in ihrer Stellungnahme nach Aktenlage die Auffassung, Muskeldystrophien seien nicht heilbar, aber behandelbar. Ein Therapieerfolg der von Dr. B. angewandten Methoden sei wissenschaftlich nicht nachgewiesen. Nach Auffassung der Fachärztin für Neurologie, Kinder- und Jugendpsychiatrie Dr. W.-V. überwog im damaligen Stadium der Erkrankung die altersbedingte motorische Weiterentwicklung gegenüber dem progredienten Krankheitsverlauf. Die Behandlung durch Dr. B. sei für die Besserung des Zustandes nicht kausal.

3. Die gegen das klageabweisende Urteil des Sozialgerichts eingelegte Berufung hatte Erfolg (NZS 1996, S. 74). Das Landessozialgericht holte einen Befundbericht bei der Orthopädischen Klinik der Technischen Hochschule A. ein, bei der sich der Beschwerdeführer in regelmäßigen Abständen vorstellt. Die Klinik empfahl, die Therapie wegen der günstigen Verlaufsform fortzusetzen. Ferner hörte das Gericht den behandelnden Arzt Dr. B. in der mündlichen Verhandlung als sachverständigen Zeugen. Das Landessozialgericht hob das Urteil des Sozialgerichts auf und verurteilte die beklagte Krankenkasse, dem Beschwerdeführer die ab März 1993 entstandenen Kosten für die Therapie des Dr. B. zu erstatten. Das SGB V sehe keine Begrenzung des Leistungsanspruchs des Versicherten auf die Schulmedizin vor. Aus § 2 Abs. 1 Satz 3 SGB V folge, dass ein gewisser Qualitätsstandard gewahrt sein müsse. Auf den allgemein anerkannten Stand

der schulmedizinischen Erkenntnisse komme es aber nicht an. Ansonsten würde durch § 2 Abs. 1 Satz 3 SGB V die grundsätzliche Einbeziehung der besonderen Therapierichtungen in die Versorgung weitgehend in Frage gestellt. Maßgeblich könne nur sein, ob die besondere Therapierichtung nach ihrem eigenen Denkansatz plausibel sei. Dies sei hier der Fall.

Die Richtlinien des Bundesausschusses der Ärzte und Krankenkassen (im Folgenden: Bundesausschuss), die damals gegolten haben, seien nicht geeignet, den Leistungsanspruch des Versicherten zu definieren. Der Ausschuss habe nicht die Kompetenz, das Leistungsrecht zu regeln. Dafür fehle es bereits an der gesetzlichen Ermächtigung. Die im Leistungserbringungsrecht vorgesehenen Institutionen könnten das Leistungsrecht schon deswegen nicht konkretisieren, weil deren Vorschriften keine Verbindlichkeit gegenüber den Versicherten besäßen. Darüber hinaus habe der Ausschuss über drei der vier von Dr. B. zu einem Gesamtkonzept verbundenen Einzeltherapien keine Stellungnahme abgegeben. Die Auffassung, der Versicherte könne nur die Leistungen beanspruchen, über die der Ausschuss positiv entschieden habe, finde im Gesetz keine Stütze. Soweit der Ausschuss das Bioresonanzverfahren mit der Begründung abgelehnt habe, es handle sich dabei um Mystik, stelle dies kein akzeptables Ergebnis einer ernst zu nehmenden wissenschaftlichen Diskussion dar. Eine die Therapie des Beschwerdeführers ausschließende Leistungsbegrenzung wäre im Übrigen auch verfassungswidrig.

4. Auf die von der beklagten Krankenkasse eingelegte Revision hat das Bundessozialgericht das Urteil des Landessozialgerichts aufgehoben und die Berufung gegen das Urteil des Sozialgerichts zurückgewiesen (BSGE 81, 54).

Die Voraussetzungen des § 13 Abs. 3 SGB V für die Erstattung der Kosten der als einheitliches Behandlungskonzept einzustufenden, aber nicht den bekannten besonderen Therapierichtungen (Homöopathie, Anthroposophie, Phytotherapie) zuzurechnenden Therapie durch Dr. B. seien nicht erfüllt, weil die Krankenkasse die Leistung nicht zu Unrecht abgelehnt habe. Ein Kostenerstattungsanspruch könne nur insoweit bestehen, als die zur Anwendung gekommene Untersuchungs- oder Behandlungsmethode zu den von den gesetzlichen Krankenkassen geschuldeten Leistungen gehöre.

Das sei aber nicht der Fall. Dass die in Streit stehenden Behandlungen nicht zum Leistungsspektrum der gesetzlichen Krankenversicherung gehörten, ergebe sich aus § 135 Abs. 1 SGB V in Verbindung mit den Richtlinien des Bundesausschusses über die Einführung neuer Untersuchungs- und Behandlungsmethoden, wie sie damals gegolten haben. Für neue Untersuchungs- und Behandlungsmethoden sehe § 135 Abs. 1 SGB V eine Art Verbot mit Erlaubnisvorbehalt vor. Neue Untersuchungs- und Behandlungsmethoden seien so lange von der Abrechnung zu Lasten der Krankenkasse ausgeschlossen, bis der Bundesausschuss sie als zweckmäßig anerkannt habe. Bei der streitgegenständlichen Therapie handle es sich um eine neue Behandlungsmethode.

Die hier angewandte Therapie – das Bundessozialgericht bezeichnet sie als immunbiologische Therapie – sei bisher nicht Bestandteil des vertragsärztlichen Leistungsspektrums gewesen. Eine vorherige Anerkennung durch den Bundesausschuss liege bezüglich dieser Therapie nicht vor.

Dem stehe nicht entgegen, dass sich § 135 Abs. 1 SGB V vordergründig nicht mit dem Verhältnis zwischen Versicherten und Krankenkassen befasse. Der systematische Zusammenhang zwischen Leistungsrecht und Leistungserbringungsrecht führe dazu, dass das Leistungsrecht gegenüber dem Leistungserbringungsrecht nicht vorrangig sei. Die Regelungen im Leistungsrecht gewährten nur Rahmenrechte. Ein unmittelbar durchsetzbarer Anspruch werde nicht begründet. Das Rahmenrecht werde durch den Arzt konkretisiert, dessen Handlungsspielraum seinerseits durch die gesetzlichen Regelungen und damit auch durch die Richtlinien des Bundesausschusses abgesteckt werde. Die Vorschriften des Vertragsarztrechts einschließlich der Richtlinien des Bundesausschusses bestimmten den Leistungsanspruch für Krankenkassen, Leistungserbringer und Versicherte gleichermaßen verbindlich. Unter rechtsstaatlichen Gesichtspunkten sei es nicht zu beanstanden, dass § 135 Abs. 1 SGB V die für die vertragsärztliche Behandlung freigegebenen neuen Methoden nicht selbst nenne, sondern insoweit auf die Richtlinien verweise. Diese seien nunmehr in die Bundesmantelverträge und die Gesamtverträge über die vertragsärztliche Versorgung eingegliedert und nähmen an deren normativer Wirkung teil. Für die vertragsunterworfenen Krankenkassen und Vertragsärzte setzten sie unmittelbar verbindliches, außenwirksames Recht. Die im Schrifttum dagegen geäußerten verfassungsrechtlichen Einwände teile das Gericht nicht.

Angesichts der Verbindlichkeit der Richtlinien auch im Verhältnis zum Versicherten sei dem Versicherten, der sich eine vom Bundesausschuss nicht empfohlene Behandlung auf eigene Rechnung beschaffe, im Kostenerstattungsverfahren der Einwand abgeschnitten, die Methode sei gleichwohl zweckmäßig und in seinem konkreten Fall wirksam gewesen oder lasse einen Behandlungserfolg zumindest als möglich erscheinen. Etwas anderes gelte nur dann, wenn ein Systemmangel vorliege. Davon sei insbesondere auszugehen, wenn der Bundesausschuss innerhalb vertretbarer Zeit noch keine Stellungnahme zu einer Behandlungsmethode abgegeben habe, etwa weil er eine solche aus willkürlichen Erwägungen blockiere oder verzögere. Anhaltspunkte dafür bestünden im vorliegenden Fall nicht.

Allerdings habe der Beschwerdeführer bislang keine Gelegenheit gehabt, hierzu Stellung zu nehmen, weil es nach der bisherigen Rechtsauffassung des Bundessozialgerichts darauf nicht angekommen sei. Eine Zurückverweisung an das Berufungsgericht sei jedoch entbehrlich, weil bereits jetzt davon ausgegangen werden könne, dass die Methode von Dr. B. nicht dem allgemein anerkannten Stand der medizinischen Erkenntnisse entspreche. Für die immunbiologische Therapie lägen Wirksamkeitsnachweise nicht vor. Allerdings stoße ein Wirksamkeitsnachweis für eine Behandlung der DMD auf erhebli-

10. Anhang

che Schwierigkeiten. Letztlich könne der Verlauf der Krankheit weder erklärt noch gezielt beeinflusst werden; nach dem allgemein anerkannten Stand der medizinischen Erkenntnisse komme bestenfalls eine symptomatische Behandlung in Frage. Beschränkten sich die Einwirkungsmöglichkeiten anerkannter Behandlungsmethoden wie hier auf eine mehr oder weniger vorübergehende und nur begrenzt objektivierbare Unterdrückung der Krankheitssymptome, genüge es nicht, sich zur Ablehnung der Kostenerstattung für noch nicht empfohlene Methoden auf den fehlenden oder mangelhaften Wirksamkeitsnachweis zu berufen. Maßstab könne dann nur entweder die naturwissenschaftlich-medizinische Prüfung oder die Bewertung der Methode durch die Verwaltung und die Gerichte sein oder die Feststellung, ob der neuen Methode in der medizinischen Fachdiskussion bereits ein solches Gewicht zukomme, dass eine Überprüfung und Entscheidung durch den Bundesausschuss veranlasst gewesen wäre.

Dieser letztgenannte Prüfungsansatz richte sich nicht an medizinischen Kategorien aus, sondern an der tatsächlichen Verbreitung in der Praxis und in der fachlichen Diskussion. Daran sei hier anzuknüpfen. Es könne nicht Sinn eines Gerichtsverfahrens sein, die Erkenntnisse der medizinischen Wissenschaft voranzutreiben oder in wissenschaftlichen Auseinandersetzungen Position zu beziehen. Eine Behandlungsmethode sei dann erstattungsfähig, wenn sie in der medizinischen Fachdiskussion eine breite Resonanz gefunden habe und von einer erheblichen Anzahl von Ärzten angewandt werde. Die von Dr. B. eingesetzte Behandlungsmethode erfülle diese Voraussetzungen nicht.

5. Gegen dieses Urteil richtet sich die Verfassungsbeschwerde. Der Beschwerdeführer rügt die Verletzung von Art. 2 Abs. 1 in Verbindung mit Art. 1 Abs. 1 sowie von Art. 2 Abs. 2 Satz 1, Art. 14 Abs. 1 und Art. 103 Abs. 1 GG.

Pflichtleistungen der gesetzlichen Krankenversicherung unterlägen dem Eigentumsschutz des Art. 14 GG. Sie seien ein Äquivalent eigener Arbeit und Leistung. Aus Art. 14 Abs. 1 GG folge ein verfassungsrechtlich garantierter Anspruch des Versicherten auf Gewährung von Krankenbehandlung im Fall von Krankheit. Die Regelungen des SGB V seien als Inhaltsbestimmung zu sehen. § 2 Abs. 1 Satz 3 und § 12 Abs. 1 SGB V begrenzten die Leistungsansprüche auf solche Behandlungen, die nach Qualität und Wirksamkeit dem allgemein anerkannten Stand der medizinischen Erkenntnisse entsprächen und darüber hinaus das Wirtschaftlichkeitsgebot beachteten. Weiter gehende Einschränkungen durch die Richtlinien des Bundesausschusses seien nicht möglich. Eine entsprechende normative Wirkung lasse sich weder einfach-rechtlich noch verfassungsrechtlich begründen.

Somit dürfe das Begehren des Beschwerdeführers nur am Maßstab des § 2 Abs. 1 Satz 3 SGB V gemessen werden. Dabei sei der jeweilige Stand der wissenschaftlichen Erkenntnisse in der jeweiligen Therapierichtung maßgeblich. Das Landessozialgericht habe in seinem Urteil, an dessen tatsächliche Feststellungen das Bundessozialgericht gebunden sei, festgestellt, dass die Behandlung des Beschwerdeführers über eine solche so genannte Binnenanerkennung verfüge. Aus Art. 2 Abs. 1 in Verbindung mit Art. 1 Abs. 1 GG resultiere das Recht des Beschwerdeführers, selbstbestimmt über seine Behandlung zu entscheiden. Da die Richtlinien des Bundesausschusses nicht zur verfassungsmäßigen Ordnung gehörten, könne ein Leistungsanspruch nicht von einer Anerkennung durch sie abhängig gemacht werden. Aus Art. 2 Abs. 2 Satz 1 GG folge, dass bei der Ausfüllung des Rahmenrechts auf Krankenbehandlung solche Maßnahmen zu berücksichtigen seien, die zumindest geeignet seien, die Verschlimmerung einer Krankheit zu verhüten oder Krankheitsbeschwerden zu lindern. Das treffe nach den Feststellungen des Landessozialgerichts auf die Behandlung des Beschwerdeführers zu.

Auch sei Art. 103 Abs. 1 GG verletzt. Soweit nunmehr das Bundessozialgericht auch auf die Verbreitung der Methode abstelle, sei dies für den Beschwerdeführer völlig überraschend gewesen. Da die Kriterien in dem Urteil erstmals festgelegt worden seien, hätten weder das Berufungsgericht noch er selbst Veranlassung gehabt, dazu Stellung zu nehmen. Der Rechtsstreit hätte daher zur weiteren Sachverhaltsaufklärung an das Berufungsgericht zurückverwiesen werden müssen.

III.

Zur Verfassungsbeschwerde haben die Bundesregierung, der AOK-Bundesverband, die Barmer Ersatzkasse als Beklagte des Ausgangsverfahrens und der Verband der privaten Krankenversicherung Stellung genommen. Der Bundesausschuss und der Gemeinsame Bundesausschuss haben ihnen vom Bundesverfassungsgericht gestellte Fragen beantwortet.

1. Die Bundesregierung sieht sowohl die bedarfsgerechte Verteilung der begrenzten Mittel als auch die finanzielle Stabilität der gesetzlichen Krankenversicherung gefährdet, wenn neue Untersuchungs- und Behandlungsmethoden in der vertragsärztlichen Versorgung anerkannt würden, deren Nutzen wissenschaftlich nicht belegt sei. Mit § 2 Abs. 1 Satz 3 SGB V verfolge das Gesetz neben dem gesundheitspolitischen Ziel der Qualitätsverbesserung insbesondere das finanzpolitische Ziel der Kostendämpfung. Nur bei dessen konsequenter Verfolgung sei gewährleistet, dass allen Versicherten eine dem medizinisch-technischen Fortschritt entsprechende medizinische Versorgung zur Verfügung gestellt werden könne. Es dürfe nicht sein, dass die Solidargemeinschaft der Versicherten mit den Kosten einer Behandlung belastet würde, deren medizinischer Nutzen nicht belegt sei.

Das gelte auch dann, wenn die Wirksamkeit im Einzelfall nachgewiesen oder zumindest sehr wahrscheinlich sei. Bei der Bewertung eines lediglich im Einzelfall eingesetzten Verfahrens könne eine positive Veränderung sowohl wegen als auch trotz der ergriffenen Maßnahme eingetreten sein; es sei nicht möglich, beobachtete Wirkungen auf die

10. Anhang

durchgeführte Maßnahme zurückzuführen. Jede Aussage über die Wirksamkeit einer Behandlungsmethode erfordere einen Vergleich; denn nur so lasse sich beurteilen, ob der beobachtete klinisch relevante Effekt auf die medizinische Intervention zurückzuführen oder ob er als Spontanverlauf oder Placebo-Effekt zu werten sei. Eine solche Einzelfallbetrachtung würde in eine Therapiebeliebigkeit münden.

2. Nach Auffassung des AOK-Bundesverbands, der sich auch im Namen der übrigen Spitzenverbände der Krankenkassen geäußert hat, verletze die angegriffene Entscheidung des Bundessozialgerichts den Beschwerdeführer weder in Grundrechten noch in grundrechtsähnlichen Rechten.

Aus Art. 2 Abs. 2 Satz 1 GG ergebe sich kein verfassungsrechtlicher Anspruch gegen die Krankenkasse auf Bereitstellung bestimmter Gesundheitsleistungen. Zwar folge aus ihm eine objektiv-rechtliche Pflicht des Staates, sich schützend und fördernd vor das Rechtsgut des Art. 2 Abs. 2 Satz 1 GG zu stellen. Angesichts des weiten Gestaltungsspielraums bei der Erfüllung der Schutzpflichten könne aber nur geprüft werden, ob die öffentliche Gewalt Vorkehrungen zum Schutz der Grundrechte treffe, die nicht völlig ungeeignet oder unzulänglich seien.

Die Richtlinien des Bundesausschusses beschränkten den Leistungsanspruch des Versicherten nicht, sondern konkretisierten ihn lediglich. Unmittelbar aus dem Gesetz ergebe sich kein Leistungsanspruch. Dieser werde in den meisten Fällen erst durch die zwischen Krankenkassen und Leistungserbringern geschlossenen Verträge und Richtlinien konkret ausgestaltet. § 135 Abs. 1 SGB V gestalte unmittelbar das Leistungsrecht. Das Bundessozialgericht gehe in der angegriffenen Entscheidung gerade nicht davon aus, die Richtlinien des Bundesausschusses verkörperten Akte autonomer Rechtsetzung im Rahmen einer Satzungsautonomie. Vielmehr qualifiziere es sie als untergesetzliche Rechtsnormen und damit als materielles Recht eigener Art. Einen numerus clausus zulässiger Rechtsetzungsformen sehe das Grundgesetz nicht vor. Weitere Typen untergesetzlicher Rechtsnormen seien jedenfalls unter bestimmten Voraussetzungen zulässig; zu ihnen gehörten auch die Richtlinien des Bundesausschusses. Sie seien Teil eines historisch gewachsenen umfassenden Gefüges untergesetzlicher Normen der gemeinsamen Selbstverwaltung zwischen Krankenkassen und Ärzten, dessen Wurzeln bis in die vorkonstitutionelle Zeit zurückreichten.

3. Die Barmer Ersatzkasse sieht den Beschwerdeführer nicht in Grundrechten oder grundrechtsgleichen Rechten verletzt. Der Bundesausschuss sei paritätisch mit Vertretern der Ärzte und der Krankenkassen, zwei weiteren unparteiischen Mitgliedern sowie einem ebenfalls unparteiischen Vorsitzenden besetzt. Die Prüfung von Behandlungsmethoden, die bisher noch nicht Gegenstand der vertragsärztlichen Versorgung gewesen seien, erfolge unter Berücksichtigung des allgemein anerkannten Standes der medizinischen Erkenntnis. Eine Ablehnung durch den Bundesausschuss bedeute zugleich auch, dass die abgelehnte Außenseitermethode nicht zur notwendigen Krankenbehandlung gehöre, sodass die Versicherten nach Maßgabe des § 27 SGB V keinen Anspruch gegenüber der Krankenkasse hätten. Die Richtlinien stellten somit außenwirksames Recht dar. Der Bundesausschuss sei hierfür auch verfassungsrechtlich ausreichend legitimiert.

4. Nach Auskunft des Verbandes der privaten Krankenversicherung sind in der privaten Krankenversicherung, sowohl in der Voll- als auch in der Zusatzversicherung, nach den einschlägigen Musterbedingungen Kosten alternativer Behandlungsmethoden in jedem Krankheitsfall dann erstattungsfähig, wenn sie sich in der Praxis als ebenso Erfolg versprechend bewährt hätten wie schulmedizinische Verfahren und wenn die Alternativmethode keine höheren Kosten verursache. Darüber hinaus seien die Kosten alternativer Behandlungsmethoden dann zu erstatten, wenn es sich um unheilbare Erkrankungen handle, für die keine schulmedizinischen Methoden oder Arzneimittel zur Verfügung stünden. Dies dürfte nach Einschätzung des Verbandes nur vergleichsweise selten der Fall sein, weil die schulmedizinischen Behandlungsformen nicht nur die Heilung, sondern auch die Linderung, Besserung und Verhinderung einer Verschlechterung umfassten. Im Übrigen müsse auch die Heilbehandlung nach alternativen Methoden auf einem nach medizinischen Erkenntnissen nachvollziehbaren Ansatz beruhen, der die prognostizierte Wirkungsweise auf das angestrebte Behandlungsziel zu erklären vermöge. Dabei reiche es aus, wenn die Erreichung des Behandlungsziels mit einer nicht nur ganz geringen Erfolgsaussicht möglich erscheine.

Für das Vorliegen dieser Voraussetzungen sei der Versicherungsnehmer nachweispflichtig. Dabei dürfte die Berufung auf die Binnenanerkennung abzulehnen sein, weil mit diesem Verfahren die medizinische Wirksamkeit und Notwendigkeit jeder neuen Alternativmethode zwangsläufig bejaht würde. Vielmehr müsse eine objektive Bewertung der Erforderlichkeit möglich sein und die medizinische Notwendigkeit einer Heilbehandlung vom Standpunkt der Schulmedizin aus beurteilt werden. Dabei seien noch nicht abschließend gesicherte Erkenntnisse mit zu berücksichtigen. Neben den üblichen Versicherungen gebe es im Übrigen Spezialtarife, die bestimmte Leistungen aus dem Spektrum der besonderen Therapierichtungen ausdrücklich zusagten.

5. Der Bundesausschuss und der Gemeinsame Bundesausschuss haben auf die Fragen des Bundesverfassungsgerichts eingehend geantwortet und insbesondere ausgeführt: Eine Kostenübernahme durch die gesetzliche Krankenversicherung in Fällen, in denen eine nicht allgemein wissenschaftlich anerkannte Methode im konkreten Fall Wirkung zeige, werde nicht befürwortet. Der Wirkungsnachweis im Einzelfall sei nicht zu führen. Der vermeintliche Erfolg einer Therapie stelle sich oftmals nur als positive Krankheitsentwicklung heraus, die kurze Zeit später durch einen Rückfall in die alten Leiden beendet werde. Selbst wenn eine Krankheit als ausgeheilt gelten könne, sei es nicht möglich nachzuweisen, dass der Heilerfolg auf die gewählte Behandlungsmethode zurückzuführen sei. Das liege daran, dass Krankheiten in vielen Fällen in einem nicht vor-

10. Anhang

hersehbaren oder rekonstruierbaren Spontanverlauf heilten. Bekannt sei auch die Wirkung von Behandlungen ohne medizinisch-physischen Ursachenzusammenhang (Placebo-Effekt).

Würde sich die Ansicht durchsetzen, die Krankenkassen seien auch bei Wirkung einer Methode im Einzelfall zur Kostentragung verpflichtet, sähe man sich mit dem Grundproblem konfrontiert, dass sich die Wirkung einer Therapie allenfalls ex post feststellen lasse, Arzt und Patient aber vor dem Behandlungsbeginn die geeignete Therapie bestimmen müssten. Eine Kostenerstattung aufgrund eines Wirksamkeitsnachweises im Einzelfall würde die medizinisch unverantwortliche Entscheidung für unerforschte, riskante Methoden mit geringer Wirkungswahrscheinlichkeit bei Auftreten eines eher zufälligen Behandlungserfolgs belohnen. Zudem wäre der Patient, bei dem die Methode zufällig nicht angeschlagen habe, finanziell benachteiligt. Des Weiteren würden unkontrollierte Heilversuche zu Lasten der gesetzlichen Krankenversicherung unterstützt. Schließlich würde eine Flut von Rechtsstreiten darüber ausgelöst, ob ein Behandlungserfolg vorliege und was die Ursache für ihn gewesen sei.

B.

Die Verfassungsbeschwerde ist begründet. Das Urteil des Bundessozialgerichts beruht auf einer Auslegung der leistungsrechtlichen Vorschriften des § 1 Satz 1, § 2 Abs. 1, § 11 Abs. 1 Satz 1 Nr. 4 und § 27 Abs. 1 Satz 1 SGB V, die mit Art. 2 Abs. 1 GG in Verbindung mit dem Sozialstaatsprinzip (Art. 20 Abs. 1, Art. 28 Abs. 1 Satz 1 GG) sowie mit Art. 2 Abs. 2 Satz 1 GG nicht vereinbar ist.

I.

1.a) Vorrangiger Maßstab für die verfassungsrechtliche Prüfung ist Art. 2 Abs. 1 GG in Verbindung mit dem grundgesetzlichen Sozialstaatsprinzip.

Das Grundrecht der allgemeinen Handlungsfreiheit ist betroffen, wenn der Gesetzgeber Personen der Pflichtversicherung in einem System der sozialen Sicherheit unterwirft (vgl. BVerfGE 29, 221 <235 f.>; 29, 245 <254>; 29, 260 <266 f.>; 109, 96 <109 f.>; stRspr). Dies gilt auch für die Begründung der Pflichtmitgliedschaft mit Beitragszwang in der gesetzlichen Krankenversicherung.

Auch Regelungen, die das öffentlich-rechtliche Sozialversicherungsverhältnis, vor allem in Bezug auf die Beiträge der Versicherten und die Leistungen des Versicherungsträgers, näher ausgestalten, sind am Grundrecht des Art. 2 Abs. 1 GG zu messen (vgl. BVerfGE 75, 108 <154>; 97, 271 <286 f.>; 106, 275 <304 f.>). Sein Schutzbereich wird berührt, wenn der Gesetzgeber durch die Anordnung von Zwangsmitgliedschaft und Beitragspflicht in einem öffentlich-rechtlichen Verband der Sozialversicherung die allgemeine Betätigungsfreiheit des Einzelnen durch Einschränkung ihrer wirtschaftlichen Voraussetzungen nicht unerheblich einengt (vgl. BVerfGE 97, 271 <286>). Ein solcher Eingriff bedarf der Rechtfertigung durch eine entsprechende Ausgestaltung der ausreichenden solidarischen Versorgung, die den Versicherten für deren Beitrag im Rahmen des Sicherungszwecks des Systems zu erbringen ist. Für die Hinterbliebenenrenten der gesetzlichen Rentenversicherung hat das Bundesverfassungsgericht Art. 2 Abs. 1 GG als verfassungsrechtlichen Maßstab herangezogen, wenn der Gesetzgeber gesetzlich zugesagte und beitragsfinanzierte Leistungen dieses Versicherungszweigs wesentlich vermindert (vgl. BVerfGE 97, 271 <286>). In Bezug auf die gesetzliche Krankenversicherung ist verfassungsgerichtlich entschieden, dass eine gesetzliche Regelung das Grundrecht der allgemeinen Handlungsfreiheit des Versicherten berührt, wenn die Freiheit zur Auswahl unter Arznei- und Hilfsmitteln, die ihm als Sachleistung zur Verfügung gestellt werden, eingeschränkt wird (vgl. BVerfGE 106, 275 <304 f.>).

Der in einem System der Sozialversicherung Pflichtversicherte hat typischerweise keinen unmittelbaren Einfluss auf die Höhe seines Beitrags und auf Art und Ausmaß der ihm im Versicherungsverhältnis geschuldeten Leistungen. In einer solchen Konstellation der einseitigen Gestaltung der Rechte und Pflichten der am Versicherungsverhältnis Beteiligten durch Gesetz (vgl. § 31 SGB I) und durch die auf ihm beruhenden Rechtsakte der Leistungskonkretisierung, schützt das Grundrecht aus Art. 2 Abs. 1 GG den beitragspflichtigen Versicherten vor einer Unverhältnismäßigkeit von Beitrag und Leistung. Daraus lässt sich in der gesetzlichen Krankenversicherung zwar kein verfassungsrechtlicher Anspruch auf bestimmte Leistungen der Krankenbehandlung ableiten. Jedoch sind gesetzliche oder auf Gesetz beruhende Leistungsausschlüsse und Leistungsbegrenzungen daraufhin zu prüfen, ob sie im Rahmen des Art. 2 Abs. 1 GG gerechtfertigt sind. Gleiches gilt, wenn die gesetzlichen Leistungsvorschriften – wie hier – durch die zuständigen Fachgerichte eine für den Versicherten nachteilige Auslegung und Anwendung erfahren.

b) Bei der näheren Bestimmung und Entfaltung der dargestellten Schutzfunktion des Art. 2 Abs. 1 GG kommt dem grundgesetzlichen Sozialstaatsprinzip maßgebliche Bedeutung zu. Der Schutz des Einzelnen in Fällen von Krankheit ist in der sozialstaatlichen Ordnung des Grundgesetzes eine Grundaufgabe des Staates. Ihr ist der Gesetzgeber nachgekommen, indem er durch Einführung der gesetzlichen Krankenversicherung als öffentlich-rechtlicher Pflichtversicherung für den Krankenschutz eines Großteils der Bevölkerung, Sorge getragen und die Art und Weise der Durchführung dieses Schutzes geregelt hat (vgl. BVerfGE 68, 193 <209>). In Konkretisierung des Sozialstaatsprinzips richtet er die Beiträge an der – regelmäßig durch das Arbeitsentgelt oder die Rente bestimmten – wirtschaftlichen Leistungsfähigkeit des einzelnen Versicherten (§ 226 SGB V) und nicht am individuellen Risiko aus (vgl. BVerfGE 103, 172 <185>), ist ferner auf Stabilität der Beitragssätze bedacht (§ 71 SGB V), wirkt auf Beitragssenkungen hin

10. Anhang

(§ 220 Abs. 4 SGB V) und nimmt auch bei der Ausgestaltung der Verpflichtung zur Erbringung von Zuzahlungen zu gesetzlichen Leistungen (vgl. § 61 SGB V) auf die soziale Situation des Einzelnen Rücksicht (§ 62 SGB V). Damit geht der Gesetzgeber davon aus, dass den Versicherten regelmäßig erhebliche finanzielle Mittel für eine zusätzliche selbständige Vorsorge im Krankheitsfall und insbesondere für die Beschaffung von notwendigen Leistungen der Krankenbehandlung außerhalb des Leistungssystems der gesetzlichen Krankenversicherung nicht zur Verfügung stehen.

In der sozialen Krankenversicherung sind abhängig Beschäftigte mit mittleren und niedrigen Einkommen sowie Rentner pflichtversichert (vgl. BVerfGE 103, 172 <185>). Die gesetzliche Krankenversicherung erfasst nach der gesetzlichen Typisierung jedenfalls die Personengruppen, die wegen ihrer niedrigen Einkünfte eines Schutzes für den Fall der Krankheit bedürfen, der durch Zwang zur Eigenvorsorge erreicht werden soll (vgl. BVerfGE 102, 68 <89>). Mit dieser Versicherungsform wird auch einkommensschwachen Bevölkerungsteilen ein voller Krankenversicherungsschutz zu moderaten Beiträgen ermöglicht (vgl. BVerfGE 103, 172 <185>). Es bedarf daher einer besonderen Rechtfertigung vor Art. 2 Abs. 1 GG in Verbindung mit dem Sozialstaatsprinzip, wenn dem Versicherten Leistungen für die Behandlung einer Krankheit und insbesondere einer lebensbedrohlichen oder regelmäßig tödlichen Erkrankung durch gesetzliche Bestimmungen oder durch deren fachgerichtliche Auslegung und Anwendung vorenthalten werden.

Dabei macht es grundsätzlich keinen Unterschied, ob es um den Leistungsanspruch eines Versicherten oder – wie hier – einer nach § 10 SGB V mitversicherten Person (vgl. dazu BVerfGE 107, 205 <206 f.>) geht. Der Beitrag wird zwar in diesem Fall vom Versicherten gezahlt, der dadurch jedoch seiner Pflicht zum Unterhalt nachkommt, zu dem auch der Aufwand für einen angemessenen Krankenversicherungsschutz gehört

(vgl. BVerfGE 107, 205 <217>).

c) Maßstab für die Beurteilung der Verfassungsmäßigkeit des Leistungsrechts der gesetzlichen Krankenversicherung und seiner fachgerichtlichen Auslegung und Anwendung im Einzelfall sind darüber hinaus auch die Grundrechte auf Leben und körperliche Unversehrtheit aus Art. 2 Abs. 2 Satz 1 GG. Zwar folgt aus diesen Grundrechten regelmäßig kein verfassungsrechtlicher Anspruch gegen die Krankenkassen auf Bereitstellung bestimmter und insbesondere spezieller Gesundheitsleistungen (vgl. BVerfGE 77, 170 <215>; 79, 174 <202>; BVerfG, Beschlüsse der 2. Kammer des Ersten Senats vom 5. März 1997, NJW 1997, S. 3085; MedR 1997, S. 318 <319> und vom 15. Dezember 1997, NJW 1998, S. 1775 <1776>). Die Gestaltung des Leistungsrechts der gesetzlichen Krankenversicherung hat sich jedoch an der objektiv-rechtlichen Pflicht des Staates zu orientieren, sich schützend und fördernd vor die Rechtsgüter des Art. 2 Abs. 2 Satz 1 GG zu stellen (vgl. BVerfGE 46, 160 <164>; BVerfG, Beschluss der 2. Kammer des

Ersten Senats vom 15. Dezember 1997, a.a.O.; Beschluss der 1. Kammer des Ersten Senats vom 22. November 2002, NJW 2003, S. 1236 <1237>; Beschluss der 3. Kammer des Ersten Senats vom 19. März 2004, NJW 2004, S. 3100 <3101>). Insofern können diese Grundrechte in besonders gelagerten Fällen die Gerichte zu einer grundrechtsorientierten Auslegung der maßgeblichen Vorschriften des Krankenversicherungsrechts verpflichten (vgl. BVerfG, Beschluss der 2. Kammer des Ersten Senats vom 14. August 1998, NJW 1999, S. 857 f.).

Dies gilt insbesondere in Fällen der Behandlung einer lebensbedrohlichen oder regelmäßig tödlichen Erkrankung. Denn das Leben stellt einen Höchstwert innerhalb der grundgesetzlichen Ordnung dar (vgl. BVerfGE 39, 1 <42>; BVerfG, Beschluss der 1. Kammer des Ersten Senats vom 11. August 1999, NJW 1999, S. 3399 <3401>). Behördliche und gerichtliche Verfahren müssen dieser Bedeutung und der im Grundrecht auf Leben enthaltenen grundlegenden objektiven Wertentscheidung (vgl. BVerfGE 39, 1 <41>; BVerfG, Beschluss der 3. Kammer des Ersten Senats vom 19. März 2004, NJW 2004, S. 3100 <3101>) gerecht werden und sie bei der Auslegung und Anwendung der maßgeblichen Vorschriften des Krankenversicherungsrechts berücksichtigen (vgl. BVerfGE 53, 30 <65>; zur Frage eines originären Leistungsanspruchs aus Art. 2 Abs. 2 Satz 1 GG vgl. auch Schmidt-Aßmann, Grundrechtspositionen und Legitimationsfragen im öffentlichen Gesundheitswesen, 2001, S. 23 ff. m.w.N.).

2.a) Danach ist es verfassungsrechtlich nicht zu beanstanden, dass die gesetzliche Krankenversicherung den Versicherten Leistungen nach Maßgabe eines allgemeinen Leistungskatalogs (§ 11 SGB V) nur unter Beachtung des Wirtschaftlichkeitsgebots (§ 12 SGB V) zur Verfügung stellt, soweit diese Leistungen nicht der Eigenverantwortung der Versicherten zugerechnet werden (§ 2 Abs. 1 Satz 1 SGB V). Gleiches gilt für die Entscheidung des Gesetzgebers, die nähere Konkretisierung der durch unbestimmte Gesetzesbegriffe festgelegten Leistungsverpflichtung im Einzelfall im Rahmen der kassenärztlichen Vorgaben, insbesondere der kassenärztlichen Verträge (§§ 82 ff., 87, 125, 127, 131 SGB V), vor allem den Ärzten vorzubehalten (vgl. § 15 Abs. 1 Satz 1 SGB V; BSGE 73, 271), die an der vertragsärztlichen Versorgung teilnehmen (§ 95 SGB V; vgl. auch BVerfGE 106, 275 <277, 303, 308>). Dem Arzt kommt dabei nicht nur die Feststellung des Eintritts des Versicherungsfalls Krankheit zu, sondern auch und gerade die von ihm zu verantwortende Einleitung, Durchführung und Überwachung einer den Zielen des § 27 Abs. 1 SGB V gerecht werdenden Behandlung (vgl. BSGE 82, 158 <161 f.>). Es steht auch mit dem Grundgesetz im Einklang, wenn der Gesetzgeber vorsieht, dass die Leistungen der gesetzlichen Krankenversicherung ausreichend, zweckmäßig und wirtschaftlich zu sein haben und nicht das Maß des Notwendigen überschreiten dürfen (§ 12 Abs. 1 Satz 1 SGB V).

b) Der Leistungskatalog der gesetzlichen Krankenversicherung darf auch von finanzwirtschaftlichen Erwägungen mitbestimmt sein (vgl. BVerfGE 68, 193 <218>; 70, 1 <26, 30>). Gerade im Gesundheitswesen hat der Kostenaspekt für gesetzgeberische Entscheidungen erhebliches Gewicht (vgl. BVerfGE 103, 172 <184>). Dem Gesetzgeber ist es im Rahmen seines Gestaltungsspielraums grundsätzlich erlaubt, den Versicherten über den Beitrag hinaus zur Entlastung der Krankenkassen und zur Stärkung des Kostenbewusstseins in der Form von Zuzahlungen zu bestimmten Leistungen zu beteiligen, jedenfalls, soweit dies dem Einzelnen finanziell zugemutet werden kann (vgl. BVerfGE 70, 1 <30>; BVerfG, Beschluss der 2. Kammer des Ersten Senats vom 7. März 1994, NJW 1994, S. 3007). Die gesetzlichen Krankenkassen sind nicht von Verfassung wegen gehalten, alles zu leisten, was an Mitteln zur Erhaltung oder Wiederherstellung der Gesundheit verfügbar ist (vgl. auch BVerfG, Beschluss der 2. Kammer des Ersten Senats vom 5. März 1997, NJW 1997, S. 3085).

c) Es ist dem Gesetzgeber schließlich nicht von Verfassung wegen verwehrt, zur Sicherung der Qualität der Leistungserbringung, im Interesse einer Gleichbehandlung der Versicherten und zum Zweck der Ausrichtung der Leistungen am Gesichtspunkt der Wirtschaftlichkeit ein Verfahren vorzusehen, in dem neue Untersuchungs- und Behandlungsmethoden in der vertragsärztlichen Versorgung auf ihren diagnostischen und therapeutischen Nutzen sowie ihre medizinische Notwendigkeit und Wirtschaftlichkeit nach dem jeweiligen Stand der wissenschaftlichen Erkenntnisse sachverständig geprüft werden, um die Anwendung dieser Methoden zu Lasten der Krankenkassen auf eine fachlich-medizinisch zuverlässige Grundlage zu stellen.

Ob für die Erfüllung dieser Aufgabe das nach § 135 SGB V vorgesehene Verfahren der Entscheidung durch den Gemeinsamen Bundesausschuss verfassungsrechtlichen Anforderungen genügt (vgl. auch BVerfG, Beschluss der 3. Kammer des Ersten Senats vom 19. März 2004, NJW 2004, S. 3100 <3101>), ist hier nicht zu entscheiden. Das Bundessozialgericht hat in dem mit der Verfassungsbeschwerde angegriffenen Urteil zur Begründung seiner Entscheidung im Ergebnis allein darauf abgestellt, dass die umstrittene Behandlungsmethode nicht dem allgemein anerkannten Stand der medizinischen Forschung entspreche und keine erfahrungsgemäß wirksame Methode sei. Davon hat die verfassungsrechtliche Beurteilung auszugehen. Das Bundesverfassungsgericht hat daher keinen Anlass zu prüfen, ob die Rechtsprechung des Bundessozialgerichts zur demokratischen Legitimation der Bundesausschüsse und des Gemeinsamen Bundesausschusses und zur rechtlichen Qualität der von ihnen erlassenen Richtlinien als außenwirksamen untergesetzlichen Rechtssätzen (vgl. dazu BSGE 78, 70 <74 ff.>; 81, 54 <59 ff.>; 81, 73 <76 ff.>) mit dem Grundgesetz in Einklang steht (siehe dazu aus dem umfangreichen Schrifttum Axer, Normsetzung der Exekutive in der Sozialversicherung, 2000, S. 119 ff., 153 ff.; Hänlein, Rechtsquellen im Sozialversicherungsrecht, 2001, S. 454 ff.; Schnapp, in: von Wulffen/Krasney <Hrsg.>, Festschrift 50 Jahre Bundessozialgericht,

2004, S. 497 ff.; Hase, MedR 2005, S. 391; Rixen, Sozialrecht als öffentliches Wirtschaftsrecht, 2005, S. 176 ff., jeweils m.w.N.).

3. Das angegriffene Urteil des Bundessozialgerichts genügt jedoch nicht den Anforderungen aus Art. 2 Abs. 1 GG in Verbindung mit dem Sozialstaatsprinzip sowie aus Art. 2 Abs. 2 Satz 1 GG und verletzt den Beschwerdeführer in seinem Recht auf eine Leistungserbringung durch die gesetzliche Krankenversicherung, die dem Schutz seines Lebens gerecht wird.

a) Nicht zu entscheiden ist dabei, ob die Annahme des Bundessozialgerichts, wegen des eindeutigen Wortlauts des § 135 Abs. 1 SGB V sei die Anwendung einer neuen Behandlungsmethode durch die Leistungserbringer im System der gesetzlichen Krankenversicherung von der vorherigen Anerkennung durch den Bundesausschuss abhängig (vgl. BSGE 81, 54 <57 ff.>; 86, 54 <56>; BSG SozR 4-2500 § 135 Nr. 1), mit dem Grundgesetz auch in den Fällen vereinbar ist, in denen die medizinische Wissenschaft wegen der Eigenart der lebensbedrohlichen oder regelmäßig tödlichen Krankheit über eine wissenschaftlich gesicherte, an Gesichtspunkten der statistischen Evidenz, gegebenenfalls auch niedrigerer Evidenzstufen bei seltenen Krankheiten (vgl. § 20 Abs. 2 Satz 3 der Verfahrensordnung des Gemeinsamen Bundesausschusses in der Fassung vom 20. September 2005), ausgerichtete Therapie auf der Grundlage klinischer oder sonstiger Studien nicht oder noch nicht verfügt (vgl. auch BVerfG, Beschluss der 3. Kammer des Ersten Senats vom 19. März 2004, NJW 2004, S. 3100 <3101>). Denn das Bundessozialgericht stellt in Fällen, in denen – wie hier – eine solche Anerkennung nicht vorliegt und auch kein Fall eines so genannten Systemmangels (vgl. BSGE 81, 54 <65 f.>; 86, 54 <60 ff.>; 88, 51 <61 f.>) gegeben ist, entscheidend darauf ab, ob sich die Methode in der medizinischen Praxis durchgesetzt hat. Ist dies nicht der Fall, dann lehnt das Gericht, wie in der angegriffenen Entscheidung, die Annahme einer gesetzlichen "Versorgungslücke" ab, die durch eine richterliche Entscheidung im Einzelfall zu schließen wäre. Damit wird – wie sich aus der weiteren Rechtsprechung des Bundessozialgerichts zeigt – die Übernahme von Kosten durch die gesetzlichen Krankenkassen auch in den Fällen einer lebensbedrohlichen oder vorhersehbar tödlich verlaufenden Krankheit ausgeschlossen, für die eine dem allgemein anerkannten medizinischen Standard entsprechende Behandlungsmethode nicht existiert (vgl. BSGE 86, 54 <66>), der behandelnde Arzt jedoch eine Methode zur Anwendung bringt, die nach seiner Einschätzung im Einzelfall den Krankheitsverlauf positiv zu Gunsten des Versicherten beeinflusst.

b) Dies steht nicht im Einklang mit dem Grundgesetz.

aa) Es ist mit Art. 2 Abs. 1 GG in Verbindung mit dem grundgesetzlichen Sozialstaatsprinzip nicht vereinbar, den Einzelnen unter den Voraussetzungen des § 5 SGB V einer Versicherungspflicht in der gesetzlichen Krankenversicherung zu unterwerfen und für seine an der wirtschaftlichen Leistungsfähigkeit ausgerichteten Beiträge die notwendige Krankheitsbehandlung gesetzlich zuzusagen, ihn andererseits aber, wenn er an einer lebensbedrohlichen oder sogar regelmäßig tödlichen Erkrankung leidet, für die schulmedizinische Behandlungsmethoden nicht vorliegen, von der Leistung einer bestimmten Behandlungsmethode durch die Krankenkasse auszuschließen und ihn auf eine Finanzierung der Behandlung außerhalb der gesetzlichen Krankenversicherung zu verweisen. Dabei muss allerdings die vom Versicherten gewählte andere Behandlungsmethode eine auf Indizien gestützte, nicht ganz fern liegende Aussicht auf Heilung oder wenigstens auf eine spürbare positive Einwirkung auf den Krankheitsverlauf versprechen. Ein solcher Fall ist hier gegeben. Für die Behandlung der Duchenneschen Muskeldystrophie steht gegenwärtig allein ein symptomatisches Therapiespektrum zur Verfügung, zu dem auch operative Maßnahmen gehören. Eine unmittelbare Einwirkung auf die Krankheit und ihren Verlauf mit gesicherten wissenschaftlichen Methoden, ist noch nicht möglich (vgl. http://www.duchenne-forschung.de/richtli1.htm).

bb) Die angegriffene Auslegung der leistungsrechtlichen Vorschriften des SGB V durch das Bundessozialgericht ist in der extremen Situation einer krankheitsbedingten Lebensgefahr auch nicht mit der Schutzpflicht des Staates für das Leben aus Art. 2 Abs. 2 Satz 1 GG zu vereinbaren. Übernimmt der Staat mit dem System der gesetzlichen Krankenversicherung Verantwortung für Leben und körperliche Unversehrtheit der Versicherten, so gehört die Vorsorge in Fällen einer lebensbedrohlichen oder regelmäßig tödlichen Erkrankung unter den genannten Voraussetzungen zum Kernbereich der Leistungspflicht und der von Art. 2 Abs. 2 Satz 1 GG geforderten Mindestversorgung (vgl. auch Wiedemann, in: Umbach/Clemens <Hrsg.>, Grundgesetz, Bd. I, 2002, Art. 2 Rn. 376; Di Fabio, in: Maunz/Dürig, Grundgesetz, Bd. I, Art. 2 Abs. 2 Rn. 94 < Bearbeitungsstand: Februar 2004 >; Schmidt-Aßmann, NJW 2004, S. 1689 <1691>).

c) Die im Streitfall vom Versicherten angerufenen Sozialgerichte haben in solchen Fällen, gegebenenfalls mit sachverständiger Hilfe, zu prüfen, ob es für die vom Arzt nach gewissenhafter fachlicher Einschätzung vorgenommene oder von ihm beabsichtigte Behandlung ernsthafte Hinweise auf einen nicht ganz entfernt liegenden Erfolg der Heilung oder auch nur auf eine spürbare positive Einwirkung auf den Krankheitsverlauf im konkreten Einzelfall gibt (vgl. auch Schulin, in: Schulin <Hrsg.>, Handbuch des Sozialversicherungsrechts, Bd. 1: Krankenversicherungsrecht, 1994, § 6 Rn. 22). Solche Hinweise auf einen individuellen Wirkungszusammenhang können sich aus dem Gesundheitszustand des Versicherten im Vergleich mit dem Zustand anderer, in gleicher Weise erkrankten, aber nicht mit der in Frage stehenden Methode behandelter Personen ergeben sowie auch mit dem solcher Personen, die bereits auf diese Weise behandelt wurden oder behandelt werden. Insbesondere bei einer länger andauernden Behandlung können derartige Erfahrungen Folgerungen für die Wirksamkeit der Behandlung erlauben. Weitere Bedeutung kommt der fachlichen Einschätzung der Wirksamkeit der Methode im konkreten Einzelfall durch die Ärzte des Erkrankten zu, die die Symptome seiner Krankheit behandeln. Hinweise auf die Eignung der im Streit befindlichen Behandlung können sich auch aus der wissenschaftlichen Diskussion ergeben; in Bezug auf die Duchenne'sche Muskeldystrophie liegen inzwischen weltweit Beiträge vor.

Auf die Wirksamkeit einer Behandlungsmethode im Einzelfall jedenfalls bei seltenen Krankheiten abzustellen, ist auch dem Recht der gesetzlichen Krankenversicherung nicht fremd. Nach § 31 Abs. 1 Satz 4 SGB V kann der Vertragsarzt Arzneimittel, die aufgrund der Richtlinien nach § 92 Abs. 1 Satz 2 Nr. 6 SGB V von der Versorgung ausgeschlossen sind, ausnahmsweise dennoch in medizinisch begründeten Einzelfällen verordnen. Auch das Bundessozialgericht hat sich in seiner jüngeren Rechtsprechung bei einer Krankenbehandlung mit Arzneimitteln einer Einzelfallbetrachtung unter bestimmten Voraussetzungen nicht verschlossen. Nach seiner Auffassung sind Maßnahmen zur Behandlung einer Krankheit, die so selten auftritt, dass ihre systematische Erforschung praktisch ausscheidet, vom Leistungsumfang der gesetzlichen Krankenversicherung nicht allein deshalb ausgeschlossen, weil der zuständige Bundesausschuss dafür keine Empfehlung abgegeben hat (vgl. BSGE 93, 236 <244 ff.>).

II.

Da das mit der Verfassungsbeschwerde angegriffene Urteil gegen Verfassungsrecht verstößt, ist es gemäß § 95 Abs. 2 BVerfGG aufzuheben. Ob es noch weitere Grundrechte des Beschwerdeführers verletzt, kann vorliegend dahinstehen. Die Sache ist an das Bundessozialgericht zurückzuverweisen, das auf der Grundlage der in dieser Entscheidung entwickelten Grundsätze neu über die Revision der beklagten Krankenkasse zu befinden haben wird.

10.7 Wichtige Informationsquellen

Institution	Kontaktadressen/ Rubriken-Stichworte	Inhalte
Gemeinsamer Bundesausschuss	www.g-ba.de unter: Themenschwerpunkte → Auswahloptionen -> Arzneimittel -> off-label-use	Fragen und Antworten zum Off-Label-Use § 35c Abs.2 SGB V: Zulassungsüberschreitende Anwendung von Arzneimitteln in klinischen Studien
	-> Anlage VI	Verordnungsfähigkeit von zugelassenen Arzneimitteln in nicht zugelassenen Anwendungsgebieten
	-> Beschlüsse/Historie	Beschlüsse zur Anlage VI/ Richtlinienanlage-Versionen
Bundesinstitut für Arzneimittel und Medizinprodukte	www.bfarm.de unter: Arzneimittel -> Nach der Zulassung -> Off-Label (Expertengruppen)	Grundlagen, Berufungsperiode, Aufgaben, Mitglieder, Beratungsergebnisse
	-> Aktuelles -> Sachstandstabellen	Expertengruppen Off-Label Onkologie Expertengruppen Off-Label Neurologie/Psychiatrie Expertengruppen Off-Label Infektiologie
	-> Kommentierungsaufruf	an interessierte Fachkreise gerichtet
	-> Bisherige Bewertungen	als Empfehlung an den Gemeinsamen Bundesausschuss weitergeleitet

10. Anhang

Bundesverfassungsgericht	www.bverfg.de unter: -> Entscheidungen (Dez. 2005) -> Pressemitteilungen (Dez. 2005)	Beschluss vom 6.12.2005 1 BvR 347/98 Pressemitteilung vom 16.12.2005; erfolgreiche Verfassungsbeschwerde gegen Verweigerung der Leistung der gesetzlichen Krankenversicherung für neue Behandlungsmethode
Sozialgerichtsbarkeit	www.sozialgerichtsbarkeit.de unter: -> Entscheidungen -> Suchbegriff: Off-Label-Use oder off-label-use	Datenbank mit zahlreichen Urteilen zum Thema „Off-Label-Use" von 2003-2012

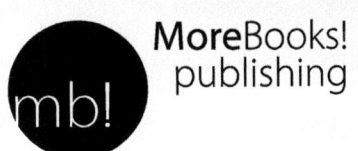
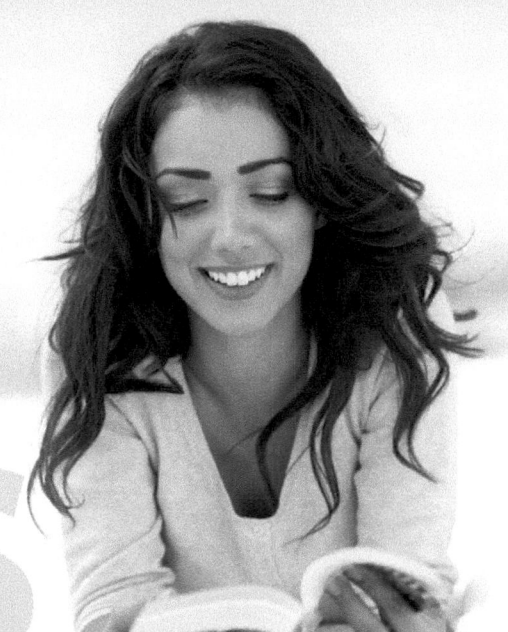

i want morebooks!

Buy your books fast and straightforward online - at one of world's fastest growing online book stores! Environmentally sound due to Print-on-Demand technologies.

Buy your books online at
www.get-morebooks.com

Kaufen Sie Ihre Bücher schnell und unkompliziert online – auf einer der am schnellsten wachsenden Buchhandelsplattformen weltweit! Dank Print-On-Demand umwelt- und ressourcenschonend produziert.

Bücher schneller online kaufen
www.morebooks.de

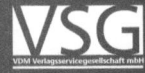

VDM Verlagsservicegesellschaft mbH
Heinrich-Böcking-Str. 6-8
D - 66121 Saarbrücken

Telefon: +49 681 3720 174
Telefax: +49 681 3720 1749

info@vdm-vsg.de
www.vdm-vsg.de

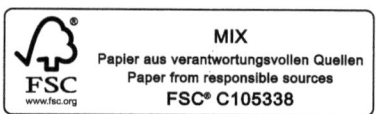

Printed by Books on Demand GmbH, Norderstedt / Germany